JANA HAAS

Dein Herz kennt den Weg

GOLDMANN
Lesen erleben

Buch

Jana Haas ist eine der beliebtesten spirituellen Lehrerinnen. In einer Zeit großer Veränderungen und Unsicherheit beantwortet sie die großen Fragen des Lebens: Wie gehen wir mit den Umwälzungen um, die unsere Sicherheiten infrage stellen? Wird es uns möglich sein, Frieden zu schaffen? Welche Rolle kommt dem Einzelnen in diesem Prozess des Umbruchs zu? Wie können wir die Harmonie, nach der wir uns sehnen, in unserem Leben finden? Zu den bedeutenden Themen des Lebens wie Berufung, Heilung, Partnerschaft und vielem mehr finden wir in diesem Buch Inspiration und praktische Hilfestellung. Vor allem ermutigt Jana Haas dazu, der Weisheit des eigenen Herzens zu folgen, denn das Herz kennt letztlich alle Antworten.

Autorin

Jana Haas hat russische Wurzeln und lebt seit 1992 in Deutschland. Seit ihrer Kindheit verfügt sie über die Gabe der Hellsichtigkeit und kann geistige Dimensionen genauso deutlich sehen wie die materielle Welt. Durch ihre liebevolle, klare Ausstrahlung und ihre Bücher eroberte sie eine große Fangemeinde. In zahlreichen Vorträgen und Seminaren gibt sie ihr Wissen weiter. Die Autorin lebt am Bodensee.

JANA HAAS

Dein Herz kennt den Weg

Alle Antworten,
die du jemals gesucht hast

GOLDMANN

MIX
Papier aus verantwortungsvollen Quellen
FSC® C014496

Verlagsgruppe Random House FSC® N001967

1. Auflage

Vollständige Taschenbuchausgabe Juni 2019

Umschlaggestaltung: UNO Werbeagentur, München
Umschlagmotiv: Werner Wider
Bildnachweis Innenteil: © shutterstock/Iamnee
JG · Herstellung: cf
Satz und Layout: Satzwerk Huber, Germering
Druck: GGP Media GmbH, Pößneck
Printed in Germany
ISBN 978-3-442-22258-2

www.goldmann-verlag.de

Frieden entsteht, wenn Liebe,
Erkenntnis und Weisheit im Herzen
der Menschen Einzug halten.

Inhalt

Einleitung

Dieses Buch entstand aus den Fragen, die mir die Teilnehmer meiner Seminare über viele Jahre stellten und die mich per E-Mail erreichten. Zum Teil handelt es sich um Fragen, die ich auf meinem YouTube-Kanal »Antworten auf Fragen, die bewegen« beantwortet habe. Das Buch ist in Frage-Antwort-Form gehalten.

Viele Menschen beschäftigen Fragen zu Gott, den Engeln, zur Schöpfung, zum Lebenssinn und zum Tod – vor allem, ob beziehungsweise wie es danach weitergeht. In unserer Kultur sind wir diesbezüglich von den Dogmen der Kirche geprägt. Sie entstanden zu einer Zeit, in der der Glaube vorherrschte, dass die Welt eine Scheibe sei und der Himmel sich darüber aufspanne. Da die Kirche Macht über den Menschen suchte, machte sie ihn zu einem Sünder und ersann einen strafenden Gott in Form eines allsehenden Überwesens, das alle »Sünden«, die ein Mensch beging, sofort registrierte und festhielt, um ihn dafür zu bestrafen. Dies sollte entweder noch zu Lebzeiten geschehen oder nach seiner Ankunft im Jenseits durch das Jüngste Gericht. So war es für die Kirche einfach, den Menschen zu beherrschen und nach den eigenen Vorstellungen zu manipulieren. Heute glauben nur noch wenige an die alten Dogmen, und trotzdem spielt diese Lehre in unseren Vorstellungen immer noch eine große Rolle. Die Religion gibt uns sicherlich Trost und Struktur und hat auch in jeder Kultur ihren wichtigen Platz. Leider kann sie uns aber auf unsere Fragen oftmals keine nachvollziehbaren Antworten vermitteln. Anders als noch vor hundert Jahren ist heute jeder Mensch in der Lage, selbst einen Kontakt zur geistigen Welt herzustellen, um so zu seiner individuellen Wahrheit zu finden.

Gott ist pure Liebe, die Engel sind pure Liebe, und auch wir Menschen sind pure Liebe. Wir sollten jegliches Sünderdenken ablegen und uns so lieben, wie Gott und die Engel dies tun. Unser Motto muss lauten:

»Liebe dich und sei frei!«

Ein weiteres großes Thema, das zahlreiche Menschen beschäftigt, sind die politischen Geschehnisse und kriegerischen Auseinandersetzungen in der Welt. Viele Menschen fühlen sich bedroht und haben Angst vor einem dritten Weltkrieg. Sie fragen sich, wie solch Unfassbares in einer Zeit des erwachenden Bewusstseins geschehen kann – in diesem neuen, weiblichen Zeitalter sollten doch die Herzenskräfte Vorrang haben und Kriege keinen Platz mehr einnehmen!

Bedenken wir, dass wir erst am Anfang dieses neuen Zeitalters mit all seinen Veränderungen stehen und es noch einiger Zeit bedarf, bis die liebevollen Kräfte übergreifend dominieren können.

Die meisten von uns sind noch in eine sehr verhärtete Welt hineingeboren worden, in der patriarchischer Einfluss, Unterdrückung, Macht und Gewalt, auch in den Familien, noch stärker vorhanden waren. Je mehr Gewalt und Unterdrückung ein Mensch in seiner Kindheit erlebt, umso größer ist die Wahrscheinlichkeit, dass er im späteren Leben selbst zu Gewalttätigkeiten neigt. All die grausamen, machtbesessenen Diktatoren, Autokraten und Terroristen tragen solche Erfahrungen in sich. Sie mussten aufgrund ihrer frühkindlichen Erlebnisse ihr Herz verschließen und haben den Zugang zu Liebe, Menschlichkeit und Gott verloren. Sie haben Minderwertigkeitskomplexe, die sie schreckliche Entscheidungen treffen lassen, welche Menschen ins Unglück stürzen.

Je mehr die Liebe Einzug in die Herzen findet, je mehr das Bewusstsein erwacht, je mehr die Kulturen sich vermischen, desto mehr können alle Menschen sich verbrüdern. Die jetzigen Machthaber, Egomanen und Kriegstreiber sind allesamt nicht unsterblich und werden eines Tages unsere Welt verlassen müssen. Während sie sich im Jenseits in einer tieferen Etage wiedertreffen, kann sich hier auf der Erde etwas zum Lichtvollen hin verändern.

Es wird allerdings noch Generationen dauern, bis die alten Strukturen der Macht aufgelöst sind und immer mehr Kinder ohne Gewalt aufwachsen können. Wenn Liebe und Frieden in den Herzen dominieren, dann wird die Zeit kommen, in der endgültig Frieden auf der Welt entstehen kann. Bis dahin sollten wir die Erde und die Menschen segnen, für sie beten und da helfen, wo unsere Hilfe benötigt wird. Bedenken wir dabei: Wir befinden uns erst am Übergang in eine neue Zeit und wir sind die Vorreiter für eine zukünftige heile Welt. Üben wir uns in Geduld, sie wird sich etablieren.

Die Fragen und Antworten in diesem Buch mögen dich auf deiner Suche und auf deinem Weg inspirieren und dich vom Glauben immer mehr in Richtung Wissen begleiten. Nicht alle Antworten müssen für dich stimmig sein, doch können sie dir helfen, deine eigenen Überlegungen anzustellen, um zu einer eigenen Meinung zu gelangen. Möge das Buch eine Lebenshilfe darstellen.

Viel Mut und Freude dabei.

Gott, Engel, Christus, geistige Fragen

»Was oder wer ist Gott?«

Gott ist universelle Energie des Lebens und Schwingung der Liebe, der Ruhe und des Friedens, ein Zustand des absoluten Seins. Gott findet seine Ausdrucksform in der erschaffenden und in der hingebungsvollen Kraft. Diese beiden Kräfte finden sich in jedem Menschen und drücken sich in liebevollen Taten aus. Wir Menschen sind geistige Wesen, die auf der Erde die Erfahrung machen, sich in der Materie und im Austausch mit den Mitmenschen wahrzunehmen. Wir nehmen uns auch über unsere Gedanken und Emotionen wahr. Deshalb sollten wir auch stets achtsam mit ihnen umgehen, denn die Verbindung zum Transzendenten besteht immer. Der Mensch benötigt das göttliche Bewusstsein für die positive Ausrichtung seines Inneren.

Spiritualität ist der Weg zur Liebe. Sie trägt den Menschen durch schwere wie auch leichte Zeiten hindurch. Das Gott-Bewusstsein ist nötig, damit die Wahrnehmung der Einheit und das Anerkennen des Geistigen als Realität, im Sinne des Erwachens, der Einsicht, der Erkenntnis und der Liebe, geschieht.

Lebt der Mensch danach, so kann sich alles zum Frieden entfalten. Alles wird zu seiner Zeit Heilung auf allen Ebenen finden. Diese Erkenntnis ist nötig für die innere Weisheit, für das tatsächliche Erleben des Göttlichen.

»Gibt es eine höhere Macht? Ist es richtig, dass wir alle eins sind, und ist dieses Eine Gott? Oder ist dieses einfach Sein und endet dieses Sein irgendwann gänzlich oder verändert es sich? Wenn ich bete – zu wem genau?«

Die Frage nach der höheren Quelle ist eine grundsätzliche Frage in der Auseinandersetzung mit spirituellen Praktiken und spirituellen Themen. Gott ist das alluniverselle Bewusstsein. Das Bewusstsein auch in uns, dass wir viel mehr sind als die Summe unserer Teilchen und dass es viel mehr gibt als das, was wir sehen.

Gott ist die höchste Präsenz, das Licht überall und in allem. Somit ist alles beseelt; alles ist Energie, und alles ist miteinander verbunden. Auch die Materie ist beseelt, sie ist die maximale Verdichtung der Energie. Wir, in unserem individuellen Bewusstsein, erfahren uns auf dieser Erde durch Selbstwahrnehmung, Selbstgestaltung, Gestaltung des eigenen Lebens und des Bewusstseinswachstums. Daraus ergeben sich dann auch der Sinn und die Berechtigung, zu Gott zu beten und sich durch sein individuelles Bewusstsein mit einer höheren Kraft zu verbinden. Gebetssätze wie »Dein Wille geschehe« bedeuten, dass sich alles in höherer, lichtvoller, heilender Ordnung fügen möge. Man kann auch in seiner tiefen inneren Verbundenheit sagen: »Dein Wille geschehe durch den meinen.«

Wenn wir spezielle Bitten an die Engel, die Boten Gottes, richten, zum Beispiel Erzengel Michael um die Kraft des Schutzes und der Vergebung bitten und dabei ganz in diese Emotion hineingehen, dann sind wir auch mit der göttlichen Kraft verbunden.

Je mehr wir Liebe in unserem Herzen spüren, umso ebenbürtiger empfinden wir uns in unserer göttlichen Natur, in Verbundenheit mit der höheren göttlichen Kraft, und sind in Einheit. Dieses höhere Bewusstsein wird ewiglich bestehen, es ist das absolute Sein. Die Seele ist unsterblich. In diesen philosophischen, geistigen Fragen wird jeder seine eigene innere Erfahrung machen. Durch innere Stille, durch innere Ruhe offenbaren sich die Antworten des Lebens.

»Wir sind alle Teil eines großen Ganzen. Ist das All-Eine, Gott, wirklich ein Lebewesen? Manchmal denke ich mir, dass alles nur Programme sind. Und dass wir uns deshalb wieder neu programmieren können. Und dass beim körperlichen ›Sterben‹ nur diese Programme enden. Unsere Energie (Seele/Geist) fließt dann wieder zurück in den Hauptspeicher, ins Licht, unser Zuhause. Manchmal weiß ich nicht, was ich genau denken soll. Da ich schon mehrere Kontakte mit meiner verstorbenen Partnerin hatte, bin ich mir jedoch sicher, dass unser bewusstes Sein weiter existiert.«

Solche Fragen sind natürlich die Ur-Fragen, die uns alle betreffen, die Fragen nach dem Sinn des Lebens, woher wir kommen und wohin wir gehen.

Zunächst zur Frage, ob Gott ein Lebewesen ist: Gott ist das unendliche Bewusstsein, das als unendliches Licht erlebt und in einem tiefen Frieden erfahren wird. Dieses unendliche Bewusstsein erfüllt jede einzelne Seele auf der Erde, das heißt, unsere Seelen sind göttlich. Und deshalb ist Gott unsere wahre Heimat und die Liebe, die höchste Seelenqualität. Und je klarer wir in unserem Geist, in unseren Gedanken sind, umso mehr können wir diese spirituelle Wahrheit, diese mystische Erfahrung von unserer Schönheit, Reinheit und Klarheit erlangen, diese Erinnerung an unsere Urquelle. In meinem Buch *Jenseitige Welten* beschreibe ich ausführlich den Weg der unsterblichen Seele nach dem physischen Tod ins Licht: das Abspeichern des erfahrenen Wissens über den Geist in der Akasha-Chronik und den Weg der Seele ins Licht bis in das höchste Bewusstsein Gottes, wo die Seele in Gottes All-Licht hineinblickt. Dort erfährt sie diese tiefe Liebe und tiefe Hingabe und spürt gleichzeitig, welche Resonanz sie noch von diesem absoluten Frieden trennt. In dieser Resonanz wollen wir uns noch mehr erfahren und dieses göttliche Licht in Gottes Schöpfung noch mehr zum Strahlen bringen.

Wenn du mit deiner verstorbenen Partnerin in Kontakt warst und weißt, dass das individuelle Bewusstsein nie ausgelöscht wird, auch dann nicht, wenn wir den Schritt in die jenseitigen Welten tun und in Gottes Licht hineinblicken, dann kannst du dich trostvoll zurücknehmen und sagen: »Ja, ich komme aus Liebe, ich bin in Liebe, denn ich spüre das.« Also höre auf dein liebevolles Herz und genieße das Leben aus dem inneren Frieden heraus.

»Meine Logik sagt mir, dass Gott sowohl männlich als auch weiblich ist. Ist Gott Energie? Ich hatte auch eine Engel-Vision – wer genau sind die Engel?«

Gott ist weder weiblich noch männlich, Gott ist das absolute Licht und somit die allumfassende Energie, aus der alles Sein ist. Da Gott das Allbewusstsein ist und die Schöpfung in unzählige Bereiche und die damit verbundenen Aufgaben unterteilt ist, hat Gott seine Boten, die Engel. So ist der Schutzengel zum Beispiel für die Seele eines Menschen zuständig, während Erzengel in ihrer Kraft allumfassend für alle Menschen zuständig sind. Somit können wir sagen: Die Engel sind Schwingungen der Liebe. Und durch unsere Herzensliebe und in innerer Harmonie können wir mit dieser höheren Schwingung in Kontakt kommen und in uns unsere göttliche tiefe Weisheit finden. Ebenso unserem wahren Wesen, göttlichen Wesenskern und höheren inneren Wissen näherkommen. Wie das Kosmische in der Materie wirkt, wie alles in Verbindung steht, findet man in meinen Büchern *Jenseitige Welten* und *Himmlisches Wissen*.

»Liebe Jana, für mich ist Gott keine Person, sondern das ›Element‹ Liebe. Also er, Gott, ist universal. In dieses Meer der Liebe werden wir eines Tages wieder eintauchen – so wie die Wassertropfen ins Meer zurückfließen. Ist das so richtig?«

Durch mein geistiges Schauen und durch die Begleitung von Seelen im Jenseits kann ich die klare Aussage treffen, dass diese Verbundenheit mit dem universellen Licht nur ein Teil des Ganzen ist, insofern, dass der Mensch beziehungsweise seine unsterbliche Seele auch im Jenseits ein individuelles Bewusstsein behält. Im Jenseits findet dann zunächst eine individuelle Lebensrückschau statt. Es gibt für die Seele eine Selbstreflexion, also eine weitere Form der Entwicklung. Und selbst im höchsten Bewusstsein des Lichtes erkennt die individuelle Seele das göttliche All-Bewusstsein, sie erkennt sich in diesem großen Lichtermeer, und doch ist sie sie selbst. Sie begreift, sie war niemals getrennt und ist stets verbunden.

Wenn man keine körperliche Erfahrung mehr im Jenseits hat, ist man außerhalb der Zeit- und Raumgesetze und kann dieses Erlebnis viel mehr verstehen und verinnerlichen. Hier auf Erden, im körperlichen Bewusstsein und in der Rationalität, ist man da eingeschränkter. Doch auch hier kann man durch das tiefe Vertrauen im Herzen die himmlische Verbundenheit empfinden. Im Leben geht es darum, dieses Vertrauen aufrechtzuerhalten, indem man es jeden Tag pflegt beziehungsweise sich dessen stets bewusst ist. Dieses Bewusstsein, mit dem göttlichen, all-universellen Licht verbunden zu sein, finden wir auch in der Aussage: »Du kannst nie tiefer fallen als in Gottes Hand.« Auch dies ist ein Ausdruck des tiefen Vertrauens.

In meinen Büchern hebe ich immer das individuelle Bewusstsein der Seele hervor, denn jede Seele bleibt stets bestehen. Im größten Frieden Gottes strahlt die Seele in ihrer Ich-Kraft. Und diesen Zustand können wir in meditativer Ruhe und in unserer Lebensfreude bereits im Diesseits erfahren.

»Für mich ist Jesus ein Vorbild, doch ich frage mich, ob ich in der Kirche bleiben oder austreten soll.«

Jede Religion hat ihre Berechtigung in der Rückbesinnung auf liebevolle Werte und in der Aufgabe, uns diese Werte aufzuzeigen und vorzuleben. Das Problem ist, dass viele Religionen dazu genutzt wurden, Macht über die Menschen zu erlangen, anstatt sie in Liebe zu verbinden. So konnte es geschehen, dass Religion oftmals die Menschen eher trennt und entfremdet, anstatt sie zusammenzuführen.

In unserer heutigen Zeit ist es uns möglich, die Unterschiede in den Religionen zu erkennen und letztendlich festzustellen, dass diese Verschiedenheiten durch kulturelle, politische, wirtschaftliche und soziale Hintergründe entstehen. Die Religionen haben im Prinzip alle denselben Kern und haben an sich auch in der heutigen Zeit eine verbindende Kraft. Sie tragen in sich die Botschaft der Liebe und der Lobpreisung der Schöpfung, die Wertschätzung des Lebens und somit auch die Wertschätzung eines jeden einzelnen Menschen.

Die evolutionäre Entwicklung vollzieht sich weiterhin. Über ein wachsendes Bewusstsein strebt die Menschheit immer mehr zum Höheren und zum Liebevollen. Das ist der göttliche Sinn, der über allem steht. In der heutigen Zeit ist jeder einzelne Mensch gefragt, neue Ideen zu entwickeln, um ethischen Grundsätzen gerecht werden zu können und somit weiter eine lichtvolle Schöpfung zu unterstützen.

Jesus, in der heutigen Zeit, würde wohl dasselbe predigen wie damals: Liebe, Nächstenliebe, Miteinander und vor allem die innere Freiheit.

»Was mich verwundert, ist, dass Sie mehr über die Engelenergie Infos weitergeben, die ich voll bejahe, aber über den Sohn Jesus Christus wenig sprechen. Ich meine nicht den Kirchenchristus am Kreuz, der noch immer dort hängt und als Druckmittel für die Kirchenchristen dient, sondern den auferstandenen Christusgeist, der in jedem von uns wirkt, so wir seine Hilfe erbitten. Es heißt ja ›Keiner kommt zum Vater denn durch mich‹. Außerdem ist den Menschen kaum bekannt, was seine Tat ›Es ist vollbracht‹ für jeden Einzelnen bedeutet, denn dadurch kann sich jede Seele geschützt fühlen, gleich, wann sie den Weg zur Umkehr zu Gott geht. Gott, Christus, spricht zu allen Zeiten, ebenso heute wieder durch das prophetische Wort aufklärend zu uns. Da vieles bei Ihnen konform zu seinen Offenbarungen geht, weiß ich Ihre Hilfe sehr zu schätzen und fühle Ihre hohen Energien aus der geistigen Welt und Ihre Reinheit in vielen weisen Aussagen!«

Ich bin konfessionsfrei, und so ist es nicht verwunderlich, dass ich eher selten religiöse Begriffe benutze. Natürlich sind meine Wurzeln christlicher Natur. Meine Fähigkeiten haben sich entwickelt, beeinflusst durch die tiefe Weisheit der Engel. Doch das Christuslicht erlebe ich auch bei meiner Berufung. Ich erlebe es auch an Kraftorten sowie in bestimmten Botschaften, die ich erhalte.

Wenn ich das Christuslicht in der Aura eines Menschen erlebe, so bedeutet das, dass dieser Mensch eine besondere Aufgabe auf diese Erde mitgebracht hat. Er hat in dieser Inkarnation eine Aufgabe an der Menschheit, nämlich, konsequent und bedingungslos zu lieben und zu helfen. Somit trägt er auch in gewisser Weise Verantwortung für andere Menschen.

Wenn ich in meiner Berufung bei der Überbringung von Botschaften das Christuslicht erfahre, dann erlebe ich das als eine große Lichtgestalt, als ein intensives Energiefeld der Liebe, der Hoffnung und vor allem der tiefen Güte, Stille und Friedfertigkeit, im Empfinden, dass alles von Gottes Kraft getragen ist.

So darf sich jeder auf sein Inneres, auf sein Herz besinnen und in Liebe für sich seine Weisheit erfahren.

»War Jesus Gottes Sohn, war er ein Engel, der Mensch wurde, und warum musste er – für die Menschen – so leiden und sterben? Was soll die Menschheit daraus lernen? Was sind die Heiligen? Waren das besonders begabte Menschen, wie Sie ja auch?«

Was religiöse Darstellungen anbelangt, so nehme ich die Aussagen der Bibel nicht wortwörtlich. Ich betrachte alles philosophisch, aus dem geistigen Schauen und inneren Erlebnis heraus. Denn Spiritualität basiert nicht auf einem Glauben, sondern auf innerer Erfahrung und innerem Wissen. Und so ist es immer wichtig, die Dinge und solche Darstellungen für sich zu erspüren und entsprechend zu verstehen. Ich zerbreche mir nicht den Kopf darüber, wer Jesus genau war und was genau er alles tat, denn das sind Bilder zur Inspiration, und als solche sollte man das auch verstehen und intuitiv die Liebe und Botschaft dahinter erkennen.

Wir sollten alle Aussagen aus heiligen Schriften rein symbolhaft betrachten und mehr zwischen den Zeilen lesen, die Symbole zu uns sprechen lassen, sie aus unserer Weisheit heraus begreifen und uns auf eine mystische, lichtvolle Erfahrung in unserem Inneren einlassen. Das heißt, wir sollten alles aus dem Herzen betrachten, aus der Liebe und nicht nur rational. Das Bild Jesus Christus sollten wir als Symbol für uns alle, für jeden einzelnen Menschen, begreifen. Letztendlich ist jeder Mensch ein »Kind Gottes« und mit dem himmlischen Licht verbunden. Und das Bild vom Leid Jesu ist das Symbol, dass es in unserem Leben darum geht, in liebevollem Bewusstsein das Leid zu überwinden – im Sinne einer Herzenserweiterung und Befreiung hin zur göttlichen Einheit. Die Liebe ist in allem die Lösung und auf alle Fragen die Antwort.

Und wenn ich in bestimmten Meditationen, Gebeten oder mystischen Erfahrungen die Lichtenergie von Christus sehe, dann sehe und erlebe ich eine tiefe Kraft der Hoffnung und bin durch und durch erfüllt von Sinnhaftigkeit. Und diese hohe Energie spiegelt somit Geburt, Wirken und Vergehen, Tod und Auferstehung wider. Diese Bilder zeigen uns, dass alles zum Leben dazugehört, alles seinen Sinn erfüllen und sich zu einem höchsten Bewusstsein entwickeln soll, und dass wir auf Erden in Wirklichkeit nichts besitzen können. Denn das Einzige, was nicht vergänglich ist, ist die Liebe in uns, unsere göttliche Seelenkraft. Daher ist es wichtig, dass wir in uns diese tiefe, mystische Erfahrung finden und unseren Frieden auch mit religiösen Bildern schließen, indem wir die liebevolle Wahrheit dahinter erkennen.

Und was die »Heiligen« betrifft, so waren dies Menschen, die bereits zu Lebzeiten viel Gutes getan haben, das heißt, ihre Liebe auch in der Nächstenliebe durch und durch gelebt haben. Und es gibt tatsächlich einige Seelen, die sich ihr irdisches Leben lang für andere eingesetzt haben und nach ihrem Ableben in der Nähe der Menschen geblieben sind, weil ihnen eine höhere Aufgabe von den Engeln übertragen worden ist. Sie tun weiterhin einen lichtvollen Dienst an der Menschheit. Ich erlebe dies sehr intensiv in der russischen Kultur, aber auch in unserer christlichen Kultur existieren die Schutzheiligen.

Bei meinen Seminarreisen nach Russland besuche ich gern Kraftorte. Dies sind nicht nur Wälder, die Weite der Natur, sondern auch Klöster. Besonders gern besuche ich ein bestimmtes Kloster, wo der sogenannte heilige Irinarch gelebt und gewirkt hat. Denn an seiner Wirkungsstätte sehe ich seine lichtvolle Seele immer noch. Er strahlt dort wie eine Lichtsäule, und wenn die Menschen den Ort aufsuchen und ihre Gebete an ihn übergeben, sehe ich, wie diese durch die Lichtsäule tatsächlich nach oben transportiert werden.

Die heiligen Menschen, die zu Lebzeiten viel Gutes getan haben und weiterhin zum Wohle der anderen auch im Jenseits wirken, vermitteln quasi zwischen Menschen und höheren Engeln, indem sie Gebete und Fürbitten der Menschen nach oben leiten. Denn viele Menschen fühlen sich nicht rein und würdig genug, um sich mit einem Engel oder gar mit Gott zu verbinden. Sie können sich eher mit der Vorstellung identifizieren, sich mit der Seele eines »Heiligen« zu verbinden, weil er ihnen als ein Mensch, der einmal gelebt hat, »näher« und »greifbarer« erscheint. Ein Heiliger ist auf jeden Fall auch eine berechtigte Lichtquelle. Die geistigen Welten sind sehr vielseitig, und ihre Liebe ist groß.

In jedem Menschen, der sich voller Liebe für andere einsetzt, existiert eine heilige Kraft. Diese heilige Kraft haben die Eltern, die für ihre Kinder da sind, haben alle Menschen, die sich für andere, im Kleinen wie auch im Großen, einsetzen. Grundsätzlich sollten wir wirklich diese himmlische Liebe auf alle Menschen ausdehnen. Wir alle sind heilig, denn jede gute Tat ist heilig. Ganz gleich, ob du jetzt für dein Kind da bist oder dich liebevoll Aufgaben in der Welt widmest, du vollziehst immer einen heiligen, sinnerfüllenden Dienst.

»Was für eine Rolle spielt Jesus? In vielen Religionsgemeinschaften spielt er eine große Rolle, beispielsweise, dass man nur durch ihn zu Gott gelangen kann. Stimmt es, dass man nur zu Gott gelangen kann, wenn man auch getauft wurde? Gibt es nur die eine wahre Religionsgemeinschaft?«

Vor Gott sind wir wahrlich alle gleich. Wir alle sind mit demselben Himmel verbunden. Und in dieser Verbundenheit ist es wichtig, dass wir eigenständig jegliche Glaubenssätze auf ihre Nachvollziehbarkeit, Umsetzbarkeit und Vertrauenswürdigkeit hin überprüfen. Denn das meiste ist einfach von Menschen gemacht, um uns Struktur zu geben und gewisse Absichten zu verwirklichen. Die tiefe Wahrheit Gottes ist jedenfalls immer sehr liebevoll, natürlich, nachvollziehbar. Wenn ich Jesu Licht erlebe, dann erlebe ich eine tiefe Sinnhaftigkeit in der Begegnung mit Christi Gestalt. Das heißt, es ist eine sehr hohe Energie, die uns daran erinnert, uns aufzurichten, uns zu erhöhen und unser göttliches Licht zu begreifen. Es ist ein Weg der Bewusstseinsschulung. Und diesen muss jeder für sich selbst erfahren, weil Spiritualität keinen blinden Glauben fordert, sondern eine authentische innere Erfahrung, eine Auseinandersetzung mit dem, was für den einzelnen Menschen ansteht.

Für Gott spielt es gar keine Rolle, ob wir getauft werden oder nicht. Gott ist das Bewusstsein der All-Liebe, vor Gott sind wir alle gleich. Gott urteilt nicht. Und wenn wir Taufrituale vollziehen und bestimmte religiöse Zeremonien erleben, die uns guttun, uns auch in unserer Bewusstheit erhöhen, indem wir einfach noch mehr dieses Gütige, dieses Liebevolle erfahren, dann ist es richtig für uns und unseren Weg. Solche Rituale sind dann auch berechtigt und gut. Wenn der liebevolle Sinn jedoch nicht erfüllt ist, sollte man sehr achtsam sein.

»Was hat es mit der Erbsünde auf sich? Musste Jesus sterben, damit wir nicht dafür bestraft werden, dass Eva den Apfel im Paradies gepflückt hat und dass Kain seinen Bruder erschlagen hat?«

Diese Fragen bewegen sicherlich viele Menschen, weil wir es so in unserer Kultur gelernt haben. Und wir wollen uns ja aus dem blinden Glauben heraus in ein inneres Wissen hinein entwickeln, was uns inneren Frieden, Geborgenheit und Freiheit gibt. Deshalb ist es lohnenswert, sich solchen Fragen zu stellen.

Bedenken wir zunächst, dass diese Vorstellungen ihren Ursprung in einer Lehre von einem strafenden Gott haben. Ein solches Konstrukt, das ja gar keinen Sinn macht, ist von Menschen erschaffen worden und beinhaltet keine wirkliche himmlische Wahrheit. »Erbsünde« in diesem Sinne gibt es nicht. Und das wissen alle, die eine echte mystische Gotterfahrung gemacht haben. Denn die, die eine solche Erfahrung machten, wissen, dass Gottes Kraft pure All-Liebe ist. Gott ist das Bewusstsein der All-Liebe, woraus alles Leben entsteht, und Gott urteilt niemals. Diese angstgeprägte Vorstellung wurde von Menschen erschaffen, um Macht über andere ausüben zu können. Denn es ist eben leichter, Macht über einen »armen Sünder« zu bekommen als über einen erwachsenen, freien Menschen.

Wir müssen uns wirklich fragen, welchen Autoritäten wir glauben wollen. Wir sollten für uns selbst in erster Linie eine liebevolle Kraft sein, eine eigene liebevolle Autorität für unser liebevolles Wissen, unsere liebevolle Weisheit und unsere liebevollen Handlungen. In dieser Trinität sind wir mit Gottes All-Liebe durch und durch verbunden und fühlen uns in dieser himmlischen Kraft beheimatet. Möge also dein Glaube von Liebe erfüllt sein, das heißt von dem, was dir guttut und womit du auch anderen Menschen Gutes tun kannst.

Man kann die Geschichte von Adam und Eva auch so verstehen. Sie nahmen sich vom Baum der Erkenntnis, und die Erkenntnis war: Alles im irdischen Leben ist polar, das heißt, wir kommen aus der himmlischen Einheit hier auf die Erde in die Polarität. Wir sind quasi aus dem Paradies, wo reine höchste Liebe herrscht, gefallen und entwickeln uns über viele Inkarnationen bis zur gottähnlichen Liebe, wie sie im höchsten Himmel, im Paradies, vorherrscht.

»Hat jeder Mensch einen Schutzengel? Und wenn ja, wie kann man ihn wahrnehmen?«

Jeder Mensch hat einen persönlichen Schutzengel, mit dem er vor der Inkarnation auch den Seelenplan für dieses Leben besprochen hat. Der Schutzengel hat die Seele seines Schützlings sowohl auf dem Weg zur neuen Inkarnation, als auch durch Schwangerschaft und Geburt, begleitet. Dies tut der Schutzengel durch das ganze Leben hindurch und wird uns schließlich auch wieder ins Jenseits und im Jenseits begleiten. Das heißt, der Schutzengel ist allzeit bei uns, und er verlässt uns niemals.

Der Schutzengel ist, wie alle Engel, eine hohe Schwingung der Liebe. Er ist individuell mit seinem Schützling verbunden. Er achtet mit sanften Impulsen stets darauf, dass der Mensch seinem Herzen folgt auf dem langen Weg seiner Lebensaufgabe, nämlich der Verinnerlichung der gottähnlichen Liebe. Er achtet darauf, dass sich der Mensch an das Wesentliche – die Liebe – erinnert, aus dem Herzen heraus lebt und somit auch seine Erfüllung und friedvolle Kraft auf dieser Erde findet. Die Engel sind immer da, und wenn wir mit unserer Achtsamkeit in uns ruhen und in uns hineinlauschen, dann können wir diese heilige Kraft bei uns erkennen. Oft spürt man sie in einer Form von innerem Wissen, Fühlen oder Hellsehen.

Jeder Mensch ist individuell veranlagt und nimmt die himmlischen Wesen auch entsprechend individuell wahr. So geschieht auch die Kommunikation mit ihnen. Wer sich näher mit diesem Thema beschäftigen möchte, dem empfehle ich mein Buch *Schutzengel*.

»Liebe Frau Haas, seit meinem zehnten Lebensjahr habe ich immer wieder intensive spirituelle Erlebnisse gehabt. Aus diesem Grund las ich auch viel, was dieses Thema betraf. In einem Buch *Fragen an Gott und die Engel* schreiben Sie, dass sich die Engel hauptsächlich über die Gefühlsebene ›bemerkbar‹ machen, was ich auch so empfinde. Nur ist eine auditive Wahrnehmung Ihrer Meinung nach gar nicht möglich? Mein erstes Erlebnis mit zehn Jahren hatte ich in dieser Hinsicht, als ich eines Morgens erwachte und klar und deutlich eine Stimme vernahm, die zu mir sprach: ›Sandra, sei brav!‹ Damals nahm mich keiner ernst und auch heute kaum! Aber dieses Erlebnis werde ich niemals vergessen. Genauso eines, als ich nachts aufwachte, ich war inzwischen etwa 35 Jahre alt, und erst einmal nur dachte, ich hörte ›Kirchenmusik‹ … bis mir klar wurde, dass es Stimmen waren … wie ein Chor, aber ganz ohne Instrumente … ich hörte ihn ganz klar und deutlich …

ist das nicht möglich? Ich meine, was soll es sonst gewesen sein außer Engel!? Ich bin vollkommen gesund und habe sonst keine ›Wahnvorstellungen‹ oder so … Was meinen Sie? Und wenn, warum geschah das?«

Die Engel als Boten Gottes sind ja pure Schwingungen der Liebe, und dementsprechend, da Liebe ein Empfinden ist, kann man sie über dieses liebevolle Empfinden auch wahrnehmen. Man kann diese Schwingungen auch hellsichtig sehen und die Botschaft in geistiger Klarheit formulieren, so wie ich es tue.

Wenn man sie als Stimme, wie du beschreibst, hört, muss man nach der Quelle schauen. Wenn du dich dabei sehr wohlfühlst, und das scheint der Fall zu sein, da du schreibst, dass du das Erlebnis niemals vergessen wirst, dann ist das eine richtige tiefe Urerfahrung, und du kannst beruhigt sein. Du hast eine angeborene, natürliche, authentische, starke geistige Anbindung. Und dieses Bewusstsein wie »Sandra, sei brav!«, das kommt durch deinen eigenen lichten Kanal, durch dein eigenes höheres Selbst. Es ist dein innerer Ruf, der sagt: »Bleib dran, lerne, vertraue, höre auf das, was deine Lieben dir sagen.« Das alles unterstützt den Lebenspfad.

Du hast diese Stimmen als eine Art »Kirchenmusik« gehört. Es ist so, dass wir stets in unserer persönlichen Entwicklung körperliche wie auch mentale Wachstumsphasen durchlaufen. In diesen Wachstumsphasen melden sich unsere Fähigkeiten und geistigen Stärken noch einmal und wollen gesehen werden, wollen kultiviert werden. Und das, was du da wahrgenommen hast, kommt ebenfalls aus deinem höheren Selbst.

Es ist wichtig, immer zu unterscheiden: Hast du dich dabei wohlgefühlt, war es für dich stimmig und nachvollziehbar?

Dann hat dir dein höheres Selbst durch diese Wahrnehmung gesagt: Setze dich mit deiner Fähigkeit auseinander, setze dich mit deiner Intuition auseinander, setze dich mit deiner Sensibilität auseinander, baue sie aus, damit du noch präsenter, noch präziser in deinem Leben wirken kannst.

Du hast einen sehr starken Kontakt zu deinem Überbewussten und damit auch zur Akasha-Chronik. Je mehr du die Liebe in dir spürst und Stille, umso mehr wirst du auch die Engel wahrnehmen und sehen können. Es kann sich alles entwickeln. Du bist ein lichtvoller Kanal, erfreue dich an allem, beobachte deine Wahrnehmungen gut und prüfe sie nach Wohlbefinden, Nachvollziehbarkeit und Umsetzbarkeit. Mache aus deiner Sensibilität eine große Stärke. Es ist eine Gnade!

»Gibt es nur die eine wahre Religion? In diesem Glauben bin ich erzogen worden, habe mich jedoch davon unter großen Schwierigkeiten getrennt. Trotzdem habe ich immer noch ein schlechtes Gewissen.«

Gottes Wahrheit ist immer liebevoll, natürlich und einfach in der Umsetzung und vor allem frei von schlechtem Gewissen. Das heißt, wenn etwas einen unter Druck setzt, entspricht es nicht Gottes Wahrheit. Natürlich gibt es nicht nur die eine wahre Religion, denn Gottes Wahrheit, Gottes all-universelles Bewusstsein ist so groß, dass es nicht nur in einem Menschen sein kann, nicht nur fokussiert auf ein Gebäude oder auf eine Religion.

Religion als Rückverbindung zum Göttlichen entstand auf unserer Erde vor allem wegen der Gemeinschaftsbildung. Einen göttlichen Zugang findet jeder einzelne Mensch selbst durch seinen inneren Frieden. Religion hat die Aufgabe, der Gesellschaft ein Gottesbild und somit eine Orientierung zu vermitteln. Eine solche Ausrichtung ist immer kulturell bedingt, kann somit unterschiedlich sein und muss auch gemäß dem Zeitgeist den Bedürfnissen der Menschen entsprechen.

Somit ist Gottes Wahrheit in jeder Religion mit unterschiedlichen Schwerpunkten vorhanden. Doch die Hauptaussage der Wahrheit Gottes ist immer dieselbe. Es handelt sich um die Liebe, die auf ethischen Werten und innerer wie auch äußerer Freiheit beruht. Jeder Mensch sollte sich in seiner religiösen Ausrichtung bewusst machen, dass die Liebe Gottes unabhängig von der Zugehörigkeit zu einer Religion ist.

Gott ist das höhere Bewusstsein der Liebe und urteilt nie. Wenn du im Jenseits Gott begegnest, wirst du nicht gefragt werden, welcher Religion du angehörst, sondern was für ein gütiges Herz du hast. Deshalb sollte sich ein Mensch eher fragen, ob die religiöse Gemeinschaft, zu der er gehört, ihm guttut, ihm Halt und Orientierung bietet. Er sollte darauf achten, ob seine individuelle Freiheit und Betrachtungsweise bewahrt bleibt.

Wenn du dich in der religiösen Gemeinschaft frei, wohl und verstanden fühlst, dann ist es die richtige. Jeder Mensch sollte zu seiner inneren individuellen Wahrheit stehen, ohne schlechtes Gewissen. Die Engel lieben uns immer, und in Gottes Licht sind wir stets eingehüllt, unabhängig davon, wie und in welche Richtung wir uns entscheiden. Die Hauptsache ist, dass wir unserem liebevollen Herzen und unserer liebevollen Wahrheit folgen.

»Worin besteht der Unterschied zwischen einem Erzengel und einem Schutzengel?«

Der Begriff Engel (angelus) stammt aus dem Lateinischen und bedeutet Bote. Die Engel sind also Boten Gottes. Sie unterscheiden sich durch ihre Aufgaben. Die Engel als Schwingung der Liebe erhalten ihre Aufgabe von Gottes Kraft.

Ein Schutzengel ist ein Engel, der die Seele eines Menschen beschützt. Dies tut er im Diesseits wie auch im Jenseits. Dieser »Schutz« besteht darin, die Seele über intuitive Impulse stets an den Lebenssinn der Liebe zu erinnern. Er führt den Menschen auf seinem Lebensweg, damit dieser lernt, seinen inneren Werten gerecht zu werden. Der Mensch soll seinen irdischen Lebensweg in Achtsamkeit licht- und liebevoll gestalten und seine Entscheidungen stets aus dem Herzen treffen. Der Schutzengel ist über die Seele immer mit dem Menschen verbunden und ist für den Menschen über seine stille Achtsamkeit, über Intuition und Sensitivität wahrnehmbar. Der Schutzengel verlässt einen Menschen niemals, er ist jederzeit mit ihm in Liebe verbunden.

Ein Erzengel ist in seiner Aufgabe nicht auf einen einzelnen Menschen fokussiert, sondern ist mit seinem Wirken der gesamten Menschheit verpflichtet. Er entspricht einer globalen Größe. Erzengel Michael zum Beispiel unterstützt in seiner weltübergreifenden Energie die Schwingung der Vergebung und des Mutes. Braucht ein Mensch zum Beispiel zu einem besonderen Termin, in einer besonderen Lebensphase gerade diese spezielle Michaeli-Kraft, um seine Aufgabe zu bewältigen, so fokussiert sich diese Energie von Erzengel Michael immer mehr auf ihn. Gleichzeitig kann diese Energie aber auch bei allen anderen Menschen wirken, die diese ebenfalls benötigen. Diese

Engelskraft kann der Mensch in sich spüren. Er fühlt sich dann immer mehr getragen, ermutigt und kann konsequent seine liebevollen Entscheidungen angehen.

Es gibt so viele Engel, wie es Aufgaben im Dienst an den Menschen, an der Erde und am Universum gibt. Alle Engel sind Schwingungen der Liebe, und diese liebevolle Schwingung hat weder Anfang noch Ende, sie ist grenzenlos. Wir sind allzeit von ganz viel Engelenergie eingehüllt und begleitet.

»Gibt es auf der Erde auch Erdenengel, und kann ich selbst einer sein?«

Eine Seele kommt auf die Erde, um für ihre Entwicklung weitere Erfahrungen zu machen. Es kommen auch Seelen von sehr hohen Dimensionen, die in ihrer Entwicklung hin zu gottähnlicher All-Liebe schon sehr weit gekommen sind. Sie inkarnieren dann, um liebevolle Aufgaben an der Menschheit zu erfüllen.

Es gibt zwar diese Modeerscheinung, von einem als Menschen inkarnierten Engel zu sprechen. Doch ein Mensch kann kein Engel sein. Auch Menschen, die besonders liebevoll sind, Mitmenschlichkeit zeigen, in sich ruhen, sind keine Engel. Engel brauchen keine körperlichen Erfahrungen, da sie keine Resonanz auf Angst und andere Emotionen haben. Sie brauchen auch kein Bewusstsein in sich zu erfahren, sie sind rein feinstoffliche Kräfte.

Der Mensch dagegen, mit seiner Seele, die inkarniert, um diese irdischen Erfahrungen zu machen, ist und bleibt ein Mensch. Wenn man einem Menschen begegnet und zu ihm sagt: »Du bist für mich wie ein Engel«, dann ist das ein Kompliment für seine Güte, für seine Herzlichkeit, die ihn von innen heraus in seiner Liebe leuchten lässt. Genau das macht einen gütigen, liebevollen Menschen aus.

Gerade die Engel lehren uns und auch alle Gotterfahrungen zeigen uns, wie sehr es darum geht, Frieden zu schließen mit uns und der Schöpfung und nicht Unnötiges in die Welt hineinzuinterpretieren. Alles hat seinen Platz und seine Aufgabe, und alles ist gut, so, wie es ist.

»Warum fühle ich mich besonders mit gewissen Erzengeln verbunden?«

Nun, kulturell bedingt haben wir eine Vorliebe für die Erzengel. Zum Beispiel denken wir an Erzengel Michael, wenn wir um Schutz, Mut, Vergebung und Unterstützung bitten. Bei Erzengel Gabriel geht es mehr um Weitsicht, Weitblick, Offenbarung, spirituelles Wissen usw. Und so steht jeder Erzengel für bestimmte Qualitäten. Das heißt, wir haben unsere positiven Prägungen, unsere gewissen Vorstellungen und empfinden dadurch eine Verbundenheit, sodass wir je nach Lebenslage die entsprechenden Engel, vor allem auch die Erzengel, in unser Leben einladen und anziehen. Sie wirken durch unsere Aura und vermitteln uns die benötigte Kraft und Zuversicht. Die Engel, als Boten Gottes, sind immer da. Sie sind Schwingungen der Liebe, und je mehr wir selbst in die Schwingung der Liebe und des Vertrauens hineingehen, umso verbundener sind wir mit ihnen. Das ist ja die Grundqualität in einer spirituellen Entfaltung, nach der wir streben.

»Ich würde gerne wissen, ob Geburtsengel und Schutzengel identisch sind.«

Nein, es gibt viele verschiedene Engelarten und Engelhierarchien. Es gibt so viele Engelarten, wie es Aufgaben im Dienste der Welt und der Menschen gibt. In meinem ersten Buch *Engel und die neue Zeit* habe ich auch meine Beobachtungen bei Schwangeren beschrieben: In der Schwangerschaftsphase sind die Engel stetig bei der werdenden Mutter und dem neuen Menschen, eigentlich Woche für Woche, auch unterschiedliche Engel. In der Geburtsphase sind dann die Geburtsengel dabei. Sie strahlen und leuchten anders, haben andere Aufgaben, sie behüten die Seele des Kindes und die der Mutter. Das ist sehr faszinierend und vielschichtig.

Der Schutzengel ist immer derselbe. Der Schutzengel des Kindes steht oftmals vor ihm, behütet den schwangeren Bauch, behütet all seine Entwicklungsphasen und behütet natürlich seine Seele auch nach der Geburt. Er erinnert den Menschen stets liebevoll an dessen lichtvollen Seelenplan, damit er durch seinen inneren Ruf den Weg zur All-Liebe einschlägt. Somit liegt der Schutz weniger im Mechanischen, Materiellen – für diesen Bereich sind wir selbst zuständig –, sondern primär in unserem Empfinden, in unserem Seelenheil, in unserer liebevollen Lebensphilosophie.

Ich kommuniziere mit den Engeln natürlich über die emotionale Intelligenz, über die liebevolle Herzensebene, indem ich durch einen liebevollen Blick die Engel beobachte, erlebe und ihre liebevolle Weisheit verinnerliche. Die himmlische Sprache ist immer die Liebe.

»Wenn man nicht von Geburt an Engel und lichte Wesen sehen und mit ihnen kommunizieren kann, kann man es später noch lernen, sie wirklich mit den physischen Augen zu sehen? Es ist mein innigster Wunsch, Engel und Elementarwesen zu sehen. Kann ich es bei dir lernen?«

Grundsätzlich schule ich alle Seminarteilnehmer nach ihren Möglichkeiten und Fähigkeiten, die geistige Welt wahrnehmen und mit ihr kommunizieren zu können und Heilkraft daraus zu schöpfen. Manche Menschen sind mehr begabt im Hellwissen, andere im Hellfühlen, andere im Hellsehen. Man sollte nichts erzwingen wollen, denn wir sind immer so veranlagt, wie es auch richtig für unsere Lebensaufgabe hier auf Erden ist. Letztendlich geht es in meinen Kursen stets darum, eine emotionale Intelligenz zu befreien, also in seiner inneren Stimmigkeit zu ruhen und dann das, was für einen selbst sinnvoll, lichtvoll, liebevoll und gesund ist, zu erkennen und auch zu ergreifen. Wir müssen uns auch klarmachen, dass man die geistige Welt, die Engel, Naturwesen, Gottes Licht natürlich nicht mit den physischen Augen sehen kann, denn diese existieren nicht in physischer Form. Dass man die Engel mit geschlossenen wie auch mit offenen Augen sehen kann, das ist von der Physis unabhängig. Die emotionale Intelligenz ist ein inneres Erlebnis, ein inneres Wissen, eine innere Bewusstseinsstärke. Wichtig ist, dass wir uns dem widmen und das in unser Leben hineinlassen, was uns guttut, was unserer Veranlagung entspricht, was Freude macht und uns mit Leichtigkeit erfüllt. Dann stehen wir in Gottes Licht.

»Hallo, liebe Jana! Ich liebe deine geistreichen Vorträge über Engel! Ich habe die Engel im letzten Jahr sehr intensiv gespürt und habe aber den Kontakt zu ihnen wieder verloren. Ich bin traurig darüber! Meine Frage wäre an dich, gibt es wirklich Engel, oder ist es nur eine Intuition und Wahrnehmung, wenn man selbst glücklich ist durch gewisse Dinge, die im Leben geschehen? Mein größtes Problem ist zurzeit, dass ich mich selbst gar nicht spüre!«

Diese Liebesfähigkeit, die wir in uns spüren, sind wir selbst. Ein Engel als Schwingung der Liebe, als Bote Gottes ist jedoch eine eigene Schwingungspräsenz. Und jede Seele, jeder Mensch hat seinen Schutzengel an seiner Seite, der seine Seele behütet, in der Form, dass er ihm stets durch seine Achtsamkeit, durch einen inneren Ruf den Weg aufzeigt zu einer liebevollen Entwicklung. Denn in der Liebe ist der größte Schutz. Um Engel wahrnehmen zu können, wie es hier dein Wunsch ist, muss man zuerst lernen, sich selbst in tiefer Liebe zu begegnen, sich selbst lichtvoll zu spüren. Deshalb ist es als erste Schulung wichtig, sich Zeit zu nehmen, sich selbst wahrzunehmen – über seinen Atem, über seine Liebe, über seine Klarheit – und so zur Ruhe zu kommen. Stelle die Liebe über alles, was dich in dem Moment bewegt, sprich ein Gebet, so kannst du liebevollen Kontakt mit deinem Schutzengel bekommen, entweder durch Hellsichtigkeit, Hellfühligkeit oder durch inneres Wissen. Und diese Fähigkeit wird dir in allen Lebenslagen helfen.

Es ist wichtig, diesen Kontakt zu himmlischen Sphären zu bewahren, denn das erfüllt mit Sinnhaftigkeit, mit Freude und großer Kraft. Also, spüre die Liebe in dir! Wenn das für dich nicht so einfach ist, dann unterstütze sie dadurch, dass du dich in der Natur aufhältst und die Menschen anlächelst. Die Liebe ist nämlich überall, wo du bist, weil du in deiner göttlichen Seele Liebe bist.

»Seit geraumer Zeit kommuniziere ich mit den Engeln. Um Antworten zu erfahren, frage ich die Engelkarten, und sie sagen mir dann den Stand der Dinge. Nur ist es so, dass ich immer dieselben Karten ziehe, und die Antworten sind dann immer gleich und nicht individuell. Ich hätte gerne gewusst, wie man seine Wahrnehmung oder seine Kanäle öffnen kann, damit ich die Botschaften der Engel verstehen kann, ohne die Karten fragen zu müssen. Manchmal ist es so, dass ich in Angelegenheiten eine absolute Gewissheit verspüre, sodass ich weiß, dass die Antwort von Gott kommt. Dann werde ich auch des Öfteren in der Außenwelt auf Symbole aufmerksam gemacht, die ich nicht entschlüsseln kann. Zum Beispiel sehe ich in letzter Zeit nur geflügelte Herzen. Es wäre schön, wenn du mir weiterhelfen könntest.«

Aus meinen Erfahrungen weiß ich, dass jeder Mensch in der Lage ist, durch seine individuelle geistige Anbindung in Kontakt mit den Engeln zu treten. Dies erfordert viel innere Ruhe, Liebe und Urvertrauen. Jeglicher Kontakt basiert zunächst auf den »drei Herzensregeln«, die ich besonders ausführlich in meinem Buch *Schutzengel* beschreibe. Übe damit die innere Ruhe und Aufmerksamkeit, setze dich dreimal am Tag für etwa fünf Minuten hin, lenke deinen Atem tief in den Unterbauch und beobachte deinen Atem, spüre im Herzen Liebe und lasse so die Gedanken zur Ruhe kommen. Wenn du so weit bist, kannst du eine klare Frage an die Engel stellen und das Bild sowie die Botschaft aus deinem tiefen Atem heraus hochkommen lassen, dieses in deinem Herzen spüren und mit eigenen Worten formulieren. Wiederhole dann die Botschaft innerlich. Wenn du dabei ungehindert tief atmen und in deinem Herzen lächeln kannst, dann hast du die Engelbotschaft wahrhaftig, ohne jegliche Wunschvorstellung oder Ähnliches empfangen.

»Seitdem ich an der täglichen Meditation teilnehme, mache ich Fotoaufnahmen, die so wunderbar sind. Kannst du mir vielleicht genau sagen, ob das Erzengel Ariel ist oder …? Die Lichtkugel sieht immer so ähnlich aus, egal ob Sonnenuntergang oder Kerzenlicht.«

Ich möchte immer wieder betonen, dass die lichtvolle geistige Welt und somit auch die Engel sich niemals in der Materie manifestieren lassen, weil sie niemandem ihre Existenz beweisen müssen, sondern sie sind als reine Liebeschwingung Gottes nur mit Vertrauen im Herzen erlebbar. Solche Naturerlebnisse wie das Sonnenlicht nimmt der Mensch durch seine meditative Bewusstseinserweiterung intensiver wahr, und durch seine Offenheit durchströmt ihn ein positives Gefühl. Die Engel kann man nicht fotografieren.

»Eine mir bekannte, herzliche und medial begabte Frau sagte, sie hätte keinen Schutzengel. Das hat mich etwas verunsichert. Denn wenn kein Schutzengel bei gewissen Menschen sein soll, wer begleitet, behütet dann diese Menschen? Kann es auch ein Geistführer sein? Und was kann ich mir unter einem Geistführer vorstellen?«

Medial Begabte haben, wie alle Menschen, ihre Fähigkeiten, aber auch ihre Grenzen. Sie mögen zwar über Wissen und Weisheit verfügen, haben jedoch auch ihre eigenen Vorstellungen. Auch was die Begabungen anbelangt, so ist es sehr wichtig, sich stets weiterzuentwickeln und sich auch selbst zu hinterfragen. Es ist notwendig, stets im forschenden Geiste zu sein, um Täuschungen, Wunschvorstellungen, einseitigem Gedankengut oder Halbwahrheiten nicht zu verfallen.

Jeder Mensch hat einen Schutzengel! Der Schutzengel als Schwingung der Liebe und Bote Gottes behütet jede Seele auf ihrem Weg zur Erfüllung ihres lichtvollen Seelenplans, damit sie in ihrer individuellen Entwicklung der göttlichen All-Liebe näherkommt. Der Schutzengel begleitet uns durch unseren inneren Ruf und weicht nie von unserer Seite.

Geistführer sind nicht zu vergleichen mit Engeln. Geistführer können sehr hoch entwickelte Menschen sein, die im Jenseits sind und eine gewisse helfende Funktion für jemanden übernehmen oder die da sind, um auf der Erde etwas Höheres in Verbindung mit mehreren Menschen erreichen zu können. Es handelt sich dabei meist um eine zeitlich begrenzte Unterstützung. Unser Geist braucht an sich keinen Führer, deshalb gibt es keinen Führer in der dauerhaften Form. Denn unser Geist ist stets in absoluter Klarheit mit der Akasha-Chronik (das allumfassende Weltgedächtnis) verbunden, also in Gottes Verbundenheit zu Hause. Und aus diesem Lichtraum der Akasha-Chronik kennt unser Geist alles, was war, alles, was ist, und alles, was wir uns vorgenommen haben.

Eine geistige Mitteilung kann zum Beispiel über Geistesblitze geschehen in Form von Intuition, sodass wir manchmal genau wissen, was wir zu tun haben. Oder uns kommen besondere Ideen in den Sinn, die Antworten auf unsere Fragen bilden. Der Geist sammelt Wissen durch die Lebenserfahrung und Entwicklung des Menschen und muss nicht »geführt« werden – er ist!

Unsere Seele dagegen befindet sich auf dem stetigen Weg zur Entfaltung der Emotionen hin zu einem noch tieferen Empfinden der Liebe. In diesen vielfältigen Emotionen benötigt sie den besonderen himmlischen Schutz und Führung durch einen Engel. Deshalb bezeichnen wir diesen speziellen Engel als den »Schutzengel«.

»Haben Engel auch Geistführer? Haben vielleicht sogar Erzengel Geistführer?«

Wofür sollten Engel einen Geistführer benötigen? Auch unser Geist braucht keinen Führer. Unser Geist, unser höheres Selbst, diese geistige Klarheit, aus der höhere Ideen, Inspiration, Intuition, kluge Geistesblitze kommen, dieses höhere Selbst, unsere geistige Natur, ist stets mit der Akasha-Chronik Gottes verbunden, mit dem höchsten Bewusstsein immer in Einheit und wirkt im Hier und Jetzt. Es wirkt aus sich und benötigt keinen Führer. Wie der Geist brauchen selbstverständlich auch die Lichtwesen keinen Führer.

»Kann man einen Schutzengel darum bitten, er möge einen Erzengel oder Gott um Hilfe rufen, wenn man selbst nicht dazu in der Lage ist?«

In manchen Kulturen wird das oftmals so gepflegt. Zum Beispiel in der orthodoxen Kirche in Russland gilt die Vorstellung, dass zwischen Gott und den Menschen alle Engelarten, so auch die Erzengel und der Schutzengel sowie die Heiligen stehen. Es besteht dabei die Vorstellung, dass diese lichtvollen Wesenheiten wie eine Lichtleiter zu Gott wirken und die Fürbitten der Menschen weiterschicken. Diese Haltung entspricht der Demut dieser Menschen und ist für sie auch stimmig und in Ordnung.

Grundsätzlich dürfen wir uns trauen, in friedvoller, liebevoller Stimmung in persönlichen Kontakt mit unserem Schutzengel wie auch mit Gott zu gehen. Wir dürfen unsere Stoßgebete so aussprechen, wie wir gerade in unserem liebevollen Herzen empfinden. In Liebe kann man nichts falsch machen.

»Seit letztem Jahr habe ich Kontakt mit einem Engel. Ich schreibe an die Wand und kommuniziere so mit ihm. Das war erst mal ein Schock für mich. Kann man außer dem Schreiben auch lernen, einen Engel zu spüren?«

Man kann einem Engel nicht schreiben, man kann einen Engel nur erleben durch Spüren oder Betrachten. Ein solcher Austausch kann aber mit dem eigenen höheren Selbst geschehen, das Kontakt zur Akasha-Chronik besitzt und von dort Inspirationen erfährt.

In meinen Seminaren zeige ich den Menschen den persönlichen Zugang zu ihren Engeln auf. Es gibt mehrere Formen. Ich persönlich kann die Engel sehen. Ich erlebe sie und weiß so, was sie mitteilen wollen. Viele Menschen sind visuell bis hellsichtig begabt, andere auf der emotionalen Ebene, andere wiederum bekommen die Botschaft eher durch ihr höheres Selbst wie ein klares, inneres Wissen vermittelt. Und es ist gut und sinnvoll, seine Stärken und seine Gaben zu kennen und damit auch richtig umgehen zu können, um sie in seinem Alltag lichtvoll und hilfreich einsetzen zu können.

Es ist absolut wichtig, auch genau unterscheiden zu können, mit welcher Quelle man arbeitet. Gottes Quelle und die der Engel ist immer die All-Liebe, die man als tiefe Liebe spürt, die man sieht, die man erlebt. Es gibt aber auch andere Quellen. So können zum Beispiel Verstorbene Botschaften geben. Die absolute Klarheit ist eine große Voraussetzung im Umgang mit den geistigen Welten und im Umgang mit seiner eigenen starken menschlichen Intuition.

Ich kann dazu Folgendes sagen: Wenn du das, was du tust, als vollkommen liebevoll, nicht euphorisch, sondern friedvoll empfindest, und das, was geschieht, auch nachvollziehen kannst mit klarem Verstand, wenn es klare Aussagen sind, es also nicht wirr ist, es für dich in deinem Alltag umsetzbar ist, also dir dienlich ist in einem kraftvollen, aktiven Leben – wenn also diese drei Überprüfungsregeln Umsetzbarkeit, Nachvollziehbarkeit, Liebesfähigkeit wirklich alle zu bejahen sind, dann kannst du dich auf deine Intuition verlassen und in deinen Gebeten, in deinen Meditationen ruhig immer mehr deine friedvolle Liebe spüren.

»Warum ist das Geistige weiblich und das Materielle männlich?«

Es ist so, dass das Geistige und das Materielle sowohl männliche als auch weibliche Anteile haben. Das Problem ist, dass die Menschen bei solchen Begrifflichkeiten, gerade im esoterischen Bereich, oftmals die Dinge zu wörtlich nehmen. Der Mensch will in Strukturen denken und kategorisiert bestimmte Themen, um einfach besser damit umgehen zu können. Das heißt, solche Begriffe sind willkürlich festgelegt und eingeordnet, um gewisse Zusammenhänge besser verstehen zu können. Aber selbstverständlich ist beides, wie Yin und Yang, immer gleichwertig. Das heißt, wenn man sagt, das Geistige ist weiblich, müssen wir uns einfach vorstellen, was wir unter weiblich definieren. Es ist das Empfangende, das Hingebungsvolle, also Emotionale. Das Materielle, das wir dem männlichen Prinzip zuordnen, wäre dann die durchsetzende Kraft und das Schaffende. Beides ist göttlich und gleichwertig, und keines ist schlechter oder besser. Mein Tipp dazu lautet, dass man nicht alles so ernst nehmen sollte, sondern sich gelassen fragt: »Wie inspiriert mich das und wie bringt es mich weiter?«, um sich daran zu erfreuen.

»Was versteht man unter Spiritualität?«

Spiritualität ist die geistige Verbindung mit dem Höheren, mit dem Übersinnlichen, die Ausrichtung auf Gott. Sie ist im tiefen, unerschütterlichen Glauben begründet und eine geistig-seelische Orientierung und Lebenspraxis eines Menschen. Die Spiritualität befasst sich mit Sinn- und Wertfragen des Daseins, der eigenen Existenz und Selbstverwirklichung im Leben, mit dem göttlichen Sein und der höchsten Wirklichkeit.

Sie verschafft dem suchenden Menschen in seiner Lebensgestaltung eine Orientierung. Viele Menschen nehmen einen vorgegebenen Glauben einfach an, aber in der heutigen Zeit wollen immer mehr eine wissende und erkennende Haltung einnehmen und den Glauben im Inneren persönlich erfahren.

Es gibt verschiedene Ausdrucksformen der Spiritualität: Gebet, Gottvertrauen, Geborgenheit; Erkenntnis, Weisheit, Einsicht, Überzeugung, dass es Transzendenz gibt, Mitgefühl, Großzügigkeit, Toleranz, bewusster Umgang mit anderen, sich selbst und der Umwelt, Ehrfurcht, Dankbarkeit, innere Einkehr und Vergebung. Das spirituelle Verständnis hat Auswirkungen auf die Lebensführung und die ethischen Vorstellungen und gestaltet die individuelle Lebens- und Erfahrungsgeschichte mit. Spiritualität ist ein Überbegriff für alle Weltbilder und Lebensweisheiten, die über den Materialismus hinausgehen.

»Ich hatte gerade ein sehr erleuchtendes Gespräch mit meinem Sohn. Er ist 18 Jahre alt und meinte, wenn man sich nach oben öffnet, weiß man nie wirklich, was reinkommt, und wenn man eine Frage nach oben stellt, weiß man nie genau, wer antwortet. Er sagte außerdem: Wir brauchen keine äußere Energiequelle, sondern sind sie selbst. Kannst du dazu noch etwas hinzufügen? Und wie sollte man deiner Meinung nach meditieren und den geistigen Welten zuhören?«

Es ist sehr wichtig, bewusst darauf zu achten, was man tut und mit welcher Quelle man sich verbindet. Denn gerade in den geistigen

Sphären gilt die Aussage: »Den Geist, den ich rief, werde ich nicht los.« Zu einer Gabe gehört auch eine Aufgabe; zu einer Freiheit gehört auch Verantwortung. Und es ist sehr wichtig, die Quelle, mit der man arbeitet, zu erkennen, damit man die liebevolle, tatsächliche Quelle nicht mit einer Wunschvorstellung verwechselt.

Eine weitere Aussage gilt hier: »Du begreifst nur den Geist, dem du gleichst.« Die innere Stabilität in uns selbst ist für das geistige Schauen unabdingbar. Damit sind eine gute Selbstwahrnehmung und eine gute Intuitionsschulung gemeint. Je mehr man in seinem klaren Geist, in seinen ausgeglichenen Emotionen und in seiner Ruhe die Dinge unterscheiden lernt, umso mehr kann man auch in die lichtvollen Sphären hellsichtig schauen, sie erleben und eine immer größere Weisheit und höheres Wissen empfangen. Diese Qualität steht und fällt mit der Persönlichkeit des Menschen, mit seiner inneren Balance sowie mit der Reinheit seiner Absicht.

Es ist auch sehr wichtig, die spirituellen Inhalte bodenständig und ganzheitlich zu betrachten und auf ihre intellektuelle Nachvollziehbarkeit und Umsetzbarkeit im Alltag zu überprüfen. Ansonsten besteht die Gefahr, vor lauter lichter Energie »abzuheben« und sich von der irdischen Realität und den Anforderungen des Alltags abzuwenden.

Eine tatsächliche, bewusste und gelebte Spiritualität führt uns stets Liebevolles, Hoffnungsvolles und Lebensbejahendes vor Augen. Dies ermöglicht eine lichtvolle Entwicklung zu Liebe, Freude, Güte und Mitgefühl hin. Es geht einfach darum, ein gütiger, liebevoller und weiser Mensch zu sein. Denn Erleuchtung ist nichts anderes, als zu erkennen, wer man ist, die Fähigkeit, über seinen eigenen Tellerrand hinausschauen und im Mitgefühl die Perspektive anderer verstehen zu können.

Diese liebevollen Werte ermöglichen uns eine herzliche Verbundenheit mit den himmlischen Sphären, bringen uns lichtvolle Inspirationen, in denen wir spüren, was für uns stimmig ist und was uns guttut. Selbstliebe und Selbstvertrauen sind die Grundpfeiler für jede Form von geistiger Bildung. Mit dieser Ausrichtung erlebt man seine göttliche Kraftquelle in sich selbst.

»Liebe Jana Haas, Sie haben im Internet gesagt, dass Sie ins Paradies geschaut haben, in die göttliche Ebene. Wie sieht es dort aus? Gibt es da auch Landschaften und Häuser?«

Landschaften und Häuser gibt es in der geistigen Welt nicht, weil es sich um feinstoffliche Sphären handelt, raum- und zeitlos und auch immateriell. Landschaften und Häuser gibt es nur bei uns auf der irdischen Ebene, in der Materie. Die Seelen sind ja auch nicht materiell, sondern pure Lichtschwingungen und im Jenseits liebevoll in die göttliche Energie eingehüllt.

Ein paradiesischer Zustand bedeutet einen Zustand des absoluten emotionalen Friedens mit allem, was ist, und mit allem, was war. In diesem Energiefeld erstrahlen die Seelen in reiner Harmonie und in purem Licht, weil sie innere Erlösung spüren, indem sie selbst keinerlei Groll und damit keine emotionalen Anhaftungen mehr haben. In dieser Lichtsphäre gibt es auch Engel, die Lobesgesänge singen in einer Atmosphäre des absoluten Friedens, der absoluten Freiheit, Freude und Geborgenheit.

Mögen wir diesen Frieden auch hier auf Erden in uns zulassen, indem wir alles, was uns beschäftigt, mit friedvollen Augen betrachten und uns jeden Tag auch einen Raum für inneren Frieden erschaffen. Unser Motto sollte sein: »Friede sei mit dir.«

»Was ist geistige Anbindung, und wie erreicht man sie?«

Geistige Anbindung ist das persönliche Empfinden, von Gottes Kraft getragen zu sein, das Empfinden von tiefem Vertrauen und Sinnhaftigkeit in allem. Es ist das persönliche Erfahren einer starken Intuition und eines inneren Rufs; ein gutes Gefühl dafür, was für einen stimmig ist und wie man sein Leben gestalten sollte. Geistige Anbindung ist das positive Gefühl, erfüllt von tiefer Zuversicht zu sein, dass man beschützt ist, dass man von himmlischen Kräften geführt und begleitet wird, dass für einen gesorgt wird und dass man auf dieser Erde willkommen ist.

Diese innere Sicherheit in Form von geistiger Anbindung erreichen wir durch das Zulassen der Stille im Inneren, durch das Zulassen der Lebensfreude in uns, durch das Leben der ethischen Werte wie Dankbarkeit und Würdigung gegenüber allem, was ist, sowie durch einen friedvollen Blick auf das Wesentliche.

Auf dieser spirituellen Praxis und psychischen Tiefe basieren mein Leben und meine spirituelle Berufung. Es geht darum, das Leben lebensbejahend zu gestalten. Es ist notwendig, eine Kraft zu entwickeln, die einem diese innere Sicherheit und tiefes Vertrauen ermöglicht, sodass man in seiner Liebe wachsen und gedeihen kann.

»Gibt es verschiedene Ebenen des Seins? Und gibt es eine Stufe, wo man dann alles erreicht hat?«

Es gibt verschiedene Ebenen des Seins. Zum einen unsere Erfahrungen in der materiellen Welt, die auch gewissen Bewusstseinsstärken entsprechen. Ebenso die Selbstreflexion im Jenseits, die dort auch in verschiedenen Seinsebenen abläuft, weshalb man manchmal auch von den »Himmeln« spricht. All diese Erfahrungen dienen dazu, sich zur gottähnlichen All-Liebe hin zu entwickeln.

Die im Jenseits zu durchlaufenden Seinsschritte enden letztendlich im »siebten Himmel der Liebe«. In dieser Seinsebene erkennt die Seele, wie weit sie in ihrer liebevollen Entwicklung gekommen ist. Wenn sie noch einen Entwicklungsmangel feststellt, wird ihr Fokus wieder Richtung Erde gehen. Sie wird sich erneut inkarnieren, um weitere Erfahrungen auf dem Weg zur bewertungsfreien All-Liebe zu sammeln. Spürt sie in sich einen paradiesischen Zustand des absoluten Friedens, der bedingungslosen Liebe, die sie durch Vergebung, Loslassen und durch das Sich-Einlassen in das absolute Sein erfahren hat, so wird ihr Fokus sich in Richtung des Paradieses wenden. Von diesem fühlt sie sich angezogen, da sie nun in der gleichen Schwingung beheimatet ist. Dort strahlen die Engel und die Seelen nur Gottes Liebe aus, und die Aufgabe besteht dann darin, Gottes Licht hochzuhalten. Es geschieht auch in dieser hohen Seinsebene, dass Seelen sich entschließen, auf der Erde zu inkarnieren. Dies geschieht dann aber nicht zu ihrer eigenen Weiterentwicklung, sondern um die lichtvolle Entwicklung auf der Erde zu unterstützen.

»Kommen wir immer wieder auf die Erde, um zu lernen?«

Wir kommen auf die Erde, um zu lernen, das heißt, um zu reifen auf dem Weg zur All-Liebe. Doch wir kommen auch auf die Erde, um einen liebevollen Auftrag auszuführen, nämlich liebevolle ethische Werte vorzuleben, im Umgang mit uns selbst, mit unseren Familien, mit unseren Mitmenschen und mit der gesamten Schöpfung. Wir sind immer willkommen auf dieser Erde, und der Himmel begleitet uns stets in seiner himmlischen Führung.

»Wie halte ich mein Chakren-System offen, um die hohen Energien nutzen zu können?«

Chakren sind Lichtzentren in uns, die unsere Trinität, die Einheit von Körper, Seele und Geist, in ihrer grobstofflichen und feinstofflichen Schwingung in Einklang halten. Was bringt unsere Energie in Bewegung? Es ist die Lebensfreude und die Liebe. Sobald wir von ganzem Herzen lächeln, bekommt unsere Aura eine andere Ausstrahlung, als wenn wir verbittert und verschlossen sind. Sind wir in Freude und in Liebe, dann tun wir auch etwas für unsere innere Balance. Die lichtvollen Energien in uns beginnen zu strömen, und die Energie der Chakren gestaltet sich automatisch lichtvoll sowie heilsam. Dann ist man geerdet sowie verbunden mit den kosmischen Kräften, und man kann das Leben genießen in all seiner Vielfalt, in allem, was das Leben einem zu bieten hat.

»Wie wichtig ist das Wissen über Reinkarnation und Karma in der heutigen Zeit? Was empfiehlst du für die praktische Karma-Arbeit und Karma-Erkenntnis?«

Ich empfehle die Lebensfreude! Die Engel definieren Karma als nicht losgelassene Gedanken und Emotionen. Sobald wir in unserer Selbstreflexion und Selbsterkenntnis unseren Emotionen liebevoll und würdevoll begegnen sowie liebevolle Werte leben, werden wir freier und lassen immer mehr Anspannungen und Anhaftungen los. So bringen wir durch unser Glück und unsere Lebensfreude Lichtvolles auf die Erde und beseelen Gottes Schöpfung mit Liebe und Güte. Die Engel lehren uns, die Leichtigkeit in allem zu bewahren beziehungsweise zu entdecken und zu kultivieren.

»Was ist Liebe und was ist Nahrung des Egos?«

Liebe ist eine stille, kraftgebende Energie, ein Gefühl und eine Bewusstseinsstärke, in der wir in liebevollen Werten das Leben lebensbejahend leben und unsere Mitmenschen liebe- und vertrauensvoll annehmen können. In diesem starken Vertrauen können wir wachsen.

Ein gesundes Ego schwingt in dieser liebevollen Ebene. Wenn wir für uns etwas Gutes tun, so geht es uns gut, und wir tragen dieses Gute durch unsere Freude, Ausgeglichenheit und Ruhe auch in unsere Partnerschaft und in unsere Familie hinein. Dieses gesunde Ego basiert auf einem liebevollen, selbstbewussten und lösungsorientierten Bewusstsein. Genauso verhält es sich, wenn wir etwas Gutes für jemand anderen, wie den eigenen Partner, tun und diese positive Stimmung nicht nur auf unseren Partner einen Einfluss hat, sondern wiederum auf uns selbst.

Ein ungesundes Ego hat nichts mit den oben beschriebenen liebevollen Emotionen und Absichten zu tun. Ungesundes Ego basiert nicht auf ethischen Werten, sondern auf Kontrollverhalten und Besitzanspruch. Das kann sich zum Beispiel in Aussagen widerspiegeln wie »Da ich dich liebe, musst du mich anrufen, um mir zu sagen, wo du jetzt bist und was du jetzt machst.« Das ist Kontrollverhalten, das ist keine Liebe. Oder »Mein lieber Partner, ich liebe dich, also musst du dich so verhalten und ernähren, dass du mir lange erhalten bleibst, um für mich da zu sein.« Das ist ein Besitzanspruch voller Erwartungshaltung und keine Liebe. Diese Aussagen sind das Gegenteil von Liebe, von Verständnis und Vertrauen in die Kompetenz des anderen und bedeuten auch einen Eingriff in seinen Seelenplan.

Man kann vereinfacht sagen: Falsches, ungesundes Ego beinhaltet Angst und Misstrauen. Gesundes Ego dagegen macht einen frei und froh. Und die Liebe bringt das Gleichgewicht in alle Emotionen und Ebenen.

»Liebe Jana, etwas Grundlegendes begreife ich nicht. Ich hoffe, du kannst es mir erklären. Die Seelen sind Kinder Gottes, eine Abspaltung aus seinem Licht. Dem Licht der reinen Liebe. Allerdings suchen sich manche Seelen das Menschsein aus, um wieder näher am Göttlichen Licht beim Vater zu sein. Wenn es nur Liebe in der geistigen Welt gibt, warum gab es diese Abspaltung? Gott setzte Jesus als Herrscher ein, Luzifer und seine Anhänger waren zu stolz, sich der Herrschaft von Gottes Sohn unterzuordnen. Es kam zur Rebellion, zur Trennung, zur Ursünde. Gott gab eine neue Chance mit dem Paradies. Erneute Trennung von Gott. Aber wenn es nur Liebe in der geistigen Welt gibt? Warum dies? Oder war alles ganz anders?«

Wir, als göttliche Seelen, sind nicht einfach eine »Abspaltung«, sondern aus Gottes Licht entstanden. Wir sind Seelen mit einem individuellen Bewusstsein und stets mit dem Licht Gottes verbunden.

Die Seelen inkarnieren auf der Erde, nicht um dem Göttlichen Licht näher zu sein, sondern um ein Bewusstsein auf die Erde zu bringen, um sich als Göttliches Licht im Menschsein zu erfahren und seine Göttlichkeit über die Erfahrung des Selbst zu begreifen.

Das Licht Gottes ist pure Liebe, und in der Liebe gibt es keine Abspaltung. Die sogenannte Abspaltung findet nur in unserem einseitigen Gedankengut statt. In Liebe sind wir stets auch im Diesseits mit dem All-Licht Gottes verbunden, sonst gäbe es kein Leben und kein Liebesempfinden und damit auch keine Entwicklung.

In der Frage nach Luzifer etc. geht es um eine religiöse Lehre, die nicht nachvollziehbar und im Leben nicht umsetzbar ist und somit keiner himmlischen Wahrheit entspricht. Sie berührt einen nicht mit Liebe und Vertrauen und ist keine himmlische Weisheit.

Wir sollten aus unserem liebevollen Wesen heraus begreifen, dass diese religiöse Vorstellung ein rein menschliches Konstrukt ist. Also ein vom Menschen erschaffenes Bild als Versuch, etwas zu begreifen beziehungsweise etwas damit zu erreichen.

Wir sind also im Diesseits wie auch im Jenseits stets mit dem Licht Gottes verbunden. In unserem Bewusstsein, in diesem

Empfinden der Güte, des liebevollen Friedens wird uns diese mystische Erfahrung des Lebenssinns bewusst. Wir sind nie wirklich allein, und somit stimmt es, wenn es heißt: »Du kannst nie tiefer fallen als in Gottes Hand.« Diese Aussage spiegelt das Urvertrauen wider, das in unserer göttlichen Seele vorhanden ist, und mit dieser Urkraft sind wir immer verbunden.

»Was sind Indigo-Menschen?«

Indigo ist diese besonders intensive blau-violette Farbe in der Aura des Menschen, die auf eine bestimmte Energie hinweist. Es gibt verschiedene Aura-Arten, und eine Indigo-Aura ist eine mögliche Art davon. Jeder Mensch hat seine Begabungen, und diese spiegeln sich auch in seiner Aura wider. So weist auch dieses Indigo auf diese entsprechenden Begabungen hin. Für einen hellsichtigen Menschen sieht es wie ein Kreis in der Aura des Menschen aus. Und dieser Kreis kann entweder mehr in der Innen-Aura oder mehr in der Mitte der Aura liegen oder mehr im äußeren Bereich der Aura strahlen.

Diese Qualität von Indigo zeigt eine Kraft im Menschen, die ihn durch seine Sensibilität befähigt, besonders festgefahrene Strukturen zu hinterfragen, auch neues Gedankengut anzustoßen. Das ist eine Qualität, sich durchsetzen zu können und auch etwas Neues vertreten zu können. Diese Fähigkeiten machen die entsprechenden Menschen weder zu besseren noch zu schlechteren Menschen, darin liegt keine Bewertung.

Der Unterschied ist einfach, dass diese Qualität umso dominanter zum Ausdruck kommt, je näher die Indigo-Farbe am Körper des Menschen ist. Umso sensibler ist dieser Mensch und umso mehr wird er eine feingeistige Ausrichtung anstreben, die sich auch in seiner Berufsfindung niederschlägt – so wird er zum Beispiel im heilerischen Bereich tätig werden.

Und je weiter diese Indigo-Farbe vom Körper in der Aura entfernt ist, umso weniger dominant sind diese besonderen Kräfte, und somit kann dieser Mensch dann dieses neue Gedankengut, was für die neue Welt wesentlich ist, auch in einem bodenständigeren Beruf ausleben. Denn ein Gedankengut der Liebe, der Wandlung, der liebevollen Werte gehört natürlich in alle Lebensbereiche unserer Welt hinein.

Man kann von außen betrachtet und auch nach dieser Erläuterung nicht einfach feststellen, ob jemand ein Indigo-Mensch ist. Das ist auch nicht wesentlich. Wir sollten einfach wissen und akzeptieren: Je mehr wir uns in unserem natürlichen Potenzial entwickeln, je mehr wir in Zufriedenheit und Friedfertigkeit leben, umso mehr können sich neue Eigenschaften auch in uns entfalten. Diese Eigenschaft des grenzüberschreitenden Denkens, des »In-die-Welt-Schauens« kann sich zunehmend ausbreiten und sich auch in unserer eigenen Aura zeigen, indem das Blau immer mehr an Geltung gewinnt.

»Liebe Jana, während mehrerer Jahre hatte ich immer wieder intensive Geistkontakte, also kurze, aber intensive geistige Gespräche mit nicht inkarnierten Wesenheiten, die auch mit starkem körperlichem Empfinden verbunden waren, wie dem Verschwinden von Kopfschmerzen usw. Zum Beispiel wurde mir in der Schule ein Aufsatz diktiert, der beste der Klasse – gut, dass niemand weiß, dass er nicht von mir war. Aber seit vielen Jahren haben diese Kontakte aufgehört. Ich bin zwar immer noch ›verlinkt‹, aber eine direkte Ansprache gab es schon lange nicht mehr. So ist es zwar fast ›bequemer‹, denn die Durchsagen waren auch immer eine Vertrauensübung, zum Beispiel etwas zu tun oder zu sagen, worüber man selbst nicht Bescheid weiß, was einen in Schwierigkeiten bringen würde, falls es nicht stimmig wäre. Ich bin den Aufforderungen aber immer nachgekommen. Haben Sie eine Idee, was zu der Unterbrechung geführt haben könnte? Warum man als ›Gesprächspartner‹ nicht mehr ausgewählt wird, obwohl die grundsätzliche Fähigkeit vorhanden ist?«

So etwas kommt vor. Hierbei handelt es sich um eine sehr intensive Verbindung des höheren Selbst mit der himmlischen Akasha-Chronik. Dies geschieht bei ganz sensiblen Menschen.

Du musst dir das so vorstellen: Am Anfang der Entdeckung der Fähigkeiten weiß man noch nicht so ganz, wie man damit umgehen soll. Und man befindet sich auch in einem Lebensstadium, wo man selbst noch nicht so viel Wissen angehäuft hat und noch nicht so viel Sicherheit im Inneren besitzt. Und wenn man diese Gabe hat, das »höhere Wissen« zu empfangen, schenkt der Himmel einem sehr viel Inhalt, dazu können auch solche persönlichen Kontakte gehören. Und die haben ja einen Sinn zu erfüllen, nämlich dich in deiner Entwicklung zu unterstützen, dir Erfahrung zu geben und damit deine Sicherheit zu stärken. Irgendwann hat man dann einen gewissen Reifeprozess erlangt, das heißt, man weiß dann, was man kann, wie etwas funktioniert, und auch, was man will. Man hat seine Persönlichkeit stabilisiert, eine Grundbasis erschaffen. Das heißt, man hat eine gewisse Reifeprüfung absolviert. Und jetzt braucht man gar nicht mehr so viel Inhalt von oben, weil es bereits im Inneren ist. Mit dieser Basis heißt es jetzt weiterzuarbeiten, sie weiter zu kultivieren.

In meinen Seminaren, wie zum Beispiel im Seminar »Intuitionsschulung«, stärke ich die Menschen darin, noch intensiver mit ihrer vorhandenen Intuition und Inspiration umgehen zu können. Ich unterstütze sie dabei, genau zu unterscheiden, wo die Möglichkeiten ihrer Kraft und wo die Grenzen sind, zu erkennen, aus welcher Quelle die Information kommt und wie sie solche Eingebungen in Liebe nutzen können. Sei für dich dein bester Lehrer und dein bester Schüler gleichzeitig, indem du jeden Tag selbst mit deinen Gaben arbeitest, meditierst und dich fragst, was du erreichen möchtest, wie du sein willst und was du bewirken willst. Stelle fest, wie du dich entwickelt hast, wohin dich das gebracht hat, um neue Ziele zu fassen. Wenn der neue Plan bei dir sozusagen wieder vor dem geistigen Auge steht, kann ein neuer Energieschub von »da oben« kommen. Doch dafür braucht man innere Ruhe und tiefe Ausgeglichenheit, damit man es zulassen kann, dass einen eine neue Fähigkeit, eine neue Qualität, eine neue Durchsage von oben erreicht.

Ein spiritueller Weg geht immer weiter. Wachstum, Entfaltung der eigenen Begabung gehen immer weiter, wenn man es vom Herzen zulässt, denn es geht stets mit der Entwicklung der eigenen, großartigen Persönlichkeit einher. Und daher wünsche ich dir viel, viel Freude bei deiner Begabung und weiterhin viel Offenheit und Interesse für das, was dir guttut, für deinen inneren Schatz und für deine Fähigkeiten.

»Liebe Jana, du bist immer so voller Vertrauen und Zuversicht. Deine Videos geben mir Mut, meine Angst zu bekämpfen. Solange ich denken kann, habe ich starke Angst vor dem Tod, die meine Lebensqualität mindert, da mich diese Angst einnimmt. Ich nehme an, dass diese Angst mit dem Misstrauen an den Glauben an Gott verbunden ist. Ich bin eine Skeptikerin und glaube meist nur das, was ich materiell wahrnehme. Meine Frage an dich wäre deshalb, wie gewinne ich diesen festen Glauben an Gott? Wie kann ich meinen Glauben stärken? Ich denke, der Glaube basiert auf Zweifeln, aber wie kann ich diese Angst überwinden? Ich fühle nicht die tiefe Sicherheit. Wie kann ich mir selber Glauben schenken? Ich sehe die himmlischen Wesen ja nicht ... Woher weiß ich, dass es einen Gott gibt? Mein Umfeld scheint keine Angst zu haben. Aber warum habe ich so eine enorme Angst?«

Du sprichst sicherlich vielen Menschen aus dem Herzen mit dieser Frage. Dabei höre ich stark heraus, dass es für dich wichtig ist, aus einem Glauben an etwas in ein inneres Wissen hineinzukommen. Ein gelebter Glaube basiert immer auf einem tatsächlichen Empfinden der Liebe und der Geborgenheit im Inneren. Und je mehr wir uns nachvollziehbares, vertrauenswürdiges, umsetzbares Wissen aneignen, umso mehr können wir natürlich Dinge unterscheiden, uns selbst vertrauen, dem Leben trauen und auch anderen Menschen. Und je mehr diese Sicherheit sich im inneren Wissen manifestiert, sie uns eine gewisse Struktur und Orientierung gibt, umso mehr können wir dann Herz und Verstand verbinden. Durch diese innere Sicherheit bekommen wir immer mehr Geborgenheit. Durch Achtsamkeit gelangen wir vermehrt zum Vertrauen. Dann kommt auch Friede und Ruhe in den Körper und ins Leben hinein.

In meinen Videos und Büchern kannst du viele Hinweise finden, wie man dieses innere Wissen in sich entfaltet. Es sind auch viele Übungen vorhanden, die ich in den Seminaren entwickelt habe. Die Engel sagen dem Menschen in der heutigen

Zeit: »Möge deine Sensibilität zu deiner intuitiven Stärke werden.« Das heißt, wenn du so viele Fragen spürst, so eine Neugierde auf das Leben hast, solltest du nach und nach auch deine inneren Gaben kennenlernen. Nur du kannst natürlich spüren, was dich interessiert und was dir guttut. Der Himmel wird dich dann dabei leiten. Du kannst dann selbst zu deinen Antworten und zu deiner Kraft finden.

Hilfreich kann es auch sein, wenn vor lauter Angst vielleicht die Liebe nicht so spürbar ist, dir zunächst mit anderen Möglichkeiten zu behelfen. So kannst du dich zum Beispiel dreimal am Tag meditativ besinnen und dich intellektuell mit dem Thema Dankbarkeit auseinandersetzen, indem du dich fragst: »Wofür kann ich dankbar sein? Worüber bin ich froh?« Aus diesem Bewusstsein und der Erkenntnis, wie gut es dir doch eigentlich geht, dass es deinen Lieben gut geht etc., kannst du dann immer mehr ins Herz hineinkommen und die Dankbarkeit auch spüren. Dann kannst du dich immer mehr auf deine innere Stärke besinnen, die jetzt für dich greifbar wird. Also ganz gleich, was dich beunruhigt und was dich zweifeln lässt, das Wichtigste ist, sich auf die liebevollen Seelenqualitäten zu besinnen wie Dankbarkeit, Güte, Nachsicht, Offenheit. Denn durch das Hineinspüren und die bewusste Auseinandersetzung mit dem, was du fühlst, wirst du lernen, dir selbst zu vertrauen. Dann kann in dir die innere Freiheit erwachen, eine große Kraftkapazität.

Jeder muss diesen Weg gehen, es ist der Weg der Liebe ins Innere. Nur jeder spürt es eben individuell unterschiedlich. Spüre: Du machst es schon richtig.

»Ich möchte gerne von Ihnen wissen, was Sie von Orbs halten. Was sind sie? Böse oder gute Lichtwesen? Ich habe in meiner Wohnung auch schon welche fotografiert. Es gibt Menschen, die meine Fotos gesehen haben, die sagen, es sei nur Staub oder Lichtreflexion. Was sagen Sie dazu?«

Es handelt sich lediglich um Lichtreflexionen, einfache Phänomene der Fotografie-Technik. Man sollte nichts Geistiges in Dinge hineininterpretieren, die nicht geistig sind. Wir sollten uns gerade bei dieser Frage auf ein Grundgesetz im Kosmos konzentrieren, das besagt: »Die lichtvolle geistige Welt muss sich niemals beweisen.« Somit wird sie auch nie materiell werden und fotografisch festhaltbar oder auf andere materielle Weise greifbar sein. Für die Liebe, für das Gefühl, von himmlischen Wesenheiten im Herzen berührt und von den Engeln umarmt zu sein, brauchen wir keine Technologie. Dazu benötigen wir innere Besinnung, meditative Ruhe und Muße.

»Ein Heiler brachte mir bei, mit meinem sogenannten hohen Selbst zu sprechen. Das ging anfangs, indem ich die Hände zusammenführte und auf die Daumenstellung schaute, Ja-Nein-Gespräche sozusagen. Dann meldete dies sich bei mir über Augenflackern, auch da konnte ich Fragen stellen, die durch Ja und Nein beantwortet wurden. Auch konnte sich mein höheres Selbst direkt bei mir melden, einmal wurde ich vor einer lebensbedrohlichen Gefahr gewarnt. Allerdings weiß ich nicht sicher, ob diese wirklich real war, das konnte ich nicht nachprüfen. 2016 lernte ich einen Heiler kennen, der mir sagte, meine Aura sei etwas neben mir, und er hat dies angeblich behoben, kostenlos. Ich erzählte ihm von den Gesprächen mit meinem höheren Selbst, und er sagte mir, dass es nicht mein höheres Selbst sei, sondern eine andere menschliche Seele. Ich war also besetzt?! Diese Seele zog er aus mir heraus und führte sie ins Licht, auch kostenlos. Seitdem kann ich nicht mehr mit meinem ›hohen Selbst‹ kommunizieren. Was sagst du zu meinen Erlebnissen, war ich besetzt, gibt es etwas in uns, das wir anzapfen und befragen können außer über den Weg der Stille und der Herz-Intuition, was ich auch praktiziere? Wenn ich von einer anderen Seele besetzt war, wie kann man sich schützen, oder ist es nicht schlimm? Der Heiler meinte zu mir, dass fast jeder Mensch so eine Besetzung hätte, da es mittlerweile so viele verwirrte Seelen auf der Erde gibt und man sich nicht richtig schützen könnte. Stimmt das?«

Zunächst einmal zur ersten Frage: Deine Aura sei etwas neben dir. Die Aura ist eine erweiterte Schwingung deines Körpers, deiner Seele und deines Geistes. Und diese Schwingung ist wie ein Lichtkreis um uns herum, ein Energiefeld, wo sich durch Farben, durch das Feinstoffliche die Qualität der Gedanken, der Gefühle und das Wohlbefinden des Körpers zeigen. Das heißt, deine Aura kann nicht irgendwo neben dir sein.

Zu den Übungen mit Daumen und Augenflackern, die du vorher gemacht hast: Wenn du dich dabei richtig wohlgefühlt hast, richtig friedvoll in Liebe, dann war das sicherlich dein höheres Selbst. Aber wenn es für dich irritierend war, merkwürdig, dann kannst du durch solche Übungen natürlich auch andere Wesenheiten angezapft haben. Also man muss immer schauen, was die Quelle ist, vor allem, wie man sich dabei fühlt. Man sollte nichts tun, wenn man nicht wirklich sicher ist, welchen Kanal man angezapft hat. Denn Unwissenheit schützt bekannterweise vor Folgen nicht. Die Engel antworten nie auf eine Frage mit Ja oder Nein. Wenn es lichtvoll ist, dann ist es unser höheres Selbst, das spürt, ob es uns guttut, ob es für unser Leben umsetzbar und ob es mit gesundem Menschenverstand nachvollziehbar ist.

Und dass die meisten Menschen besetzt sein sollen, das ist ein sehr pessimistischer Glaubensansatz, der aus der Angst des Betroffenen kommt. Auch da würde ich aufpassen und mich mit meiner Resonanz nicht hineinbegeben. Grundsätzlich empfehle ich, dass wir uns besser nicht auf Hilfsmittel verlassen, sondern ausschließlich auf die Quelle der Liebe in uns. Ich lehre die Teilnehmer in meinen Kursen, wie sie mit dem eigenen höheren Selbst Entscheidungen mithilfe von drei Kriterien treffen: Kann ich bei der Entscheidung tief atmen, kann ich Liebe spüren, und kann ich klar sein?

Wenn einer der drei Faktoren nicht stimmig ist, dann sollte man die Entscheidung nochmals überdenken. Selbstwahrnehmung, Intuition und Entscheidungsfähigkeit lassen sich aus der Liebe heraus schulen: durch Gebete, durch Liebe und in der Achtsamkeit. Wenn man die Fragen durch Verbundenheit mit Gott an die Engel stellt und dann die Antworten prüft, ohne Hilfsmittel, stattdessen in purer Liebe im eigenen Herzen, gibt es keine Zweifel mehr. Jeder hat seine himmlische Verbundenheit und sollte sein liebevolles Potenzial auch leben.

»Was genau ist die Akasha-Chronik und was sucht der Geist dort nach dem Sterben? Wie lange bleibt der Geist in der Aura des Menschen? Warum trennen sich Seele und Geist beim Sterben, sie sind doch eine Einheit?«

Die Akasha-Chronik bezeichnet man auch als die »Bibliothek Gottes«, darin ist alles enthalten, was jeder Mensch je gedacht, gefühlt oder wahrgenommen hat. Die Akasha-Chronik entspricht einem hohen, überdimensionalen Bewusstseinsfeld Gottes. Man kann sie sich auch wie einen Sternenhimmel vorstellen, wo jeder Einzelne von uns seinen eigenen Stern hat. Jeder einzelne Mensch ist mit ihr verbunden über seine innere Klarheit und durch sein inneres Wissen.

Die Zusammenhänge von Geist, Seele und Akasha-Chronik lassen sich am Beispiel des Sterbeprozesses gut erklären, da er die Auflösung der Trinität, der Einheit von Körper, Seele und Geist, bedeutet. Ich beobachte bei Sterbenden, dass jeder Mensch durch einen Prozess des Loslassens hindurchgeht. Wir wissen ja, dass wir aus Körper, Seele und Geist bestehen. Unser Körper, als maximale Verdichtung der Energie, wird von unseren Emotionen, also unserem Seelenleib, und von unserer Klarheit, also unserem Geistesleib, erfüllt.

Wenn unsere Reise auf der Erde immer mehr dem Ende zugeht, läuft es folgendermaßen ab: Die wirkliche Sterbephase beginnt exakt ab dem Zeitpunkt, da unser Geistesleib (der unser Gehirn und unsere Gedankenkraft durchdringt, also unsere Klarheit, mit der wir in der Lage sind, Entscheidungen treffen zu können) aus dem Körper aussteigt, ganz kurz in der Aura neben dem Körper verweilt und sich nach der Akasha-Chronik hin orientiert. Den Geistesleib kann man sich wie eine durchscheinende Lichtgestalt vorstellen, die nach oben schaut. Diese »Geistesenergie« begibt sich dann sofort wieder in die Akasha-Chronik, die Weltbibliothek Gottes, in die sie all das Wissen und die Erkenntnisse einspeichert, die sie in der letzten Inkarnation gesammelt hat. Dies verbindet sich dann mit all den Erkenntnissen,

Erfahrungen, Erinnerungen aus den früheren Leben, und so nimmt das Wissen von Inkarnation zu Inkarnation zu.

Die nächste Sterbephase geht einher mit dem langsamen Ausstieg des Seelenleibes. Diese Phase ist eine der spirituellsten, weil man dabei durch und durch mit sich selbst als Seele konfrontiert ist. Es gibt keinen Intellekt mehr, der einen zum Beispiel durch Grübeln ablenken könnte. Der Sterbende ist jetzt ganz seinen Gefühlen ausgesetzt. Er spricht darüber, was ihn bewegt. Es sind Emotionen, die er durch die Erinnerungen an seine Vergangenheit verarbeitet. In dieser zweiten Sterbephase findet eine Lebensrückschau statt, damit die Emotionen sich immer mehr klären können. Wenn ein Mensch in dieser Phase, die noch Wochen und Monate dauern kann, gut begleitet wird, ist er in der Lage, sein emotionales Herz weit zu öffnen und eine tiefe Liebe zu empfangen. Erst mit dem letzten Herzschlag steigt der Seelenleib spontan aus dem physischen Körper aus. Die Seele tritt über die Schwelle in jenseitige Sphären hinein und steht in einem Bewusstseinsfeld, wo es auf ihre eigene Resonanz ankommt. Ist die Seele in einer liebevollen Resonanz, so schaut sie nach oben ins Licht. Dann erkennt sie, dass der Geistesleib aus der Akasha-Chronik heraus wie ein Lichtstrahl zu ihr nach unten leuchtet. Er lädt sie dazu ein, in ihrem Entwicklungsprozess weiter voranzuschreiten, immer mehr in die innere Reife zu gelangen, in die liebevolle Gestaltung der Gefühle durch Loslassen des Alten, des Bewertenden. Hier beginnt ein intensiver, individueller und emotionaler Bewusstseinsprozess, der ins Licht führt, in die himmlischen Sphären. Der Körper hingegen hat mit dem letzten Herzschlag genug gedient, er schläft für immer ein, was den Abschluss dieser Inkarnation bedeutet.

Also: Warum trennen sich Geist und Seele beim Sterben? Weil der Geist sich nicht zu entwickeln braucht. Der Geist ist dieses höhere Bewusstsein, das Informationen in der Akasha-Chronik abspeichert, während die Seele sich stets zwischen Angst und Liebe sowie den dazwischen liegenden Emotionen bewegt, wahrnimmt und sich zur bewussten All-Liebe hin entwickelt. Dies sind auch unsere Lebensaufgaben, nämlich durch liebevolle Tugenden hindurchzugehen und zu reifen. Der Bewusstseinsprozess der Seele geht auch im Jenseits durch diese gewisse Selbstreflexion und Lebensrückschau weiter. Das heißt, in einem überpersönlichen Energiefeld Gottes ist alles miteinander verbunden, und dennoch hat alles seine individuelle Schwingung, seine individuelle Aufgabe, seine individuelle Sinnhaftigkeit.

Für uns ist es in unserem heutigen irdischen Leben wichtig zu verstehen, dass wir einen kraftvollen Körper haben, der uns die Möglichkeit gibt, uns wahrzunehmen, uns selbst zu erfahren und uns in unserer gegenwärtigen Rolle zu entfalten. Wir haben viele Gefühle und einen freien Willen, der uns ermöglicht, die Liebe über alles zu stellen, und diese Qualität, dieses Bewusstsein, diese höchste Form der Erkenntnis der Liebe, jeden Tag zuzulassen und durch unser Tun auszudrücken. Diese Fähigkeit haben wir durch die klare geistige Kraft in uns, die es uns ermöglicht, unterscheiden zu können, was für uns Liebe ist, was unserer Individualität guttut, was unser Verhalten bewirkt, und entsprechend individuell eine liebevolle Lebensphilosophie zu entfalten. Es geht darum, dass wir am Ende dieser Inkarnation, bevor wir die Augen für immer schließen, zurückblickend sagen können: »Ich habe geliebt und wurde geliebt, also bin ich in Dankbarkeit und im Frieden mit allem, kann mich vor dem Leben verbeugen und nach oben ins Licht schauen, mich der göttlichen Heimat hingeben.«

»Liebe Jana, der Mensch ist in meinem Glaubensmodell ein Individuum mit freiem Willen und gleichzeitig ein untrennbarer Teil Gottes. Ähnlich wie die Sonnenstrahlen, die ja nicht die Sonne selbst sind, aber doch untrennbar mit ihr verbunden. Da wir von Gott kommen, tragen auch wir die göttliche Vollkommenheit in uns. Wir betrachten es als unsere Lebensaufgabe, nach und nach alle Hüllen, alle Schleier, alle Prägungen, Konventionen und Muster zu durchschauen und zu durchlichten, um unser wahres Selbst immer besser zu erkennen und um immer stärker Gott und seine All-Liebe wahrnehmen zu können. Wenn irgendwann auch die allerletzte Seele sich für den Weg aus dem Dunkel ins Licht entschieden hat und in der, wie du es ausdrückst, resonanzlosen Liebe Gottes ist – was passiert dann? Dann gibt es ja keinen Grund mehr, zwecks Entwicklung und Wachstum zu inkarnieren, denn jeder ist dann in seiner Vollkommenheit und in der Liebe und im Licht Gottes. Ist dann die Schöpfung ›fertig‹? Oder geht alles wieder von vorne los?«

Das sind natürlich sehr interessante Gedanken und nachvollziehbare Fragen. Wir sollten uns zunächst vor Augen führen, dass die menschliche Entwicklung auf Erden stets einem fortlaufenden Prozess entspricht und die evolutionäre Entwicklung der Menschheit stets einer inneren Wandlung entspricht, die notwendig ist. Dabei sollten wir bedenken, dass – wie von der Quantenforschung bestätigt – alles Energie ist, auch das Leben. Der Kosmos ist ja auch unendlich. Und da der Kosmos unendlich ist, ist somit auch das Energiefeld, aus dem die göttlichen Seelen entstehen, auch unendlich. Energie hat sozusagen keinen Anfang und kein Ende. So, wie neue Galaxien entstehen, entstehen auch immer neue Seelen.

Diese Beseelung der Erde durch göttliche Seelen, durch Menschen, entspricht auch dem Schöpfungsprinzip. Der Mensch beseelt die Erde. Bei dieser philosophischen Frage möchte ich empfehlen, nicht nur materiell zu denken, sondern überpersönlich: Gottesplan ist die All-Liebe, und unser aller Seelenplan ist der Weg dorthin. Unser jeweiliges Schicksal zeigt uns dabei die Richtung auf, und je mehr wir uns durch unsere liebevolle Lebensphilosophie auf die Liebe, auf diese göttliche Kraft in uns konzentrieren, umso mehr Freude haben wir in Gottes Schöpfung, weil wir einen friedvollen, liebevollen Beitrag für diese Welt leisten. Das tun wir durch liebevolle Antworten, durch Mut und Zuversicht, durch eine intensive Liebe zum Leben, eine große Liebe zum Menschsein. Und in dieser Liebe ergibt sich dann alles so, wie es kommen soll, wie es für einen selbst und für andere Beteiligte sinn- und lichtvoll ist. Grundsätzlich, gerade in der heutigen Zeit, ist es wichtig zu verstehen, dass die Welt nicht genug Menschen haben kann, die ganz konsequent in Liebe leben, in Liebe fühlen und in Liebe denken.

In unserer spirituellen Natur sollten wir bedenken, dass die Liebe im tiefen Sinne nicht nur etwas Romantisches oder gar Euphorisches ist. Liebe als Lebensqualität zu verstehen bedeutet, diese friedensstiftende, tiefe Liebe in sich zu spüren. Sie bringt eine geistige Klarheit mit sich, die hilft, Situationen und Entscheidungen zu überblicken und seelisch weise zu werden. Sie gibt uns die Kraft, unseren Weg des Herzens zu gehen, in

Dankbarkeit, Güte, Nachsicht, Verständnis und allen liebevollen Tugenden, die wahre Stärke ausmachen.

In diesem Sinne möge jeder sich mit dem höheren Licht verbunden fühlen, es durch seinen Herzschlag wahrnehmen, mit einem Lächeln auf den Lippen durchatmen, den Blick auf die Schönheit des Lebens lenken und durch liebevolle Tugenden seinen Beitrag in Gottes Schöpfung leisten. Das ist ein menschliches Bewusstsein, das die Erde beseelt und immer benötigen wird.

»Liebe Jana, mich beschäftigt sehr die Frage, was du vom Pendeln und Kartenlegen hältst? Ist es etwas Schwarzmagisches, oder ist es mein höheres Selbst, das mir antwortet?«

Die Antwort darauf lautet: Beides ist möglich. Wenn man äußere Hilfsmittel verwendet, besteht die Gefahr, dass man nie genau kontrollieren kann, aus welcher Quelle man die Antworten erhält. Und deshalb schule ich die Menschen in meinen Kursen verstärkt in der Intuition. Damit sie sich ausschließlich auf die Reinheit der Liebe in sich besinnen, auf die Antworten, die aus reiner Liebe heraus entstanden sind. Sie lernen ohne Hilfsmittel, ohne einen großen Aufwand Antworten auf ihre Fragen zu erhalten, auf die sie sich verlassen können. Die Liebe ist immer da, wo wir sind, immer mit uns. Es ist eine Bewusstseinsfrage. Die Liebe als göttliche Quelle in uns, die uns auch ausmacht, ist immer der beste Ratgeber. Alles andere kann uns zeitweise durchaus unterstützen, man muss dabei in liebevoller Achtsamkeit aber für sich schauen, ob die Ergebnisse wirklich liebevoll, hilfreich, umsetzbar und nachvollziehbar sind, und seinem eigenen guten Gefühl vertrauen.

»Gibt es wirklich Drachen und Einhörner? Lenkt das nicht alles vom wahren Weg zur göttlichen Quelle ab? Reicht es nicht, dass wir zu Gottes Familie die Engel haben? Die Naturgeister natürlich auch.«

Drachen und Einhörner sind reine Symbole, es gibt sie als einzelne Wesenheiten nicht. Wenn jemandem zum Beispiel in einer Meditation das Einhorn erscheint, dann ist es ein Symbol dafür, dass er die spirituelle Kraft und das himmlische Wissen besitzt, um Botschaften von oben empfangen zu können. Da die geistige Welt mit uns über Bilder spricht, benutzt sie auch solche Symbole. Geistige Botschaften richtig und klar zu deuten, festzustellen, ob sie nachvollziehbar, umsetzbar und liebevoll sind, das geschieht über unsere Liebe im Herzen und Klarheit der Gedanken.

Wenn man in einem Traum oder in einer Meditation einen Drachen sieht, dann deutet es eher (je nach Zusammenhang) auf Kraft und alte Weisheit hin. Man muss solche Symbole immer in die entsprechenden Tugenden übersetzen. Die Seele reift ja an Tugenden, und die geistige Welt spricht über die liebevollen Tugenden zu uns.

»Liebe Jana, in den letzten Wochen sah und hörte ich mir mehrere Vorträge von einem Hellsichtigen an. Einerseits lässt sich alles, wovon er spricht und schreibt, sehr gut nachvollziehen. Andererseits möchte ich nicht daran glauben, dass bereits 2016 beziehungsweise 2017 unsere Erde ihren Quantensprung in die 5. Dimension vollbringt und die vielmals vorausgesagte dreitägige Finsternis stattfindet. Denn ich kann es mir nicht vorstellen, einen fluiden Körper, wie er prophezeit, zu bekommen oder gar dass für die meisten Menschen der heutigen Zeit das jetzige irdische Leben zu Ende sein soll. Ich fühle einerseits eine Traurigkeit bei dieser Vorstellung, und auch bei der Vorstellung, dass ich meine Kinder vielleicht nicht durch das ›andere‹ kommende Leben begleiten kann. Andererseits ist es für mich jedoch klar, dass die Menschheit im Ganzen mit der Ausbeutung und Missachtung der Natur und Mutter Erde und ihrer Geschöpfe viel zu weit gegangen ist, als dass sie noch ein Recht hätte, weiterhin hier zu verbleiben. Es sei denn, wir Menschen ändern uns ganz schnell um 180 Grad. Liebe Jana, was siehst du für uns alle und unsere Mutter Erde für die kommende Zeit? Und was sagen die Engel dazu? Was ist an den Aussagen dieses Hellsichtigen wahr?«

Bedenken wir, dass es apokalyptische Aussagen schon immer gegeben hat und sicherlich auch weiterhin geben wird. Sind solche Prophezeiungen umsetzbar, berühren sie liebevoll, sind sie nachvollziehbar für die Schöpfung oder entbehren sie jeglicher Logik? Solche apokalyptischen Aussagen gibt es, weil die Angst sich leichter verkaufen lässt und dem Verkünder Aufmerksamkeit verschafft. Diese angeblichen Seher wissen, dass wir für Schreckensnachrichten empfänglicher sind als für beruhigende, liebevolle, und benutzen das.

Ich kann wirklich immer wieder nur betonen, die Welt wird sich stets weiterdrehen, da Gottes Schöpfung und Gottes Plan die All-Liebe ist und unser aller Seelenplan der Weg dorthin. Jedes Schicksal, das uns berühren wird, wird uns in der Stärke berühren, wie es uns in unserer evolutionären und persönlichen Entwicklung auch dienlich ist. Veränderungen wird es immer geben, denn das Leben ist im Fluss. Alle Wandlungen werden aber so geschehen, wie wir das auch gut tragen, daran reifen und neue Antworten und Lösungen entwickeln können. Dazu braucht es Menschen, die nicht mit Angst und Panik reagieren, sondern in ihrer Kraft, Würde und in ihrer Liebe konstruktiv, produktiv, liebevoll und weise leben. Wir können uns ganz sicher sein: Die lichtvolle, geistige Welt liebt jede Seele, sie lässt uns nie im Stich. Wir können uns also entspannen, mit einem inneren Lächeln unser Leben und auch die Zukunft segnen und durch unsere Freude und Liebe einen großen Beitrag für eine lichtvolle, friedvolle, kraftvolle und gesunde Entwicklung unserer Welt leisten.

»Liebe Jana, ich weiß nicht, ob ich dir diese Frage stellen sollte. Allerdings bin ich seit Kurzem sehr verunsichert, da ich ein Video gesehen habe, in dem Erzengel Metatron gechannelt wurde und in dem ausdrücklich vor Sananda als Trojaner gewarnt wurde. Nun bin ich zuvor jedoch durch ein anderes Channeling von Metatron durch eine andere Person mit Sananda in Kontakt getreten. In diesem haben Metatron und Sananda angeblich zusammengearbeitet, um die ›Zwölf Siegel‹ des Metatron zu erstellen. Ich weiß, dass es viel verlangt ist, eine solche Bitte an dich zu richten, und du bestimmt genug zu tun hast. Aber könntest du mit deinen Erfahrungen, medialen Fähigkeiten oder deiner Intuition prüfen, ob eine von beiden nicht den wahren Metatron gechannelt hat und ob Sananda und vielleicht auch die ›Zwölf Siegel‹ wirklich gefährlich sind?«

Es ist nicht meine Aufgabe, über jemanden zu urteilen. Es ist auch nicht meine Aufgabe, die Arbeit eines Channelings zu bewerten. Meine Meinung darüber behalte ich stets für mich. Jeder muss sich selbst eine Meinung bilden, und dafür ist es wichtig, dass man sich Zeit lässt, um Eindrücke zu sammeln und wirklich zu reflektieren: Was interessiert mich wirklich? Was spricht mich an? Und vor allem: Warum spricht es mich an? Dann muss man prüfen, ob das, was da gechannelt wird, mit dem eigenen Verstand und klaren Gedanken nachvollziehbar ist, ob es für den eigenen liebevollen Alltag umsetzbar und nützlich ist. Erzeugt das, was da gechannelt wird, ein friedvolles und beruhigendes Gefühl und berührt es dich mit Liebe?

Wenn alle drei Aspekte mit »Ja« zu beantworten sind, dann wird in den Aussagen auch eine Wahrheit liegen. Wenn nicht, dann bestehen die Aussagen entweder aus Halbwahrheit oder Lügen. Jeder muss seine eigene Wahrnehmung kultivieren, denn nur dann ist er nicht manipulierbar, dann ist er in seiner individuellen Stärke zu Hause und selbstbewusst. Er ist dann seiner selbst bewusst, auch bewusst der Qualität seiner Gedanken, der inneren Ordnung und der Qualität seiner Gefühle. Er erkennt seine Friedfertigkeit, aber auch die Folgen seiner Handlungen. So überlasse ich natürlich die Antwort und das Urteil über einen solchen Inhalt jedem selbst.

Denn genau diese absolute Freiheit und diese innere Klarheit ist auch die Grundschulung, die ich den Menschen immer wieder nahelege. Es ist durch und durch wichtig, auch als Fragender, Schüler oder Suchender sich auf seine eigene Kompetenz zu besinnen, sich dieser bewusst zu sein, sich seiner eigenen göttlichen Natur und inneren Freiheit bewusst zu sein und diese zu kultivieren, mit Übungen, mit eigenen Erkenntnissen und mit den entsprechenden Erlebnissen. In uns allen ist ein großes Wissen, und wir müssen uns dieses selbst bewusst machen, um es kraftvoll in allen Lebenslagen anwenden zu können. Wir sind in Gottes Schöpfung da, um diese intensive Erfahrung der All-Liebe zu machen, dazu gehören auch Klarheit, liebevolle Handlungen und liebevolle Weisheit. Ich traue das jedem zu. Und die Engel mit ihrer Engelsgeduld glauben an jeden Menschen und lieben ihn.

»Liebe Jana, es gibt viele Methoden von bekannten spirituellen Lehrern, wie man zum Beispiel die Aura sehen oder sogar die Engel hören kann. Einige von ihnen schätze ich sehr, doch habe ich mich noch nicht an diese Übungen herangetraut. Öffnet sich der Schleier nicht ganz von allein, wenn man bereit dazu ist beziehungsweise wenn die geistige Welt einen für würdig empfindet?«

Die geistige Welt bewertet niemanden, und keiner ist würdiger als der andere, um die Engel wahrzunehmen. Und diesen sogenannten Schleier gibt es auch nicht, sondern es ist eine Frage der eigenen Bewusstheit. Gott ist die All-Liebe, und darin sind wir alle gleich. Jeder Mensch sollte sich seiner geistigen Stärken bewusst sein und sich fragen: Wie ist mein Zugang zu meiner göttlichen Natur; erfahre ich sie eher durch Hellwissen, Hellfühlen oder Hellsehen? Und in der eigenen Selbstwahrnehmung, Intuitionsschulung, im eigenem geistigen Kontakt wird man in der Lage sein, die himmlischen Zeichen durch den inneren Ruf zu erkennen und sich dann selbst seine innere Wahrheit zuzutrauen.

Grundsätzlich ist es nicht ausschlaggebend, ob man bestimmte Übungen macht, um die geistigen Welten wahrzunehmen. Vielmehr ist es wichtig, dass es einem gut geht, dass man sich wohlfühlt, das kann mit diesen Übungen oder auch ohne diese Übungen der Fall sein. Wenn man doch an Übungen für das Deuten der himmlischen Zeichen Interesse hat, dann sollte man sich nur für die Übungen öffnen, die für einen nachvollziehbar, liebevoll und umsetzbar sind. Und man sollte dies Schritt für Schritt machen, immer spürend, was einem guttut, damit es kontrollierbar bleibt. Denn die Übung, die vielleicht dem einen Lehrer guttut, muss nicht zwangsläufig auch dir guttun, da muss jeder in sich selbst hineinspüren. Wichtig ist, dass man seinen Weg findet, seine eigene Sensibilität stärkt, anstatt in Unsicherheit und Überempfindsamkeit zu leben, was ja wiederum ängstigt.

»Ich nehme wahr, dass die momentanen Verhältnisse Potenzial zu ständiger Verwirrung und Ablenkung bieten. Wie kann ich das vermeiden? Wie kann ich das Wesentliche vom Unwesentlichen unterscheiden? Fast jeden Tag sind neue Heiler, spirituelle Lehrer und Verkünder neuer Lehren im Internet auffindbar, die zu Seminaren usw. einladen. Unter Umständen könnte das hilfreich sein und zur persönlichen Erhellung oder zum Aufwachen beitragen. Bei mir führt es jedoch zu Verwirrung. So gibt es zum Beispiel Aussagen, dass der Mensch als geistiges Wesen sich ausschließlich auf sein eigenes geistiges Potenzial verlassen kann. So heißt es dort: Eine weitere Hilfe zum Beispiel der Engelwelten sei nicht nötig, eher schädlich. In manchen Lehren werden die Erzengel als relativ unbedeutende Wesen im Vergleich zu Cherubim etc. dargestellt, und es wird abgeraten, sich mit Engelwesen zu verbinden, da man diese durch unsere Bitten um geistige Hilfe nur überhöhen und aufblasen würde. Der Mensch benötige keine Fürbitten an die Engel. Ich halte diese Sichtweise für Unfug, aber möchtest du etwas dazu sagen?«

Man kann Engel selbstverständlich nicht – wie du hier schreibst – überhöhen und aufblasen, wenn man sie um etwas bittet. Denn ein Engel hat ja gar kein Ego, das überhöht oder aufgeblasen werden könnte. Nur der Mensch hat ein Ego, das sich überbewerten oder unterbewerten kann. Ein Engel als Bote Gottes ist pure Schwingung der Liebe. Und durch diese Schwingung der Liebe erinnert uns zum Beispiel der Schutzengel stetig an unsere eigene Liebe, an unsere göttliche Natur, er erinnert uns daran, dass wir immer mehr liebevolle Fähigkeiten entwickeln und die Liebe zu uns auch spüren. Unser Schutzengel hat die Aufgabe, unsere Seele zu beschützen, indem er uns stets an die Liebe, an den Sinn der Liebe, an unsere liebevolle geistige Heimat erinnert. Wenn wir achtsam sind und selbst in Liebe schwingen, merken wir das, genießen das und wissen, dass es gut ist.

Ja, es gibt viele Heiler, spirituelle Lehrer und Verkünder, und man kann sehr verwirrt sein, wenn man ihre sich widersprechenden Aussagen hört. Ich äußere nicht meine Meinung zu anderen Heilern, ich empfehle nur, dass jeder auf sein Herz hören und seinem Herzen folgen sollte: Jeder sollte für sich selbst prüfen, ob das, was da verbreitet wird, nachvollziehbar, umsetzbar und liebevoll ist. Vertrauen ist immer nur dann angebracht, wenn im Inneren Liebe und Güte spürbar sind.

In der Liebe liegt der wahre Schutz, die wahre Heimat, die Selbstermächtigung und die innere Meisterschaft. Wir sollten uns auf unsere Liebe und innere Weisheit besinnen, diese auch nutzen und uns ruhig eine eigene Wahrheit zutrauen. In reiner

Liebe ruht man in sich und ist mit dem Licht verbunden, alles andere ist dann nicht wichtig.

Das Motto sollte lauten: Das, was mir guttut, was mich mit Liebe und Freude erfüllt, für mich nachvollziehbar ist, das spüre ich in meinem Wohlbefinden, und diesem liebevollen Impuls in meiner eigenen Wahrheit folge ich.

»In deinen Seminaren und Büchern habe ich viel zum Thema Beten gelernt und mich mit dem Satz: ›Möge es sich so entwickeln, wie es für alle Beteiligten lichtvoll und sinnvoll ist‹, sehr wohlgefühlt. Trotzdem habe ich auch immer wieder ganz frei gebetet, zum Beispiel, dass jemand gesund werden möge. In einem anderen Buch habe ich nun gelesen, dass man, wenn man für andere betet, die nichts davon wissen, immer den Satz ›Ich bete unter dem Gesetz der Gnade‹ hinzufügen soll, damit ich durch mein Gebet nicht deren Karma auf mich ziehe. Das hat mich sehr verunsichert, sodass ich mich seither mit den Gebeten sehr zurückhalte, was ich sehr schade finde. Ich fühle mich verunsichert, was ich darf und was nicht beziehungsweise was gut ist und was nicht. Was sagen die Engel dazu?«

Wenn du zum Beispiel betest: »Liebe lichtvolle geistige Welt, ich bitte um Segen für mich, für meine Lieben und für unsere Welt. Möge sich alles stets so entwickeln, wie es sinn- und lichtvoll, liebevoll und gesund für alle Beteiligten ist«, dann ist das freilassend, da greift man nicht in den freien Willen des anderen ein. Sondern man sendet positive Impulse hinaus, und das Unterbewusstsein des anderen fühlt, dass man mit Liebe an ihn denkt und ihm vertraut, und das stärkt auch sein Selbstvertrauen. Und wenn man die Worte »Ich bete unter dem Gesetz der Gnade« benutzt, dann ist das dasselbe. Gnade ist die Form der Liebesfähigkeit jedes einzelnen Menschen, dass er seine Liebe in sich noch mehr begreifen und ergreifen möge.

Ein fremdes Karma kann man grundsätzlich nicht anziehen, denn jeder Mensch hat seinen eigenen Weg und seine eigenen Aufgaben. Wenn man in einer Absicht betet nach dem Motto »Ich will, dass es sich so und so entwickelt«, anstatt frei zu beten mit den Worten »Möge sich alles so entwickeln, wie es sinn- und lichtvoll für alle Beteiligten ist«, dann können sich unheilvolle Gefühle, Mitleid, Helfersyndrom und Rechthaberei einmischen. Das sind unheilvolle Schwingungen, die keinem guttun, und das spürt man auch, da diese Worte nicht vom Herzen kommen. Deshalb spüre genau, wenn du ein Gebet, eine Segnung ausgesprochen oder eine Meditation erlebt hast, ob es dir gutgetan hat. Kannst du im Herzen lächeln, in deiner Klarheit bleiben und tief durchatmen, dann hast du alles gut, richtig und liebevoll getan; denn in Liebe – und sie ist ja friedensstiftend – kann man nichts falsch machen. In Liebe ruht man in sich, bewahrt auch einen gesunden Abstand, hat gleichzeitig eine gesunde Verbundenheit, und in Liebe hat man auch den geistigen Schutz. Liebe ist die einzig wahre Schwingung. Also, viel Freude bei deiner Intuition, bei deinem geistigen Forschen. Vertraue dir!

»Liebe Jana, da jeder Mensch über einen freien Willen verfügt, wie kraftvoll und erfolgreich können dann meine eigenen Gebete für meine Lieben sein, für deren Zustand ich von Herzen eine Besserung wünsche, was diese Lieben bewusst aus eigenem Willen jedoch nicht unterstützen beziehungsweise erbitten können. Macht es einen Sinn, trotzdem für sie um einen positiven Weg, Schutz oder Gesundheit zu bitten? Kann die geistige Welt in diesem Fall ebenfalls eingreifen oder scheitert es am fehlenden freien Willen der anderen?«

Die geistige Welt greift nie in den freien Willen des Menschen ein, das ist ein kosmisches Gesetz. Und auch wir sollten natürlich nicht in den freien Willen des anderen eingreifen, sondern jedem seinen Weg lassen und auch gönnen. Wir sollten trotzdem jeden mit guten Gedanken, mit liebevollem Empfinden und Lächeln, mit Zuversicht in seiner Urkraft begleiten, denn das ist ja Segnung. Das heißt, jeder gute Gedanke bringt etwas Gutes, und auch wenn die Wirkung nicht sofort sichtbar ist, so ist sie es doch irgendwann. Spüre bitte, wenn du Segen oder Fürbitten für deine Lieben aussprichst, ob du dich danach kraftvoll fühlst, ob du dich gut fühlst, denn dann nimmt die Seele der anderen es auch an, und dann ist es auch als deine Aufgabe zu betrachten. Aber wenn du merkst, dass es dir nicht guttut, dass du hinterher eher müde, irritiert oder ausgelaugt bist, dann ist es ein deutliches Zeichen, von Seele zu Seele sozusagen, dass es sich nicht um deine Aufgabe handelt, dass du respektieren und loslassen musst. Dadurch lernst du auch, wahres Mitgefühl von blockierendem Mitleid zu unterscheiden und besser für dich selbst zu sorgen. Denn oftmals müssen wir erst lernen zu unterscheiden: Handelt es sich um ein ungesundes Helfersyndrom, wo wir an den Mangel des anderen glauben oder gar davon überzeugt sind? Oder ist es wahre Hilfsbereitschaft, die auch etwas bewirkt und guttut? So spürt man am eigenen Empfinden, was für einen stimmig ist und was nicht, und begreift, wann man eingreifen kann und wann man den anderen lieber in Ruhe lässt.

Wir müssen akzeptieren, dass jeder Mensch ein Recht dazu hat, selbst zu entscheiden, wann er hilfsbedürftig ist. Dann ist er auch bereit, die Hilfe anzunehmen. Ganz gleich, wie es dem anderen geht, wir haben seine Situation nicht zu bewerten, solange er selbst sich nicht für hilfsbedürftig hält. Das ist letztlich auch eine Sache des Respekts. Grundsätzlich sage ich in all meinen Kursen: »Alles, was du tust, gerade an geistiger Arbeit, muss auch dir guttun, sonst stimmt etwas nicht an der Philosophie und Unterscheidungsfähigkeit.« Höre auf dein Herz. Ein guter Gedanke für sich und den anderen tut immer gut.

»Wie ist das, wenn ich ganz viele in mein Gebet einbeziehen möchte – also Menschen, Tiere, Pflanzen, Länder, Krisengebiete etc. Kann ich das tun? Sollte ich dabei etwas beachten? Kannst du mir vielleicht ein paar Beispiele nennen?«

Man sollte sich nicht verzetteln. Denn du brauchst ja auch noch Kraft und Zeit für dich und dein eigenes Leben. Es geht doch darum, einen liebevollen Impuls in die Welt zu schicken, und es reicht völlig, wenn du in deinen Gebeten einen Satz hinzufügst: »Möge Friede mit uns allen sein.« Und diese Energie verbreitet sich über das morphische Feld in unserem Universum und berührt die Menschen, die ähnlich beten, die ähnlich fühlen, und das stärkt den gemeinsamen Friedensgeist.

»Was kann ich tun, damit ich nicht mehr so ängstlich bin beim Beten?«

Glaube an die Liebe und nicht an einen strafenden Gott. Achte auf deine Selbstwahrnehmung, achte auf tiefen Atem, auf die Liebe zu dir in deinem Herzen und auf Klarheit dessen, was du tust. Fühle vor allem Dankbarkeit für dein Leben und mache alles mit Freude, denn es ist doch alles keine Pflicht. Spiritualität ist ein Vergnügen, die Liebe ist eine Kraft.

»Von Geburt an konnte ich geistige Wesenheiten wahrnehmen. In der frühen Jugend habe ich dieses kurzweilig aus Frust abgelegt und später mit etwa 20 Jahren war es plötzlich weg. Seitdem empfinde ich mich als blind, nur in körperlichen und seelischen Gefahrensituationen bin ich wieder voll da. Anfangs war ich nicht böse darüber, ›erblindet‹ zu sein … mittlerweile bin ich deshalb sehr traurig. Mein Heimweh ist manchmal unermesslich groß. Und wenn ich wahrnehme, wie du mit der geistigen Welt kommunizierst, bin ich so gerührt, dass ich oft weinen muss. Warum ich dir schreibe, ist: Ich weiß einfach nicht, wie ich wieder zurück zu mir finde beziehungsweise mein volles Potenzial leben kann. Hast du vielleicht einen Tipp?«

Wenn man so sensibel ist wie du und einen natürlichen Zugang zur geistigen Welt hat, ist es natürlich sehr wichtig für die eigene Kreativität und damit auch für die eigene Lebensfreude, diese Fähigkeiten zu kultivieren und im Alltag zu nutzen. Die Spiritualität ist ein Grundbedürfnis des Menschen, ein Bedürfnis, sich mit dem Höheren verbunden zu wissen und genau zu spüren, dass man ein sinnerfülltes Leben hat. Das heißt, es ist ganz wichtig, in seiner spirituellen Bildung, in seiner spirituellen Schulung zu lernen, sich selbst wahrzunehmen, mit seiner Intuition und mit seiner Entscheidungsfähigkeit gut umzugehen. Dann ist es wichtig zu lernen, wie man die Fragen an die lichtvolle geistige Welt stellt und wie man diese Zeichen versteht und sie auch nützlich und liebevoll in den Alltag integriert. Diese spirituelle Praxis und psychische Tiefe kann man natürlich durch Bücher fördern. Ein Seminar ist wertvoll durch die gelebte Praxis.

Spüre ruhig für dich, wie wichtig dir das alles ist, wie stark dein innerer Ruf ist und zu welchem Lehrer, zu welchem Buch es dich in deiner inneren Intuition, in deiner eigenen Meisterschaft hinzieht. Denn aus dem Herzen zu leben, sich sinnerfüllt zu erleben ist sehr wesentlich, um in seiner Vollkommenheit zu gedeihen und glücklich zu sein.

»Liebe Jana, wenn ich morgens erwache, beschäftigen mich diese beiden Fragen: Wo sind wir nachts? Sind wir über unser Körperbewusstsein hinaus, in welchen Bewusstseinsbereichen halten wir uns auf, und welche Wirkung hat das auf uns und unser Leben? Weiterhin würde es mich interessieren: Können wir – neben der Erholung für Körper, Geist und Seele durch guten Schlaf – uns abends bewusst ausrichten, um im Schlaf zum Beispiel Hinweise und Lösungen für Lebensfragen zu empfangen, oder zum Beispiel darum bitten, dass die geistige Welt in den Nächten heilsam an uns wirkt?«

Wenn das Tagesbewusstsein erlischt und wir schlafend in einem Nachtbewusstsein sind, sind wir stärker mit den geistigen Welten verbunden und können in Träumen Impulse bekommen. Aber auch unser Unterbewusstsein arbeitet, um die Emotionen des Tages und der Vergangenheit zu prüfen und zu verarbeiten. Und in diesen Schwingungen oder in diesem Bewusstsein ist unsere Seele im Körper. Doch manchmal sind auch Astralreisen möglich. Astralreisen zu anderen Bewusstseinsebenen, zu anderen himmlischen Dimensionen, wo man etwas lernen kann, wo man etwas erfahren kann, wo man wirklich einen himmlischen Impuls empfangen kann. Und je nachdem, wie intensiv die Träume sind, sind wir in uns ruhend oder sind auch mit den Engeln unterwegs.

Auf deine zweite Frage, ob wir im Schlaf zum Beispiel Hinweise und Lösungen für Lebensfragen empfangen oder zum Beispiel darum bitten können, dass die geistige Welt in den Nächten heilsam an uns wirkt, möchte ich dir Folgendes antworten: Dies ist auf jeden Fall möglich. Wir sollten nur nicht verspannt an alles herangehen, sondern offen, geduldig, gelassen und voller Vertrauen einschlafen. Dir kann dabei so eine Art Tagesrückschau, die ich selbst auch praktiziere, helfen. Es funktioniert so, dass du dich abends hinsetzt und deinen Tag rückwärts bis zum Tagesbeginn durchgehst, damit gleichen sich deine Gehirnhälften aus, die Eindrücke werden vorverdaut, und dein Geist wird klar für die Nacht. Wenn du dann in deiner Abendmeditation auf diese Weise beruhigt bist, ist es auch sinnvoll, dich sozusagen vorzuprogrammieren, indem du ein Gutenachtgebet sprichst und bittest: »Liebe lichtvolle geistvolle Welt, bitte zeige mir das, was sinn- und lichtvoll für mich ist. Ich bitte um himmlische Botschaft für mein Leben oder für meine Lebensfragen.« Schlafe danach entspannt ein. Wenn du von einem Symbol geträumt hast und in der Nacht aufwachst, schreibe es gleich auf. Wenn du erst morgens erwachst, dann schreibe das auf, woran du dich noch erinnerst. Meditiere darüber und lausche der Antwort auf die Frage, was es für dein Leben bedeutet.

In meinem Buch *Schutzengel* habe ich mehrere hundert Symbole allgemein gedeutet, die als Inspirationshilfe dienen sollen, Inspiration dafür, noch stärker der eigenen Intuition zu vertrauen, darauf zu vertrauen, zunehmend Gespür bei der Deutung der himmlischen Zeichen zu bekommen. Viel Freude mit deiner lichtvollen, himmlischen Verbundenheit!

»Ich träume bestimmte Ereignisse voraus. In letzter Zeit sehr häufig, meistens in symbolischer Art, manchmal aber auch ein Szenario. Es ist sehr spannend, und ich gehe mittlerweile schon voller Erwartungen schlafen. Oft aber frage ich mich, warum es so ist, denn je nach Traumsituation kommen auch Ängste vor dem, was wohl passieren kann oder wird. Gibt es Möglichkeiten, dass ich das alles besser verstehen und nutzen kann?«

Ja, wenn du so sensibel bist und mit so einem starken Kontakt nach oben gesegnet bist, ist es auch von großer Bedeutung, das zu kultivieren, das zu verstehen, dein innerer Ruf ist dabei durch und durch stimmig.

Wenn unser Tagesbewusstsein schläft, wirken nachts unser Unterbewusstsein wie auch unser Überbewusstsein. Unser Überbewusstsein, das mit der Akasha-Chronik verbunden ist und genau weiß, was es nächstes Mal anzieht, schickt uns Impulse, Botschaften in Form von Träumen und in Form von Bildern. Dies zu verstehen ist natürlich sehr hilfreich. Es ist gut, wenn du ohne Anspannung schlafen gehst und beim Einschlafen zum Beispiel folgendes Gebet sprichst, mit dem du dich an deinen Schutzengel wendest: »Mein lieber Schutzengel, bitte behüte mich in meinen Träumen, und bitte zeige mir nur das, was sinnvoll und lichtvoll für meine Entwicklung ist.« Notiere dann die Impulse und die Symbole, die du träumst, lausche in dich hinein, um deine weise Intuition noch mehr zu verstehen und hilfreich umsetzen zu können.

Meine Erfahrung ist, dass es sinnvoll und wichtig ist, Erwartungen und Spannungen beim Einschlafen loszulassen, um mit der lichtvollen geistigen Welt in Kontakt treten zu können. In meinen Seminaren wie der »Intuitionsschulung« lehre ich, diese Intuitionsfähigkeit, diese geistige Symbolsprache auch zu verstehen. Meiner Erfahrung nach ist die Deutung der eigenen Träume eine hohe Kunst, weil man dabei ganz neutral sein muss, auch Ängsten gegenüber. Wenn man verstanden hat, wie das funktioniert, wenn die Wahrnehmung, die Intuition, die Entscheidungsfähigkeit und die Überprüfungsfähigkeit wächst, gibt es Sicherheit im Umgang mit Träumen, gibt Kreativität. Das steht einem dann ein Leben lang zur Verfügung. Also schätze deine Gaben, schätze dich!

»Seit einem Jahr mache ich Tai-Chi. Es tut mir sehr gut. Mein Lehrer bemüht sich immer wieder, uns Schülern auch an den Taoismus heranzuführen. Im Augenblick zu leben gehört auch dazu. Gerade das scheint ja für jeden, der spirituell arbeitet, große Bedeutung zu haben. Mir sind die Zusammenhänge klar, ebenso sind Meditation, Achtsamkeitsübungen für mich kein Rätsel.

Doch gerade Ihre Bücher, Frau Haas, gehen mir sehr ans Herz, und ich bin überzeugt von Ihrer Darstellung von den Himmelsgefilden mit allen Wesen und Engeln. Genauso birgt aber der Taoismus die ›Wahrheit‹ für mich. Kann man das zusammenbringen, quasi beides leben?«

Aber selbstverständlich, Gott ist die All-Liebe, und die Botschaft der Liebe ist in jeder Religion, in jeder Ausrichtung zu finden. Das Thema ist ja immer die Umsetzung, die wiederum am Menschen liegt. Das heißt, Liebe erfahren durch Achtsamkeit, wie in diesem Fall im Taoismus, und Liebe erfahren aus den geistigen Welten, wie ich sie beschreibe, widersprechen sich nie. Die Liebe ist stets unsere gemeinsame Sprache. Und es geht um das Bewusstsein für liebevolle Werte in uns Menschen, dass wir sie in Gottes Schöpfung durch und durch leben. Die Liebe ist schließlich die göttliche Wahrheit und nicht von einem Menschen oder einer Religion oder einer Philosophie gepachtet. Fühle dich stets zu alldem hingezogen und wohl darin, wo du tiefe Liebe spürst, was dich in deiner Liebe weiterbringt.

»Es gibt etwas, was mich sehr traurig macht. Ich hätte so gerne Kontakt zu meinem verstorbenen Sohn. Aber ich habe nur ein einziges Mal von ihm geträumt, und da hatte er sich von mir verabschiedet.«

Dass dein Sohn sich im Traum aus dem Jenseits heraus von dir verabschiedet hat, ist ein gutes und lichtvolles Zeichen. Das bedeutet, dass er seinen Frieden gefunden hat und dass er auch dir deinen Frieden wünscht, dass er durch und durch im Licht ist.

Dass du nicht mehr von ihm träumst, ist ein Zeichen dafür, dass er keine besondere Unterstützung benötigt, dass er wohlauf ist in seiner himmlischen Heimat bei den Engeln. Stärke deine Sensibilität noch mehr, um die himmlischen Welten in Form von Engeln und die grenzenlose Liebe in dir wahrzunehmen. Denn dann wirst du auch immer mehr diesen Gefühlen in dir vertrauen können, dass dein Sohn im Himmel pures, wundervolles Licht geworden ist, und dass es ihm gut geht. Diese Sicherheit wird dir auch Frieden und Orientierung geben. Erkenne, dass es ihm gut geht, dann kannst du ihn in Liebe loslassen.

»Gottes Plan und Gottes Wille ist die All-Liebe. Da Gott vollkommen und allmächtig ist, geschieht sein Wille in jedem Moment. Wie aber kann Gottes Plan funktionieren, wenn wir Menschen einen freien Willen haben? Wenn wir uns mit diesem freien Willen also auch gegen die Liebe und damit gegen Gott entscheiden können? Wenn es so wäre, dass wir auf jeder Ebene einen freien Willen hätten, dann wäre auch die Aussage im Gebet ›Dein Wille geschehe‹ nicht zutreffend, denn dann wäre es so, dass unser Wille geschieht. Kann es also sein, dass die Idee des freien Willens genauso eine Illusion ist wie die Vorstellung, dass wir unser Körper sind? Und dass die vermeintlichen ›Gottlosigkeiten‹ wie Krieg und Brutalität Teil des Gottesplanes sind? Ist es möglich, dass wir zwar in dem Gefühl leben, uns frei entscheiden zu können, dass es aber in Wirklichkeit gar nicht so ist? Sondern dass wir, wie jede materielle Ausdrucksform, in einem höheren Sinne determiniert sind, wie ja auch die Gestirne einer bestimmten Umlaufbahn folgen? Oder, wie Schopenhauer sagt: Der Mensch kann zwar tun, was er will, aber er kann nicht wollen, was er will.«

Es ist alles viel unkomplizierter, als unser Gehirn es meint. In all meinen Nahtoderfahrungen, in all meinen mystischen Erlebnissen habe ich Gottes all-universelles Licht als höchstes Bewusstsein der All-Liebe erfahren. Gott ist in allem, die Liebe ist in allem. Und die menschliche Seele ist quasi Gottes Atem, ein Teil Gottes, die Schwingung Gottes. Und darin liegt die göttliche Gnade in uns, dass wir liebesfähig sind und unseren Weg in das Bewusstsein der All-Liebe hineingehen. In dieser Bewusstheit können wir uns entscheiden, ob wir die Liebe in unser Herz hineinlassen oder die Angst und Aggression nähren. Doch ganz gleich, wo der Mensch sich verirrt und wie lange, letztendlich findet er immer zum göttlichen Licht, denn das ist sein Ursprung, da liegt sein Seelenheil. Und in Momenten, wo ich mein Schicksal in Gottes Hände legte, weil ich es nicht kontrollieren konnte, und mich im Gebet dem Moment hingegeben und wahrlich gebetet habe: »Möge dein Wille geschehen«, wusste ich, dass meine Seele nie tiefer fallen kann als in Gottes Hand.

Ich habe es nie gewagt, dieses tiefe Bewusstsein der Liebe, diese lichtvolle Fokussierung aus den Augen zu verlieren, sondern ich habe mir stets die All-Liebe vor Augen gehalten. In meinen täglichen Gebeten – gerade wenn ich meinen Lebensweg segne, meine Familie segne, meine Berufung segne, meine Mitmenschen segne, alle Menschen und unsere Welt segne – bitte ich auch aus dieser großen All-Liebe heraus: »Liebe lichtvolle geistige Welt, bitte unterstütze uns dabei, den Weg der Liebe zu gehen. Möge Frieden in uns und mit uns allen sein!« Und in den Momenten, in denen ich merke, dass ich selbst etwas zu entscheiden, selbst Weichenstellungen zu tätigen habe, segne ich auch meine Pläne.

Es kann passieren, dass unsere Bitte einmal nicht erfüllt wird. Doch wir können später erkennen, dass die Nichterfüllung ein Glücksfall war. Das nennt man Selbst- und Gottvertrauen. In diesem Sinne bete ich: »Möge dein Wille durch meinen wirken.« Das heißt, ich betrachte und erfahre mich stets in göttlicher Einheit. Nur einseitige Gedanken, rationale Intelligenz behindern die Erfahrung, in Gottes Einheit, im Bewusstsein der All-Liebe verankert zu sein. Die spirituelle Praxis besteht ja darin, immer in diese Urquelle in einem selbst hineinzuspüren und das Leben in dieser Schöpferkraft zu gestalten. Diese Einheit ist so intensiv, dass es nicht umsonst den Satz gibt: »Hilf dir selbst, dann hilft dir Gott.« So stark sind wir! Denn wir können die Liebe auch im Außen nur so intensiv erfahren, begreifen und annehmen, wie sie in uns bereits vorhanden ist. Deshalb ist es wichtig, dass wir uns in unserem freien Willen ganz auf die Philosophie der Liebe einschwingen und dann all unser Handeln aus dieser herzlichen Güte heraus vollziehen – das ist es, was es bedeutet, in Gott zu sein.

»Warum verliert der Mensch ein Gefühl der Göttlichkeit in sich? Und das ist ja schon seit den letzten 10 000 Jahren der Fall. Obwohl es gar nicht nötig ist. Ist es menschliche Schwäche an der materiellen Seite der niederen Energien?«

In Wirklichkeit verliert der Mensch das Gefühl der Göttlichkeit in sich niemals, weil Göttlichkeit die Liebe ist. Und jeder Mensch ist liebesfähig, es ist nur unterschiedlich, wie intensiv und auf welche Art er das zeigt. Gottes Präsenz der All-Liebe ist überall, und je mehr wir diese Liebe in uns selbst spüren, umso mehr erkennen wir sie in allem, wir erkennen das wahre Sein. Der Mensch orientiert sich nach außen, um zu überleben, um Entscheidungen zu treffen und voranzukommen. Und wenn er dann zu einseitig, zu rational, zu mechanisch, zu materiell lebt, dann wird ihm dieses Gefühl der Liebe, der vollkommenen Einheit nicht bewusst, aber verloren ist die Göttlichkeit nicht. Das ist diese spirituelle Freiheit, die wir in der heutigen Zeit, in unserer Kultur leben dürfen. Jeder von uns kann die Liebe bewusst werden lassen, ganz gleich, wie alt er ist, welchem Geschlecht er angehört, welchen Beruf er ausübt.

Die materielle Seite des Lebens sollten wir nicht generell verteufeln. Auch sie ist wichtig. Zum Beispiel müssen wir arbeiten und Geld verdienen, um existieren zu können. Und sind wir materiell abgesichert, können wir innerlich zur Ruhe finden, was Voraussetzung für das Erleben von Verbundenheit mit allem ist. Nur die einseitige Ausrichtung auf das Materielle ist das Problem. Wir sollten das Äußere und das Innere in eine gute Balance bringen.

»Ich verstehe einfach nicht, warum auf vielen Darstellungen, wo die Chakren des Menschen dargestellt werden, das Herzchakra in der Körpermitte auf der Höhe des Herzens gezeigt wird. Unser Herz ist doch nicht in der Mitte, sondern etwas links.«

Das Herz liegt zu einem Drittel auf der rechten und zu zwei Dritteln auf der linken Seite. Ein Chakra ist ein Energiezentrum, ein Energiewirbel, und der ist nicht an ein Organ gebunden. Die Lage in Herzenshöhe bedeutet einfach nur, dass es hier seinen Sitz hat und man es Herzchakra nennt und dass es um die Liebesfähigkeit, um das Existenzielle in uns geht. Wir sollten uns nicht festbeißen an einer Vorstellung, sondern uns inspirieren lassen und die Liebe, die Sanftheit, die Wärme im eigenen Herzensraum, im Brustraum spüren. Daraus können wir viel lichtvolle Kraft schöpfen für uns selbst und diese dann auch in die Welt ausstrahlen.

»Liebe Jana, seit etwa einem Jahr meditiere ich fast täglich. Anfänglich wurde dies mit einer inneren wunderschönen blauen Farbe begleitet. Teilweise sah ich dabei auch graue Bilder, Symbole und Figuren. Inzwischen werden diese Momente regelmäßig mit einem leichten und angenehmen Druck in der Mitte der Stirn begleitet. In diesen Augenblicken empfinde ich eine ganz besondere Nähe zu der geistigen Welt, und die inneren Bilder fangen an, vereinzelt zarte Farben zu bekommen. Da ich nie eine äußere Anleitung erhalten habe, möchte ich gerne wissen, ob dies Anzeichen für eine richtige Meditation sind und ob ich durch die wahrnehmbaren Veränderungen tiefer in die geistige Welt trete. Was bedeutet der leichte Druck auf der Stirn?«

Meditation bedeutet, sich Zeit zu nehmen, um sich wahrzunehmen. Tut man das in Liebe, kann man nichts falsch machen. Es bedeutet, zur Ruhe zu kommen, seine Sinne zu beruhigen und ganz im Hier und Jetzt zu sein. An deinen Wahrnehmungen sieht man natürlich, dass du ein sehr sensibles Wesen bist, du solltest deine feinen Fähigkeiten auch nutzen. An diesen schönen Farben, die du wahrnimmst, sieht man, dass du tiefe Lebensfreude in deiner Sensibilität hast, auch im Umgang mit himmlischen Sphären. Es ist ein gutes Zeichen für die Herzlichkeit.

Und dieser Druck auf das Stirnchakra bedeutet, dass deine Sinne in Form deines Dritten-Auge-Chakras aufgehen. Deine Wahrnehmungen können sich dann auch immer mehr verschärfen, und du kannst das in dieser Form auch weiter kultivieren.

Doch es ist wichtig, nur das zu tun und so weit zu gehen, wie es einem guttut. Man sollte sich noch spüren und noch Kontrolle über seinen tiefen, erdenden Atem haben. Je sensibler und offener man wird, umso geerdeter und selbstsicherer muss man gleichzeitig werden. Denn die Verbindung mit hohen Sphären und die tiefe Verwurzelung mit der Erde sollte eine Balance bilden. Nur so kann man mit seinen Wahrnehmungen wirklich produktiv sein, kluge Antworten entwickeln und die geistige Welt verstehen, ohne abzuheben! Das ist ganz wichtig, und deshalb erzwinge bitte nichts, sondern folge weiter in deiner Liebe, in deiner Freude deinem Atem und sage ruhig: »Liebe lichtvolle geistige Welt, ich bitte um Gottes Segen und Führung der Engel. Bitte zeigt mir nur das, was für mich sinn- und lichtvoll ist.« Das ist die Brücke, die ich in allen Wahrnehmungsübungen den Menschen beibringe. Stets bei sich sein, bewusst und achtsam sein, aufmerksam und offen für die Wunder! Denn unsere Sensibilität, unsere Fähigkeiten müssen uns Kraft und Lebenstüchtigkeit geben, damit wir in dieser auch manchmal hektischen Zeit, in der herausfordernden Welt zurechtkommen. Sie sollen uns und der Welt dienlich sein und nicht schwächen.

»Hallo, liebe Jana! Ich hatte bei dir eine Ausbildung zum ›Cosmogetischen Heiler/Berater‹ erhalten. Dort zum ersten Mal und seitdem spüre ich sanfte Berührungen an den Armen. Bisher dachte ich, es ist ein Schutzengel. Jetzt erzählte mir eine Heilerin, sie ist der

Meinung, es ist die Seele eines Verstorbenen. Kannst du mir helfen herauszufinden, wessen Berührungen ich spüre?«

Wenn ich mir dich geistig anschaue und deinen Schutzengel, dann sehe ich, dass dein Schutzengel dir ganz nahe ist, dich einhüllt, dich berührt. Diesem liebevollen Empfinden, das du gespürt hast, damals und seither, darfst du also vertrauen. Denn fühlt es sich für dich liebevoll und nachvollziehbar an, dann hilft es dir im Leben, dann verlasse dich auf deine Intuition. Ein Engel fühlt sich ganz liebevoll, warm und leicht an. Bei der Seele eines verstorbenen Menschen hingegen spürt man eine gewisse Kälte, eine gewisse Fremdheit, die es unmöglich macht, sich fallen zu lassen. Du empfindest eine gewisse Unruhe und hast das Gefühl, der Seele den Weg ins Licht aufzeigen zu müssen. Atme tief durch und spüre in dein Herz hinein. Verbinde dich mit deinem höheren Licht und spüre in dein liebevolles Herz, so wie du es für dich in dem Lehrgang gelernt hast.

»Es würde mich sehr interessieren, warum bei Jana Haas die Farbe des Erzengels Michael Orange, Rot und Gelb ist. Bei allen anderen Engelmedien ist die Farbe von Erzengel Michael Blau.«

Die Engel sind keine feste Materie, sondern entsprechen Gottes liebevollen Schwingung. Sie können sich, je nachdem, was sie mit ihren Farben, Formen und ihrer Gestik aussagen möchten, stets verändern. Denn die Engel flüstern einem nichts ins Ohr, sondern sprechen in Bildern, die unsere Emotionen berühren, ihre Botschaften werden uns dann in unserem persönlichen Wortschatz bewusst. Doch zeigt sich ein spezieller Engel überwiegend in ein und derselben Kraft, die sich wie schon erwähnt flexibel verändern kann.

Seit Jahren begegnet mir Erzengel Michael überwiegend in den Farben Orange, Rot und Gelb, weil dies die Farben sind, die seinen Aufgaben entsprechen. Der Erzengel Michael steht für Mut und Vergangenheitsbewältigung. Für diese Vergebungsarbeit benötigen wir warme Farben, also wärmende Energie von Rot, Orange und Gelb. Kalte Farben wie Blau und Grün wirken in ihrer Energie dagegen ruhig und entspannend.

Letztendlich kann sich jeder Mensch bei geistigen Durchsagen stets auf sein vertrauenserfülltes Gefühl im Herzen verlassen, auf das, was für ihn am nachvollziehbarsten und aus seiner persönlichen Erfahrung am stimmigsten ist.

»Liebe Jana, kannst du uns folgende Begriffe erläutern: Was ist menschlicher Geist?«

Der Geist ist die energetische Hülle im Menschen, die als ruhige weiß-silberne, individuelle Lichtgestalt für einen Hellsichtigen zu sehen ist. Der Geist ist dauerhaft mit der Akasha-Chronik verbunden. Durch diese geistige Anbindung ist es einem aufmerksamen und in sich ruhenden Menschen möglich, himmlisches Wissen energetisch und emotional in sich zu empfangen und in Klarheit des Geistes wiederzugeben. Jeder Mensch kennt bewusst wie auch unbewusst diese Kraft, wenn er plötzlich Einfälle, »Geistesblitze« oder stimmiges inneres Wissen hat.

»Was ist die Akasha-Chronik?«

Bei der Akasha-Chronik handelt es sich um eine überdimensionale himmlische Sphäre, die auch »Gottes Bibliothek« genannt wird, ein »Buch des Lebens«, das ein allumfassendes Weltgedächtnis darstellt. Darin werden alle Gedanken eines jeden Wesens gesammelt. Die Schwingung entspricht der Schwingung des Geistes, durch die der Mensch stets damit verbunden ist. Daraus kann ein Mensch in der Lage sein, »Hellwissen«, das heißt durch seine innere Besinnung hohes Wissen und Inspirationen, zu empfangen. In der Akasha-Chronik gibt es unzählige spezielle Schwingungen, also Bereiche des geistigen Wissens. So kann ein Musiker mit der Energie und Inspiration des »Musik-Himmels« verbunden sein, ein Heiler zum Beispiel mit der Energie des »Heiler-Himmels« usw.

»Was ist geistige Anbindung?«

Ist der Mensch in seiner inneren Besinnung, das heißt seine Gedanken sind klar, seine Emotionen liebevoll, sein Handeln ruhig und aufmerksam, so ist er, wie eine Lichtsäule, aufgerichtet zwischen Himmel und Erde und ist mit den geistigen, himmlischen Kräften verbunden. So ist es verständlich, dass diese Anbindung, dieser konsequente Glaube an das Gute und die Reinheit des Anliegens so einen Menschen sensibel und außergewöhnlich machen können.

»Was ist Inspiration?«

Unter Inspiration versteht man jene mentale Kraft, die neue Ideen hervorbringt. Jedem kann die Inspiration als ein Erlebnis begegnen, das als Auslöser für eine neue Idee wirkt, zum Beispiel die Begegnung mit einem Menschen, eine Reise oder ein Traum. Auch in der Poesie versinnbildlicht der Begriff Inspiration das »Einhauchen von etwas« durch einen göttlichen Wind.

»Was ist Intuition?«

Die Intuition ist die Fähigkeit, die Inspiration umzusetzen, ohne den Intellekt einzuschalten, also ohne bewusst Schlussfolgerungen zu ziehen. Jeder Mensch ist mehr oder weniger begabt, spontan eine gute Entscheidung mit dem »Bauchgefühl« treffen zu können, ohne die zugrunde liegenden Zusammenhänge rational zu verstehen.

In westlichen Gesellschaften lernen Menschen, eher den Verstand zu benutzen, als nach dem Gefühl zu gehen. Deshalb ist vielen ihre Fähigkeit zur Intuition abhandengekommen. Das heißt, die Fähigkeit ist nicht wirklich verschwunden, sondern die Menschen bemerken sie einfach nicht oder ignorieren sie. Das ist schade, denn die Intuition weist uns oftmals den besseren Weg als der Verstand. Betrachten wir die Intuition genauer: Woher kommt dieses »Wissen« aus dem Bauchgefühl? Es entsteht aus dem Zusammenspiel von geistiger Anbindung und innerer Klarheit.

Meine Worte sollten allerdings nicht missverstanden werden. Ich möchte nicht den Verstand verteufeln. Er ist wichtig, denn manchmal kann uns auch unser Gefühl in die Irre führen. Meist passiert das, wenn uns starke, schwierige Gefühle zu überschwemmen drohen. In einer solchen Situation wäre es nicht gut, eine Entscheidung zu treffen. Besser setzen wir unseren Verstand ein, der uns sagt, dass wir erst wieder zur Ruhe kommen müssen und der uns die Situation so vor Augen führt, dass wir klarer sehen können. Sind wir dann innerlich wieder ruhig, können wir uns in uns versenken und auf unser Herz lauschen.

»Ich habe vergessen, warum ich auf diese Welt gekommen bin. Ich gebe mir seit Jahren Mühe, meinen wirklichen Sinn auf Erden herauszufinden, aber ich habe den Eindruck, ich finde den wahren Sinn nicht. Irgendeinen Sinn kann ich zwar wahrnehmen, und das ist sehr angenehm, aber ich habe den Eindruck, den wahren Sinn zu verpassen, und die Zeit läuft ab. Hast du eine Anregung, wie ich mich meinem Seelenplan, wie du ihn in deinem Buch erwähnst und beschreibst, annähern kann?«

Der Lebenssinn der All-Liebe liegt immer in uns und ist unterschwellig immer präsent. Wenn wir in Freude, in Zufriedenheit und in innerer Güte leben und Gutes tun, sind wir automatisch in unserem Seelenplan und erfüllen unseren Lebenssinn. Und aus dieser inneren Fülle und Geborgenheit heraus folgen wir unserem Herzen bewusst wie auch unbewusst. Wir gehen genau den Weg, der uns guttut, und entscheiden uns für die richtigen Aufgaben im Außen wie im Inneren.

Die Engel sagen: »Gottes Wahrheit ist einfach, weil natürlich. Nur der Mensch in seiner Ängstlichkeit sagt: Warum denn einfach, wenn es kompliziert geht?« Er zerredet alles, weil er durch seine Angst zu Kontrollverhalten neigt. Er meint, das Leben kontrollieren zu müssen, um (scheinbar) sicher zu sein. Doch der wahre Schutz liegt in unserem liebevollen Empfinden, und darin liegt eine tiefe Geborgenheit. Die Devise sollte heißen: »Einfacher denken, mehr vertrauen und mehr Liebe spüren.« So verbinden sich Herz und Verstand, und dies führt zu wohltuenden Handlungen. Das ist Spiritualität, das ist mentale Stärke wie auch emotionale Intelligenz in der heutigen Zeit.

Liebe

»Wie kann ich noch mehr und noch tiefer lieben?«

Die Liebe ist ein sehr stilles, ein sehr leises und ein sehr weites Energiefeld. Wenn man sich zu sehr auf bestimmte Vorstellungen und Wünsche versteift, besteht die Gefahr, sich immer mehr auf den Mangel zu fokussieren. Es ist wichtig, auf die eigenen inneren Bedürfnisse zu achten und nicht einer sehnsuchtsvollen Vorstellung hinterherzujagen, wie die Liebe zu sein hat. Deshalb sollten wir alle Erwartungen, alles Verbissene loslassen und uns einfach auf den Moment einlassen, um die Wunder des Augenblicks zu erkennen – sei es in der Natur, in der Stille zu Hause oder in der Gemeinschaft mit anderen Menschen. In solchen Momenten, spürst du den eigenen Herzschlag, die eigene Lebendigkeit. Lass dich in stillen Minuten ein auf die tiefe, ruhige Schwingung der Liebe, die das Herz öffnet, die Freude erweitert.

Lieben bedeutet, einfach geschehen zu lassen, ohne den Zwang, etwas erreichen zu müssen, etwas leisten zu müssen, erleben zu müssen. Lieben bedeutet, einfach in der Achtsamkeit die Gegenwart zu genießen. Suche dir immer wieder ruhige Momente der Muße. Denn die Liebe will im Empfinden gelebt sein und nicht im Wünschen gesucht werden. Im stillen Empfinden findet die Liebe dich.

»Wieso ist Liebe manchmal so schwierig?«

Wir müssen zunächst mit klaren Gedanken die Liebe definieren. Liebe hat ja verschiedene Formen: Es gibt die Form der göttlichen All-Liebe, bei der wir alles im Leben mit Würde und Mitgefühl betrachten und bejahen können. Je konfliktfreier wir leben, umso mehr können wir dieses tiefe Mitgefühl der Welt, jedem Menschen und uns selbst entgegenbringen. In der Selbstliebe nehmen wir uns an, wie wir sind, wir verzeihen unsere echten oder vermeintlichen Fehler, wir kommen mit uns selbst zurecht, wenn wir allein sind, wir erfassen unser Licht. Je mehr Selbstliebe wir haben, desto mehr sind wir in der Lage, andere zu lieben: den Partner, die Eltern, das eigene Kind, die Freunde.

Die Liebe an sich, die Liebe als das Gefühl der Stille, der Geborgenheit, des Sanftmuts, der Zuversicht, ist nicht schwierig. Die Vorstellung einer Liebe, die mit Melancholie und Euphorie einhergeht, die versucht, einen Mangel auszugleichen, diese Vorstellung ist schwierig, weil es sich dabei nicht um Liebe handelt.

»In meinem Leben geht es aktuell sehr um die Liebe zu mir und meinen Selbstwert. Wie kann ich die Liebe zu mir selbst und meinen Selbstwert steigern? Welche Übungen sind hilfreich?«

Du fragst nach der Selbstliebe. Um diese zu beschreiben, möchte ich sie zunächst von der Selbstverliebtheit abgrenzen. Bei der Selbstverliebtheit achtet der Mensch zu sehr auf sich selbst, auf sein Aussehen, auf seine wahren oder eingebildeten Fähigkeiten, auf seinen Besitz usw. Er stellt sich in den Mittelpunkt des

Lebens, stellt sich auch über andere, schaut also auf andere herab. Die wahren oder eingebildeten positiven Eigenschaften braucht er existenziell für sein Selbstwertgefühl, ohne sie fühlt er sich als ein Nichts. Er ist abhängig davon, wie er auch abhängig von der Anerkennung von außen ist. Welchen Sinn würde denn seine Großartigkeit auch haben, wenn er nicht von anderen gefeiert werden würde?

Selbstliebe dagegen ist ruhestiftend und friedengebend. Der Mensch ruht in sich, unabhängig davon, ob er in einer Gemeinschaft oder allein ist. Er spürt Zufriedenheit, ist in Einheit, im Einklang mit sich selbst. Er liebt sich so, wie er ist, mit seinen schönen wie weniger schönen Seiten. Er macht sich nicht abhängig von äußeren Eigenschaften. Weder muss er sich über noch unter andere stellen. Er erkennt seinen Wert wie auch den Wert seiner Mitmenschen. In der inneren Ruhe ist er in der Lage, seine Fragen zu klären, wirkliche Impulse zu empfangen und sein Leben zu gestalten.

Wie kannst du dich nun selbst lieben und dich selbst wertschätzen? Es scheint dir schwerzufallen, daran zu glauben, dass du bereits das Licht in dir hast, du also von vornherein wertvoll und liebenswürdig bist, sonst kämst du nicht zu dieser Frage. Um mehr zu dieser Wahrheit zu gelangen, könntest du täglich für eine kurze Zeit in die Stille gehen und dir sagen: »Ich bin wertvoll und liebenswürdig.« Die psychologische Forschung zeigt, dass sich neue Spuren im Gehirn bilden können, wenn wir bestimmte positive Gedanken immer aufs Neue wiederholen. Und wir wissen ja, wie bedeutsam Gedanken für die Gefühle sind. Versuche darüber hinaus immer wieder festzustellen, wie du mit dir umgehst. Sprichst du zum Beispiel streng mit dir selbst? Beschimpfst du dich? Dann frage dich, ob du so auch mit einem Kind, das du liebst, sprechen würdest. Versetze dich in das Kind hinein und spüre, wie verletzend dein Umgang mit ihm ist. So kannst du dich dafür sensibilisieren, was du tust, und dein Verhalten verändern. Mit der Zeit wirst du so Selbstliebe entwickeln.

»Wie kann ich mich selbst lieben?«

Das Thema Liebe ist der Mittelpunkt unseres Lebens. Liebe ist auch der Kern unserer liebevollen spirituellen Lebensphilosophie. Liebe hängt außerdem mit allen weiteren Tugenden zusammen, die ebenfalls unsere Lebensaufgaben darstellen: Selbsterkenntnis, Verständnis, Vergebung, wozu vor allem die Selbstvergebung gehört, Vertrauen, auch Selbstvertrauen, Mut, Loslassen sowie Aufgerichtetsein von innen heraus. Wie kannst du dich selbst lieben? Indem du in Achtsamkeit aus deiner gedanklichen, geistigen Stärke und emotionalen Reife heraus alles, was dich beschäftigt, aus den Augen der Liebe betrachtest. Indem du auch dich selbst mit liebevollen Augen anschaust und für dich die Liebe als eine Kraftquelle des Friedens, der Stille definierst. Liebevolle Momente im Alltag helfen sehr, um diese Achtsamkeit auch wahrlich zu entwickeln.

»Wie kann ich inneren Frieden finden?«

Der Erlösungsweg vollzieht sich in mehreren Schritten. Erkenne zuerst in der Selbstreflexion: Was versetzt dich in Unfrieden? Und dann forsche: Welche Gründe hat der Unfrieden? Frage dich: Sind diese Gründe berechtigt? Handelt es sich um Schuld? Dann ist Vergebung gefragt, Vergebung für all das, was war und was ist. Vergebung schafft inneres Vertrauen; Vertrauen in uns selbst, in die eigene Kraft, in die Schöpfung und in unsere Mitmenschen. Aus dem Vertrauen heraus handeln wir mutiger, konsequenter, wir verlieren uns weniger in schwierigen Emotionen, sondern sind fokussierter und dankbarer. Und so handeln wir auch entsprechend klarer und zielorientierter. Durch diese innere Klarheit stabilisieren wir uns im Leben, weil wir das, was uns in Unruhe versetzt, immer mehr loslassen können. Wir halten nicht mehr daran fest, werden immer freier, und die Liebe wird immer spürbarer. Du kannst mehrmals am Tag über folgenden Satz meditieren: »Friede sei mit dir!« Reflektiere diesen Satz, spüre immer mehr, was er für dich bedeutet, und beobachte dann das Wunder, das dieser Satz mit sich bringt. Friede ist die wesentliche Komponente dafür, dass sich alles in lebendigem Fluss befindet.

»Liebe Jana, vor mir öffnen sich oft neue Türen, um sich dann gleich wieder zu verschließen. So geht es auch mit mir selbst: Ich öffne mich, bekomme einen Schock und ziehe mich daraufhin zurück. Langsam denke ich, dass ich das Ganze mit meinen Gedanken verursache, und zweifle stark an mir selbst. Was kannst du mir in dieser Situation raten, wieso passiert mir das?«

So etwas passiert, wenn der Mensch sich in seiner Sensibilität und seinem Liebesbedürfnis zu sehr anderen gegenüber öffnet und sich selbst dabei »vernachlässigt«, wenn er sich zu wenig wahrnimmt, seine Grenzen verliert. Wir müssen lernen, unser

Herz auch uns selbst gegenüber zu öffnen. Wenn du meditierst, stelle dir vor, dass eine lichtvolle Sonne in deinem Inneren erstrahlt und dich wärmt. In diesem Empfinden sage dir: »Ich liebe mich, ich ruhe in mir, Frieden ist meine Kraft.« Ein solches Empfinden führt zu tiefem Atem und damit zu Erdung und Sicherheit. Bewahre diese geistige Einstellung dann auch über den Tag hinweg und achte in allen Begegnungen auf diesen tiefen Atem.

Wenn du merkst, dass Türen aufgehen, aber die Chance gleich wieder vorbei ist, so ist dies ein Zeichen, dass du zwar ein gutes Gespür dafür hast, was du wirklich willst und was dir guttäte, dir eine Umsetzung aber noch nicht ganz zutraust, weil du dich zu sehr nach außen hin orientierst. Hierbei spielt die unterbewusste Frage eine Rolle: »Was denken die anderen?« Vor allem aber: »Was denken sie, wenn mir etwas nicht gelingt?« Wenn dich die äußere Meinung nicht mehr interessiert, bist du in deiner Selbstwürde angelangt.

Wenn man sich öffnet und dann verletzt wird beziehungsweise sich verletzt fühlt, ist das ein Zeichen dafür, dass dieses Sich-Öffnen, dieses Spüren der Liebe, mit unbewussten Erwartungen einhergeht. Man will gefallen, doch das macht schwach, das spürt auch ein anderer und begegnet dir nicht mehr mit dem Respekt, dem Verständnis, der Würde, die du erwartest und verdienst. Wenn du jedoch Liebe, Sicherheit und Vertrauen in dir selbst spürst, hast du gar kein Bedürfnis nach Rechtfertigung und Anerkennung durch den anderen. Dann ruhst du in dir, fühlst dich vollkommen, als ein vollkommener Teil der Gemeinschaft, und kannst über das, was vielleicht nicht deiner Meinung entspricht, schmunzeln. Du identifizierst dich nicht mehr mit Kleinigkeiten und fühlst dich nicht so schnell angegriffen. Also ist es wichtig, das Herz nach innen zu öffnen, in die Selbstliebe und in diese innere Balance zu gehen und die eigene wundervolle innere Vollkommenheit zu spüren. Dann gelingt es dir, wenn sich Chancen auftun, alles zu segnen und sie mit einem guten Selbstbewusstsein und Selbstwürde zu ergreifen, anstatt mit dir zu hadern. Denn wir alle sind allem gewachsen, was auf uns zukommt.

»Wieso stehe ich mir selbst im Weg?«

Meist steht man sich selbst im Weg, weil man zu viel grübelt, weil man zu viel zweifelt und zu wenig in seiner Mitte die Liebe und die Balance spürt. Das hat immer etwas mit Selbstwürde zu tun. Je mehr man solche Eigenschaften in der Kindheit kennengelernt hat, umso leichter hat man es damit. Doch es hat ja einen Grund, warum wir diesen Weg gewählt haben. Denn unser Schicksal hat uns zu dem gemacht, wer wir heute sind, und das hat seine höhere, lichtvolle Bedeutung. Die Liebe ist unsterblich, und sie ist in jedem vorhanden. Kultiviere deine Selbstliebe, indem du das viele Positive, das dir im Leben begegnet ist, würdigst, indem du dir Zeit und Muße nimmst, immer wieder nach innen zu lauschen, deinen Atem zur Ruhe zu bringen und zu schauen, was dir guttut. Aus der inneren Balance heraus kannst du immer mehr Vertrauen spüren und dich auch an Dinge, an Entscheidungen und Lebensschritte trauen, die vorher vielleicht so nicht möglich waren. Das Leben ist ein Weg, den wir beherzt gehen sollten – und je mehr wir ihn mit einem Lächeln, mit Selbstvertrauen und Zuversicht beschreiten, umso näher kommen wir der göttlichen Wahrheit.

»Könnest du etwas über den Zusammenhang zwischen Selbstliebe, Selbstannahme, Gleichwürdigkeit und Gotteserfahrung, Gotteserkenntnis und Erleuchtung sagen? Gibt es Stufen der Erleuchtung, wie immer tiefere Einblicke in die Liebe, Würde und Gnade Gottes?«

Wir alle kennen den Satz: »Du begreifst den Geist, dem du gleichst.« Je mehr Liebe wir in uns spüren, uns schenken und auch leben, umso mehr Liebe erfahren wir natürlich auch im Außen, in den anderen, in der Welt. Je mehr Liebe wir für uns empfinden, umso mehr können wir auch Liebe und Mitgefühl für den anderen empfinden.

Genauso ist es mit der Selbstannahme – je mehr wir uns in unserem So-Sein akzeptieren, uns gegenüber nachsichtig sein können, umso mehr sind wir auch in der Lage, respektvoll und nachsichtig mit anderen umzugehen. Wir verstehen das Leben, weil wir dem Leben vertrauen.

Und so ist es auch mit der Gleichwürdigkeit. Je mehr ich mich in meiner Freiheit und Eigenverantwortung, in meiner geistigen Kraft, in meinem göttlichen Naturell wiederfinde, umso mehr traue ich mir auch zu, in das Licht Gottes zu schauen, durch ein Gebet, durch Meditation, durch tiefe Stille in mir. Und ich bin in der Lage, mich mystischen Erfahrungen zu öffnen. Ich bin es mir wert, ich begreife das Licht in mir.

Durch diese Gleichwürdigkeit sind wir imstande, Erleuchtung zu erfahren. Mit Erleuchtung meine ich keine plötzliche Erleuchtung, bei der von jetzt auf gleich alles geklärt ist, sondern ich meine mehr die kleinen Erleuchtungen. Zum Beispiel kann ich über die Selbsterkenntnis die Fähigkeit erlangen, den Blick auf die Probleme, die mich bestimmt haben, Stück für

Stück zu verändern. Anstatt auf die verschlossene Tür zu starren, kann ich die offene Tür erkennen, die Lösung, die immer da war.

Und jetzt besitze ich die Reife hindurchzugehen. Diese Form von Erleuchtung – also Erleuchtung in dem Sinn, dass ich wirklich etwas begriffen habe – bedeutet auch, etwas umgesetzt zu haben. Es bedeutet, immer tiefer lieben zu können und immer konsequenter in seinem Vertrauen zu ruhen. Sie kann auf verschiedenste Art und Weise stattfinden, bei manchen Menschen geschieht es durch eine Nahtoderfahrung, bei anderen durch die Geburt eines Kindes.

»Liebe Jana, ich bin Hypnotiseurin und habe vor Kurzem in einem Seminar eine Hypnose zum Thema ›Reinkarnation‹ durchgeführt. Dabei fand ich es wichtig, viel Herzlichkeit reinzubringen, und holte mir Ideen aus deinem Buch *Heilen mit der göttlichen Kraft – Cosmogetic Healing*. Bei meiner Veranstaltung ist mir aufgefallen, dass Sätze, die der Mensch innerhalb der Meditation in sich spüren sollte, wie: ›Ich bin Liebe‹ bei einigen auf Abwehr gestoßen sind; es sei ihnen zu esoterisch usw. Mir ist es wichtig, die Menschen in diesem Bereich zu sensibilisieren, doch es fällt nicht immer leicht. Wie denkst du darüber? Denn deine Message ist immer die Liebe.«

Das Empfinden der Liebe entspricht durch und durch unserem inneren Kern. Und doch ist es für viele Menschen, die durch ihre Ängste unbewusst verschlossen oder verbittert sind, nicht selbstverständlich, mit der Liebe souverän und gütig umgehen zu können.

Wir sind eben alle in ein altes, verhärtetes, sozusagen männliches Zeitalter hineingeboren, wo der Glaube an einen strafenden Gott dominierte, wo wir uns nach strengen Vorgaben orientieren mussten. Vielleicht bekamen wir zu hören: »Was sollen andere von dir denken?« Es dominierte ein nach außen gerichtetes Denken anstelle eines liebevoll nach innen gerichteten Empfindens: »Was denkst du? Wie geht es dir?« Deshalb sind die Menschen verhärtet und verschlossen. Sie denken, die Stärke läge im Lebenskampf. Dabei liegt die Stärke in der Güte des Herzens, doch das ist nicht für jedes Bewusstsein selbstverständlich.

Wir sind Vorreiter für dieses neue Zeitalter, für dieses sozusagen weiblichere Zeitalter im Sinne eines gütigeren Umgangs miteinander. Diese Sanftheit und Güte ist im Mann wie auch in der Frau, in jedem Menschen zu Hause. Doch es braucht Zeit, alte Gedanken und Strukturen umzuwandeln, ein neues Blickfeld zu entwickeln, der inneren Weisheit wirklich Raum zu geben. Noch denken viele Menschen, Liebe habe etwas mit Weichheit, Nachgiebigkeit oder gar mit Egoismus zu tun und sei nicht erlaubt.

Wie können wir diese Bewusstseinsveränderung in der Welt, in unseren Kursen, in unserem Umgang miteinander unterstützen? Ich würde dir empfehlen, Sätze wie »Ich bin Liebe«, die für deine Kursteilnehmer noch zu ungewohnt sind, umzuformulieren, denn man muss ja den Menschen dort abholen, wo er steht. Du kannst zum Beispiel den weniger starken Satz »In mir ist Liebe« vorgeben. Oder frage deinen Teilnehmer: »Wobei fühlst du dich wohl? Womit kannst du dich identifizieren?« Vielleicht antwortet er, dass sich für ihn der Satz »Ich bin gütig« stimmiger anfühlt. Das wäre dann sein Satz. Hole also deine Teilnehmer dort ab, wo sie stehen. Und mit der Zeit werden sie sich entwickeln, sehen, wie viel Weisheit und Kraft in ihnen steckt, und vielleicht werden sie irgendwann einmal auch »Ich bin Liebe« sagen können.

»Mich interessiert sehr, wie ich mich von alten blockierenden Mustern, die ich erkannt habe (zum Beispiel ›Alle anderen sind besser als ich‹), wirklich lösen kann.«

Beglückwünsche dich dafür, dass du deine blockierenden Muster erkannt hast, denn das ist die Voraussetzung für ihre Auflösung. Natürlich reicht es nicht aus, die Muster zu erkennen. Im nächsten Schritt steht an, sie auch emotional zu lösen, denn hier geht es ja um die Heilung von Gefühlen.

Du schreibst nicht, um was für Muster es sich konkret handelt. So kann ich dir nur allgemein antworten. Übe dich zunächst in Geduld, denn es ist nicht möglich, sich von heute auf morgen zu ändern. Eingeschliffene Muster können hartnäckig sein – sie zu wandeln ist ein Prozess, der seine Zeit benötigt. Sage dir immer wieder, dass du ein wertvoller und liebenswürdiger Mensch bist, gleichgültig, wie lange es dauert, bis du deine Ziele erreichst. Damit übst du Selbstliebe, und Selbstliebe ist der Weg zur inneren Freiheit.

Des Weiteren kannst du Seminare besuchen, die helfen, die blockierten Gefühle in Liebe und Vertrauen zu befreien. In einem Seminar wirst du in Übungen angeleitet, und du bist in einer liebevollen Gemeinschaft, mit der du dich austauschen kannst. Du kannst dir auch Wissen aus liebevollen Büchern aneignen und dich inspirieren lassen. Nicht wenige Menschen haben einen Satz in einem Buch gelesen, der ihr Leben verändert hat.

Seelen

»Liebe Jana, wie würdest du die Seele definieren und wo genau befindet sie sich? Jemand sagte vor Kurzem, einige Meter über dem Kopf. Was soll die Seele da verloren haben?«

Aufgrund meiner Hellsichtigkeit und meiner Erfahrungen in der Sterbebegleitung kann ich eine deutliche Beschreibung von der menschlichen Seele und vom menschlichen Geist geben.

Es ist natürlich für viele Menschen schwer, sich vorzustellen, was eine Seele und was ein Geist ist. Anders ist das bei unserem Körper, da wissen wir, was wir haben. Doch unser Körper ist ja beseelt; beseelt vom »Seelenleib«. Dieser »Seelenleib« ist dein Energie- oder Lichtkleid, das du sozusagen in dir trägst. Es ist die Empathie- und Liebesfähigkeit in dir, die zeigt, dass du von Gottes Licht durchdrungen bist, denn es ist eine Gnade Gottes, dass wir lieben können und geliebt werden. Die Seele möchte sich immer weiterentwickeln zum göttlichen Bewusstsein der All-Liebe hin und erlebt sich durch den physischen Leib. Denn nur in der Materie, in den Dimensionen von Raum und Zeit, können wir uns spüren. Wir nehmen uns hier auf Erden auch über die Gedankenkraft wahr. Und das ist der Geistesleib in uns. Diese drei Energieleiber, also Geistesleib, Seelenleib und physischer Leib, bilden eine Einheit (Trinität). Die Energie von Seele und Geist beseelt unseren Körper, wodurch er lebendiger wird und sich entwickeln kann. Und die Chakren bilden die Verbindungen dieser drei Energien. Nach dem Ableben teilt sich diese Trinität auf. Geist und Seele finden den Weg zurück in Gottes Licht, und bei der Wiedergeburt verbinden sie sich wieder zu einem Ganzen. Deshalb sollten wir uns auch als Ganzes betrachten und nicht irgendwo einen Teil von uns im Außen suchen oder versuchen, ihn dort zu spüren. Deine geistige Kraft obliegt der Klarheit deiner Gedanken in dir. Deine seelische Kraft obliegt dem liebevollen Empfinden in dir, in deinem Inneren, in deiner Brust. Wenn sich ein liebevolles Herz und ein klarer Verstand verbinden, atmet der Mensch tiefer, er befindet sich in seiner vollkommenen Energie und somit in seinem vollkommenen Potenzial, in seiner vollkommenen Kraft und kann umso mehr sein Leben ergreifen.

Daher ist es klug, in sich zu ruhen und in der Meditation dem Atem zu folgen, Liebe im Brustraum zu spüren und ruhige Klarheit im Kopf. Denn genau diese Verbundenheit, diese Harmonie entfaltet unsere seelischen Qualitäten, also alle liebevollen Tugenden. So können wir auf unsere Fragen die entsprechenden Antworten in uns finden und sie auch umsetzen. Also, spüre deine Seele durch die Liebe in deinem Herzen.

»Wo kommen all die Seelen her? Wie entsteht eine neue Seele?«

Wenn ich in Gottes Licht schaue, dann erlebe ich ein grenzenloses Licht in einer höchsten Ebene des Seins. Dieses Licht ist wie ein unendliches weißes Meer voller Liebe und Frieden. Innerhalb dieses grenzenlosen Lichts sind wir quasi Abspaltungen, Lichtteilchen. Wir bleiben aber dennoch stets ein Teil des unendlichen Lichts Gottes. Diese Lichtteilchen sind die menschlichen Seelen, die aus einem göttlichen Bewusstsein heraus entstehen und mit einem individuellen Bewusstsein ausgestattet sind. Deshalb ist der Mensch auch in der Lage, so intensiv und vielseitig aus dem Herzen lieben zu können. Denn Gott ist die All-Liebe. Und wir erfahren die Liebe auf der Erde in verschiedenen Formen (Selbstliebe, Liebe zu Mitmenschen, zum Partner, Kind, Tier, zu Gott usw.). Das entspricht unseren Erfahrungen im Hier und Jetzt. Deshalb kann es unendlich viele Seelen geben, weil Gottes Licht grenzenlos ist und kein Ende besitzt.

Es gibt Seelen, die sehr häufig auf der Erde inkarniert sind. Diese haben viele Erfahrungen gemacht und haben eine Persönlichkeit entwickelt, die eher zu Weisheit und Ernsthaftigkeit tendiert. Dann gibt es Seelen, die noch nicht so viele Inkarnationen hinter sich haben; sie tragen noch eine gewisse Unbedarftheit und Leichtigkeit in sich. Alles hat seine Qualität, und alles hat seine Berechtigung, denn die Erde braucht die Vielfalt, damit es einerseits Beständigkeit gibt, aber auch neues evolutionäres Gedankengut entsteht.

»Woher kommen die Seelen? Vor hundert Jahren waren noch ein paar Milliarden weniger Menschen auf dem Planeten, und warum sollte eine Seele wieder in einen anderen Körper inkarnieren? Ich denke, der Seelenanteil in uns ist nicht körpergebunden. Es ist ein Teilchen, Tropfen aus einem Seelensee. Es gibt so einen Spruch, und der lautet: Gott wollte sich spüren und so schuf er den Menschen. Er wollte alle möglichen Emotionen selber spüren.«

Gott hat mit dem Menschen individuelles Bewusstsein auf die Erde gebracht. Somit sind wir im Diesseits durch das Empfinden der Liebe in unserem Herzen mit dem höchsten Licht Gottes verbunden. Diese tiefe Verbundenheit im Herzen zu spüren macht uns glücklich und erfüllt das Leben mit Sinn.

Das individuelle Bewusstsein eines Menschen braucht die irdische Erfahrung für die Selbsterkenntnis. Um zur Selbsterkenntnis zu gelangen, inkarniert es wiederholt auf die Erde. Zum Beispiel mal als Frau, mal als Mann oder mal als Christ, mal als Moslem. Denn durchlebte Lebenserfahrungen bilden ein erhöhtes göttliches Bewusstsein in uns aus.

Auch im Jenseits behält unsere Seele ihr individuelles Bewusstsein mit einer individuellen Resonanz und Schwingung. Im Jenseits erblicken wir zwar Gottes universelles Licht der All-Liebe bewusst, erkennen dann den Grad unseres Bewusstseins und auch wie weit wir tatsächlich von der göttlichen Liebe entfernt sind. Wir befinden uns dann zwar in einer feingeistigen Schwingungsebene, der Astralebene des Seelenbewusstseins, doch wir verschwinden nicht im höchsten Bewusstsein, sondern unser Selbst und die Verbundenheit mit Gottes Lichtquelle bleiben bewusst erhalten. Da Energie keinen Anfang und kein Ende hat, sind wir als göttliche Seele im Diesseits wie im Jenseits mit Gottes Licht verbunden, ohne uns aufzugeben.

Mit unseren begrenzten menschlichen Möglichkeiten hier in der Materie, gefangen in Raum und Zeit, können wir nicht auf all unsere Fragen Antworten finden. Dies ist auch nicht nötig, denn im Leben geht es nicht darum, Wissen anzuhäufen, sondern im Frieden zu sein. Wir sollten einfach dankbar dafür sein, dass es uns gut gehen darf und dass wir dies alles fühlen und erleben dürfen. In innerer Ruhe kommen wir Gottes Wahrheit im Diesseits wie auch im Jenseits näher. Die Liebe und das Licht sind überall, in unserem individuellen menschlichen Bewusstsein wie auch im überpersönlichen Göttlichen.

»Liebe Jana, warum berichten manche Menschen nach Nahtoderfahrungen von Erlebnissen, die sie gehabt haben, wohingegen andere behaupten, sie wären während dieser Zeit einfach nicht da gewesen und hätten nichts erlebt? Wo bleibt die Seele, die wir als unser Ich wahrnehmen, in dieser Zeit? Mir macht dieser Gedanke Angst.«

Erfahrungen hängen immer mit unserem Bewusstseinszustand zusammen, und dieser hängt auch vom körperlichen Zustand ab. Bei Menschen, die während einer scheinbaren Nahtoderfahrung keine geistigen Erfahrungen gesammelt haben, ist die Seele nicht aus dem Körper ausgetreten. Diese Menschen befanden sich innerhalb ihres Körpers, in ihrer ganzen Bewusstseinskraft. Man muss sich das vorstellen wie den nächtlichen Schlaf. Es handelt sich hierbei um Nahtodsituationen ohne außerkörperliche Erfahrungen. Dann gibt es auch Nahtodsituationen, bei denen der Mensch aus seinem Körper steigt. Er sieht ihn von außerhalb, während seine Seele die Szene betrachtet. Doch auch das ist noch keine »vollkommene Nahtoderfahrung«, denn der Mensch ist nicht tot, sondern seine Seele ist nur ausgetreten. Es handelt sich um eine Art »Astralreise«, da die Seele zwar aus dem Köper ausgetreten ist, sich jedoch noch innerhalb der Aura befindet. Der Mensch ist außerhalb des Körpers in der Astralität und nimmt die Welt in seinen Bewusstseinskräften anders wahr.

Und dann gibt es die tatsächliche Nahtoderfahrung, wo auch der Körper mit dem Herzstillstand das Todeserlebnis erfährt. In diesem Fall tritt die Seele nicht nur aus dem Körper hinaus in die Astralität, sondern vollzieht den Schritt über die Schwelle in die jenseitige Welt. Hier sieht sie nun diesen oft beschriebenen Tunnel oder Engelwesen oder lichtvolle Seelen, die sie begleiten und auf sie achten. Hierbei durchläuft man oft auch so eine Art Lebensrückschau oder Lebensvorschau, indem man sich erinnert: Was war eigentlich mein Seelenplan, was habe ich noch zu erledigen, wofür es sich lohnt zurückzukommen?

Es ist in der heutigen Zeit modern und spektakulär, vieles als Nahtoderfahrung zu bezeichnen, doch die Stadien unterscheiden sich deutlich. Die körperlichen Stadien sind dabei unterschiedlich und somit auch die Bewusstseinsstadien. Und vor dem Tod braucht man keine Angst zu haben, wir können nie tiefer fallen als in Gottes Hand. Unsere Seele ist unsterblich, und unser Bewusstsein wird nie ausgelöscht. Wir erfahren uns im Licht auf eine andere Art und Weise in einer körperlosen Weite. Und das sollte für jeden tröstlich sein. Auf uns wird immer gut geachtet, wir sind immer beschützt.

»Gibt es eine Situation, wie zum Beispiel bei Abtreibung, Selbstmord oder wenn man von Hellsichtigen gesagt bekommen hat, dass vergangene Leben nicht gut für die Entwicklung waren, in der die Seele so Angst hat, dass sie stecken bleibt? Und wenn ja, kann sie sich nach einiger Zeit wieder selbst befreien?«

Ganz gleich, um welche Lebenssituation es sich handelt: Wir sollten uns bewusst machen, dass Angst immer stagnierend wirkt und Liebe befreiend. Da die Liebe in uns allen der Kern unserer Seele ist, überwiegt die Liebe auch in allem. Früher oder später wird sich jeder auf seine liebevolle Stärke besinnen, ob im Jenseits oder Diesseits. Er wird in dieser Liebe erstrahlen und dadurch einen neuen Kraftimpuls, einen neuen Energieschub bekommen, um voranzuschreiten. Das heißt, wenn wir Liebe in uns spüren, wenn also die Seele Liebe in sich spürt, wenn sie auch noch von Liebe anderer Menschen umhüllt ist, selbst wenn es nur liebevolle Gedanken sind, können wir stets zu guten Lösungen beziehungsweise die Seelen den Weg ins Licht finden. Denn Gott urteilt nie, sondern die All-Liebe Gottes ist immer empfangend, behütend und willkommen heißend. Mögen stets Liebe und Frieden in uns sein.

»Ich habe erfahren, dass der Mensch, sobald er das ›Licht der Welt‹ erblickt, vergisst, was seine geistige Heimat war. Oder anders gesagt: Nachdem der Mensch den Geburtskanal verlässt, vergisst er völlig, woher er kam. Ab dem Moment gilt dann nur noch die physische Welt. Wie verhält es sich mit dem Geborenwerden durch Kaiserschnitt? Angeblich wurden die Kinder der Könige und Herrscher in den zurückliegenden Jahrhunderten bewusst per Kaiserschnitt auf die Welt geholt, um zu vermeiden, dass der ›Schleier des Vergessens‹ einsetzen kann. Ist das zutreffend?«

Wenn das so wäre, wären sicherlich die Vergangenheit und die Geschichte der Menschheit friedvoller verlaufen! Nein, das ist so nicht zutreffend. Es ist so, dass sich etwa zwischen der siebten und elften Schwangerschaftswoche, wenn im Fötus der Geistesleib und der Seelenleib verankert sind, ein Energiefeld, ein »Vergessenheitsschleier« um das neue Leben legt. So kann die Seele, der neue Mensch, in eine tiefe Schlafphase und Entwicklungsphase hineingehen, und dem Wachstum und Werden steht nichts im Weg. Er vergisst, wo er herkommt, aber er spürt, woher er kommt. Warum? Weil die Seele pure Emotio ist, unsere natürliche Intuition und unser natürliches Grundbedürfnis nach Spiritualität, nach göttlicher Heimat. Dieses Empfinden sollten wir pflegen, und wir sollten trotz aller Prägungen, trotz aller negativen Glaubenssätze und Vorstellungen immer mehr in unseren inneren liebevollen Kern hineingehen, unserem inneren Ruf, unserem liebevollen Herzen durch das Ausleben der liebevollen Tugenden folgen.

Der neue Mensch in seinen seelischen, geistigen und physischen Kräften erwacht ungefähr im siebten Schwangerschaftsmonat immer mehr im Mutterleib, und durch die Sinne der Mutter nimmt er auch immer mehr an der Welt teil. Der neue Mensch muss ganz im Hier und Jetzt sein und seine vergangenen Inkarnationen vergessen, um sich auf sein neues Leben, diese neue Zeit, diese neue Rolle, dieses neue Umfeld einstellen zu können. Er muss in dieser Vorbereitung ganz präsent sein, um die Chancen, die diese Inkarnation ihm bietet, durch und durch annehmen zu können. Andernfalls würde er sich ja ständig in den Welten und Zeiten verlieren. Deshalb ist das, was war, das sogenannte Karma, nicht wichtig. Was zählt, ist das Jetzt. Darin liegt die Chance. Die Engel sagen: »Karma ist nichts anderes als nicht losgelassene Emotionen.« Daher sollten wir unsere Emotionen in Form von liebevollen Tugenden kultivieren und uns immer mehr eine liebevolle Gegenwart erschaffen, denn daraus entsteht auch eine lichtvolle Resonanz und eine lichtvolle Zukunft. Also im Hier und Jetzt spielt wahrlich die Musik. Somit ist für diese geistige Ausrichtung die Art der Geburt, ob natürliche Geburt oder Kaiserschnitt, nicht von Belang.

»Was bewirkt oder welche Aufgabe erfüllt die Seele, die im Himmel angekommen ist und in dieser Dimension verbleibt? Oder führt der nächste Schritt ins Paradies? Ist man dann nur noch eine reine, liebende, strahlende Seele? Hat man vielleicht unbewusst auch dadurch einen Zweck erfüllt, der für das große Ganze von Bedeutung ist?«

In meinem Buch *Jenseitige Welten* beschreibe ich detailliert den Weg der Seele ins Licht. Jede einzelne Seele geht nach dem physischen Sterben zunächst in die Astralitäten, dann weiter in ein Bewusstsein der Liebe – sie folgt dem inneren Ruf und blickt in einer Leichtigkeit nach oben, was den Beginn des Aufstiegs einläutet.

Die erste Bewusstseinsebene ist die Ebene der Erkenntnis. In diesem körperlosen Zustand erkennt die Seele, dass etwas zu Ende gegangen ist, sich quasi eine Tür geschlossen hat, und durch ihren inneren Ruf weiß sie, dass sich eine bessere öffnet. Damit schließt diese Inkarnation ab, und die Seele schaut nach oben. Durch ihre Bereitschaft für die innere Leichtigkeit kann sie sich hinaufschwingen in die zweite Ebene, in die Ebene des Verständnisses. Hier geht es um Selbstreflexion, das heißt, die Seele vollzieht auf dieser Ebene die stärkste Lebensrückschau. Da sie die Situationen aus dem vergangenen Leben, die sie immer noch bewegen, aus einer überpersönlichen Ebene betrachtet, findet sie erlösende Antworten. So kann sie durch diese Erkenntnisse immer mehr die emotionalen Anhaftungen loslassen.

Und je leichter sie dadurch wird, umso höher wird ihr Bewusstsein, sodass sie in die dritte Bewusstseinsebene gelangt, in die Fähigkeit und das Bewusstsein der Vergebung. Sie weiß dann, weshalb etwas so war, wie es war. Sie kann die Hintergründe verstehen. Sie kann erspüren, was es bedeutet: »Gott vergib ihnen, denn sie wissen nicht, was sie tun.« Vergebung macht liebevoll, macht lichtvoll und leicht. Und so schwingt sie sich in die vierte obere Astralebene, in die Bewusstseinsebene des Vertrauens. Dann ist sie in der Lage, immer größeres Vertrauen in sich zu spüren, und aus dieser Leichtigkeit heraus schwingt sie sich in die fünfte Dimension hinein, die emotionale Fähigkeit des Mutes. Sie hat nun den Mut, sich auf das Neue einzulassen, auf das, was sie im Jenseits wahrnimmt. Sie wagt es, sich auf einer neuen Bewusstseinsebene dem Neuen hinzugeben und schwingt sich durch diesen inneren Ruf in die sechste obere Astralebene des Loslassens hinein. Ab jetzt lässt sie ihre alte Rolle in der alten Inkarnation immer mehr los, sodass auch ihre energetische Gestalt nicht mehr ihrem vorherigen Aussehen entspricht, sondern immer neutraler wird wie eine leuchtende Kerze.

Und in diesem Licht schwingt sie sich in die siebte obere Astralebene hinein, in den siebten Himmel, in die höchste Erkenntnis der Liebe. Sie weiß, wie viel Liebe sie in sich trägt und was sie von der gottähnlichen Liebe, die sie nun über sich erlebt, noch trennt, welche Resonanz, welche Anhaftungen noch vorhanden sind. Aus dem Bedürfnis nach der Erfahrung dieser Liebe heraus spürt sie jetzt, was sie noch blockiert. So erschafft sie einen neuen Seelenplan mit ihrem Schutzengel und bereitet sich für eine neue Inkarnation vor. Es kann auch sein, dass sie in dieser höchsten Form der Erkenntnis der Liebe sieht, dass sie gar keine Resonanz mehr auf das Irdische hat, auf das, was den

Menschen bewegt, dass sie bereits dieser gottähnlichen Liebe gleicht. Und so erhöht sie sich in dieses Licht, was wir die Schwingung des Paradieses nennen. Oder sie verbleibt noch eine Weile in den Engelhierarchien und lernt von den Engeln durch Beobachten. Und wenn die Seele in diesem paradiesischen Zustand erblüht, in einem lichterloh strahlenden Energiefeld, dann erfüllt sie trotzdem einen Sinn und Zweck, auch für Gottes Schöpfung. Denn diese hohe Energie ist mit allem in Liebe verbunden, sodass diese hohe paradiesische Energieebene, diese friedvolle Schwingung, dieses Bewusstsein der Vollkommenheit auch nach unten ausstrahlt. Diese Schwingung vom Höchsten erreicht uns stetig, und somit ist Gottes Licht überall. Wir sollten im Diesseits wie auch im Jenseits in einem liebevollen göttlichen Bewusstsein sein.

»Gibt es Dualseelen beziehungsweise Zwillingsseelen?«

Zunächst einmal sollten wir uns vor Augen führen: Was sind »Dualseelen«? »Dual« kommt vom lateinischen *duo* und bedeutet »zwei«. Wir als Mensch stellen in unserer göttlichen Seele jedoch eine Einheit mit Gott und seiner All-Liebe dar. Und alle Menschen, die tatsächliche Nahtoderfahrungen oder tiefe mystische Erfahrungen erlebt haben und Gottes All-Liebe begegnet sind, wissen um diese Vollkommenheit. Sie kämen nicht auf die Idee, eine Seele zweiteilen zu wollen, sie haben nicht die Vorstellung, dass zwei Seelen eine ewige Verbindung miteinander haben, ob sie wollen oder nicht.

Diese Vorstellung von extremster Zweisamkeit kommt aus der menschlichen melancholischen Sehnsucht nach Geborgenheit im anderen. In Wirklichkeit entspricht diese Sehnsucht unserem tiefen spirituellen Bedürfnis nach der bewussten Verbindung mit dem göttlichen Licht, nach Sinnhaftigkeit, nach einer spürbaren Geborgenheit und Sicherheit in uns. Wir sollten uns hierbei vor Augen führen, dass ein anderer Mensch uns in unserer liebevollen Entwicklung unterstützen, bereichern und auch inspirieren kann, doch unsere Entwicklung der Liebe in unserem Inneren ist stets unabhängig von anderen. Und diese Unabhängigkeit, diese Freiheit sollten wir uns stets vor Augen führen, niemals aufgeben und uns auch niemals wegnehmen lassen. Dann schätzen wir uns selbst und somit auch unseren Partner und unsere Mitmenschen. Dann entstehen auch keine melancholischen Erwartungen samt den dazugehörigen Missverständnissen. Es ist wahr, wir sind vollkommen in unserer göttlichen Seele und finden die Liebe nur in uns selbst. Wir können aus der vorhandenen Liebe in uns in Resonanz mit der Liebe im Außen mit unseren Mitmenschen, mit unserer Welt treten.

»Was geschieht mit den Seelen von denen, die sich in bedrohlicher Lage das Leben genommen haben? Denken wir zum Beispiel an die Offiziere des 20. Juli 1944, die sich erschossen haben, um nicht in die Hände der Gestapo zu geraten.«

Was geschieht mit Menschen, die nicht lebensmüde sind und doch einen Suizid aufgrund einer bedrohlichen Lebenssituation begehen? Gott und die Engel verurteilen niemanden. Die Rechenschaft, die wir abzulegen haben, ist immer die vor uns selbst, im Diesseits wie auch im Jenseits – nur wir selbst müssen uns in die Augen schauen können. Die Seele, ganz gleich, ob dieser Mensch sich selbst tötet oder einen natürlichen Tod erlebt, tritt stets mit der Stimmung, mit dem Bewusstsein über die Schwelle in die jenseitige Welt, mit der sie den letzten Atemzug getan hat. Man kann sich das ungefähr so vorstellen: Die Seele steht zunächst, wenn sie den Schritt über die Schwelle vom Diesseits ins Jenseits vollzieht, wie in einem Nebel in der Astralwelt. Sie muss sich in ihrem Bewusstsein neu orientieren, ohne Strukturen, ohne Konturen, ohne Straßenschilder, körperlos. Die Orientierung geschieht durch ihren inneren Ruf, durch ihre eigene Resonanz. Und so gibt es Seelen, die in sich verschlossen bleiben, nichts wahrnehmen oder aggressiv weiterkämpfen. Und es gibt andere, die in sich hineinschauen und das Licht in sich erkennen, die diese Würde in sich spüren, die ins Licht schauen und ihren Weg zum Licht vollziehen. Und das geschieht unabhängig von der Todesart. Es geht dabei immer um Bewusstheit und Resonanz.

Das Thema deiner Frage ist natürlich etwas schwierig zu beantworten. Suizid bedeutet ein schnelles Ende des Lebens, obwohl das Leben noch nicht abgeschlossen ist. Der Seelenplan, der Reifeprozess, den die Seele sich vorgenommen hat, ist ja noch nicht abgeschlossen. Und mit diesen offenen Aufgaben und offenen Fragen schaut die Seele dann ins Licht und setzt sich damit auch im Jenseits auseinander, was nichts Negatives oder Positives zu bedeuten hat. Es geht stets um das Bewusstsein und die inneren Aufgaben. Doch dürfen wir die Emotionen, mit denen eine Seele bei einem Selbstmord über die Schwelle geht, nicht unterschätzen, denn jeder Selbstmord geschieht aus einer Schwere heraus. Das ist ein Schock, in dem man erstarrt. Je mehr man in Frieden und in innerer Leichtigkeit geht, umso mehr gleicht man dem Licht und umso mehr zieht es einen hinauf in dieses hohe Bewusstsein der Liebe. Es ist deshalb so wichtig, dass wir alle auf ein lichtes Gedankengut in uns achten, auf lichte Emotionen, auf lichtvolles Bewusstsein der göttlichen Heimat. Und dass dies bereits im Diesseits geschieht, nicht erst im Jenseits. Wir sollten unsere Lebensaufgabe als göttliche Seele wahrnehmen, damit wir, wenn wir eines Tages gehen, hoffentlich eine Spur der Liebe hinterlassen. Und wir sollten die Augen für immer schließen mit dem Gefühl, mit dem Bewusstsein: »Ja, ich habe geliebt, ich wurde geliebt, ich habe Liebevolles vollbracht.« Möge es in uns bereits jetzt paradiesischer werden.

»Meine Frage bezieht sich auf die Energiefelder, auf die Aura des Menschen. Was passiert mit diesen Feldern, wenn zwei Menschen aufeinandertreffen? Wie beeinflussen sie sich gegenseitig, auch wenn sie sich nicht kennen und nicht miteinander reden? Da Sie diese Felder sehen können, würde ich mich freuen, wenn Sie uns mehr darüber erzählen könnten.«

Materie ist die maximale Verdichtung der Energie. Und Energie kennt keinen Anfang und kein Ende.

Was ist eine Aura? Unser Körper als intensives Energiefeld in Form von maximaler Verdichtung wird von unserem Seelenleib beseelt, unserem emotionalen Energiefeld; er wird auch von unserem Geistesleib beseelt, unserer geistigen Klarheit. In diesen Feinstofflichkeiten strahlen wir, dies ist unsere Ausstrahlung, unser Spirit. Die Aura ist dein feinstoffliches Energiefeld als Summe deiner Gedanken, deiner Gefühle, deines Empfindens, und dementsprechend kann sie sich auch fortlaufend verändern. Fühlen wir uns gut, strahlen wir intensiver; fühlen wir uns nicht gut, strahlen wir etwas anderes aus. Und das spüren wir auch. Ich kann dieses Energiefeld sehen. Die Aura als Energiefeld hat keine Grenze, doch sie hat eine Ausdrucksform, die man hellsichtig in Form von Farben und von Größe sehen kann. Dieses Energiefeld ist quasi weltumspannend, es wird immer feiner, hat aber kein Ende.

Deine Information sowie auch die Informationen anderer Menschen sind überall auf der Welt vorhanden. Somit sind wir aus Gottes Sicht tatsächlich alle Brüder und Schwestern, und in Liebe finden wir eine gemeinsame Sprache. Durch unsere Energiefelder schwingen wir stets miteinander und mit allem. Umso wichtiger ist es, sich seiner Schwingung bewusst zu werden: Schwinge ich in Liebe, in Mitgefühl oder schwinge ich in Angst oder Aggression? Dementsprechend schwinge ich mehr mit den Menschen, die in Liebe sind, oder mit den Menschen, die in Angst und Aggression verharren. Wir senden dauernd Impulse in die Welt, und so können wir durch unseren eigenen inneren Frieden mithilfe des morphischen Feldes die globale Schwingung positiv unterstützen, durch Segnen, durch unsere eigene Freude, dadurch, dass wir uns gut fühlen. Wir können stets spüren, wenn ein Mensch lächelnd einen Raum betritt, selbst wenn wir mit dem Rücken zu ihm stehen. Denn wir spüren einen Einfluss, wir spüren, ob dieser Mensch uns guttut, ohne dass wir mit ihm reden. Deshalb ist es so wichtig, stets liebevoll und klar zu sein, um immer weniger unter negativen Einflüssen zu stehen und immer weniger manipulierbar zu sein. Sich in Liebe zu spüren bedeutet, in sich zu ruhen. Es bedeutet auch, den anderen in seinem So-Sein zu lassen, Dinge geschehen zu lassen, denn wer liebt, lässt los.

Wer möchte, kann natürlich seine Sensibilität weiter schärfen. In meinen Seminaren kann man lernen, die Aura zu spüren, die Aura zu sehen, seine Menschenkenntnis noch mehr zu stärken, seine Intuition und seine geistigen Wahrnehmungen. Zum Verständnis ein Beispiel: Mir begegnete eine Frau, die mir unglaublich freundlich und lächelnd entgegentrat. Aber durch die neugierigen Fragen, die sie mir stellte, zu Dingen, die sie eigentlich nichts angingen, spürte ich ein Unbehagen. Während sie noch auf mich einredete, sah ich plötzlich ein Energiefeld um sie herum in Form eines schmutzigen roten Lichts. Und ich fragte mich, was das wohl zu bedeuten habe. Im nächsten Moment kam ihr Noch-Ehemann, mit dem sie in Scheidung lebte, in den Raum. Sie fiel ihm um den Hals, umarmte ihn sehr freundlich, aber ihre Aura wurde dabei richtig dunkel bis fast schwarz. Sie war also unaufrichtig und von Wut erfüllt. Da konnte ich erleben, wie ein Mensch gute Miene zum bösen Spiel machen kann. Für mich war dieses Erlebnis sehr beeindruckend. Meine Fähigkeit, die Aura eines Menschen sehen zu können, kann mir also meine Intuition bestätigen, und sie hilft mir, meine Menschenkenntnis weiter zu vertiefen.

Wir sollten stets darauf achten, dass wir uns wohlfühlen, dass wir somit positive und friedvolle Impulse nach außen strahlen und voller Klarheit und Liebe auch entsprechende Menschen anziehen, die uns guttun. In Liebe sind wir nicht manipulierbar, und Liebe ist ein friedvolles und tief beruhigendes Gefühl. Deshalb empfehle ich stets, sich mindestens dreimal am Tag auf die Liebe zu besinnen, sich dabei ganz ins Licht zu stellen, um wieder klar zu sein, sich selbst und seinem Leben gegenüber.

»Wird die Erde aufhören zu existieren, noch bevor alle Seelen ihr Lernen hier, also ihr Ziel, erreicht haben? Oder was wird sein, wenn auch die letzte Seele hier nicht mehr inkarnieren muss? Gibt es vielleicht dann ein Ende oder gibt es nie eins? Wird es andere Planeten geben, die wir dann als Seelen aufsuchen, um weiter zu reifen?«

Nun, zunächst einmal: Die Welt dreht sich natürlich mit uns wie auch ohne uns weiter. Doch da der Mensch in einem fortwährenden Prozess zur All-Liebe hin ist, wird es hier sicher genügend Aufgaben und Lernfelder für die menschliche Seele auf der Erde geben. Denn Gottes Schöpfung wird ja auch durch menschliches Bewusstsein beseelt, das heißt, es wird stets weitergehen, zumindest so lange, bis unsere Sonne irgendwann erlischt. Und ob die Seelen noch andere Planeten besuchen: Ich würde vorschlagen, sich keine Gedanken um solche weitgehenden Fragen zu machen. Denn all diese Theorien sind nicht wichtig. Wichtig ist das Jetzt, die Liebe zu sich, zu seinem Leben, zu seinen Mitmenschen, zu Gottes Schöpfung. Das alles verdient unsere Wertschätzung und Dankbarkeit. Und in Gottes Schöpfung wird es immer weitergehen.

»Können sich Seelen vor der bevorstehenden Inkarnation verabreden, um sich in diesem Leben als Menschen zu begegnen? Wenn das so wäre, trifft es dann auf alle Begegnungen zu oder ist es eine Ausnahme? Wenn das eine Ausnahme wäre, ist das dann mit einer speziellen Aufgabe verbunden?«

In unserem Seelenplan nehmen wir uns weniger die tatsächlichen Umstände vor als den Umgang damit, also wie wir an dem, was ist, reifen und gedeihen und wie wir aus allem gestärkt herauskommen. Denn der Seelenplan ist Liebe und somit emotionale Kraft. Kaum eine spirituelle Frage ist mit einem einfachen »Ja« oder »Nein« zu beantworten, da das Leben sehr vielfältig ist. So verhält es sich auch mit deiner Frage.

Die wenigsten Begegnungen, die in unserem Leben stattfinden, haben wir uns tatsächlich vorgenommen. Das würde auch keinen Sinn machen, denn das Leben ist nicht starr, und wir sind keine Marionetten, bei denen alles von der geistigen Welt durchgetaktet wird.

Einige besondere Absprachen zwischen den Seelen gibt es tatsächlich. Denn es gibt Seelen, die sich unbedingt begegnen möchten, und damit ist natürlich eine Aufgabe verbunden. Diese Aufgabe kann eine lebenslange Unterstützung und liebevolle Beziehung bedeuten, muss es aber nicht. Es kann auch eine andere Bedeutung haben, wenn wir im Leben, in dieser Inkarnation, Menschen begegnen. Es kann wichtig sein, dass sich bestimmte Menschen aus beruflichen Gründen begegnen, um gemeinsam Ideen zu entwickeln und dann miteinander ein Projekt zu verwirklichen, sodass beide vorankommen und die Menschheit davon profitiert. Es ist wichtig, in Beziehungen nicht zu viel hineinzuinterpretieren, sie zu genießen, sie zu erfüllen, statt sich festzuhalten oder sich besitzen zu wollen. Ist eine gemeinsame Aufgabe wirklich erfüllt, kann es auch durchaus sein, dass die Wege wieder auseinandergehen, damit weitere Wegweisung und Entwicklung stattfinden können.

»Wie sehen Seelen? Es gibt ja keinen Körper, also auch keine Augen mehr.«

Bedenken wir: Was ist eine Seele? Die Seele ist die gesamte emotionale Schwingung eines Menschen, die körperlos ist im Jenseits. Sie ist daher nicht an körperliche Sinne wie den Sehsinn, also an physische Augen, gebunden. So, wie ich durch meine hellsichtige Begabung eine erhöhte Sinnesfähigkeit habe und unabhängig von den physischen Augen die geistige Welt sehe, so sieht auch die Seele in ihrem hohen Bewusstsein im Himmel aus den jenseitigen Welten. In dieser Dimension des höheren Bewusstseins findet ein präziser Austausch statt: durch Schwingung, durch Empfindung, durch Bewusstseinspräsenz. Man darf das nicht mit der rein menschlichen Biologie vergleichen. Die geistige Welt ist form- und strukturlos, in diesen Welten ist das Erleben sehr viel intensiver, als wir es uns hier vorstellen können. Deshalb ist es wichtig zu akzeptieren, dass wir mit unserer eingeschränkten Wahrnehmung und unserem eingeschränkten Vokabular nicht alles rein rational benennen können. Es handelt sich schließlich um eine grenzenlose emotionale Intelligenz, woraus ein höheres Bewusstsein besteht, und in dieses einzutauchen bedeutet, voller Hingabe zu sein und ganz in seiner Präsenz. Es ist eine große mystische Kraft.

Ich kann jedem nur ans Herz legen: Erfahre diese mystische Kraft in Liebe und Hingabe in der Meditation – in der Meditation, in der du frei bist von Gedanken, in der du jegliche Anspannung loslässt und frei durchatmest, in der du einfach in deiner Vollkommenheit ruhst. Möge diese Inspiration dir in deiner meditativen spirituellen Praxis und psychischen Tiefe eine Hilfe sein.

»Ich würde so gerne meinen Seelennamen wissen, wo kann man den erfahren? Können Sie mir vielleicht meinen Seelennamen sagen, oder kann den nur jeder selbst durch eine Meditation bekommen?«

Seelen sind unendlich und pure Energie. Sie besitzen, wie übrigens auch die Engel, keine persönlichen Namen und benötigen auch keine. Namen werden nur von Menschen vergeben. Es ist so, dass wir durch den Vornamen, den wir von unseren Eltern bekommen haben und der eine entsprechende Klangfarbe hat, auch einen besonderen himmlischen Segen erfahren. Im Vornamen ist die besondere Schwingung, die auch unserer Grundessenz entspricht. Es wohnt ihm eine große Kraft inne, und deshalb sollten wir unseren Vornamen auch lieben. Wir sollten ihn ganz in unser Herz aufnehmen und gerne damit angesprochen und gerufen werden. Denn darin liegt die größte Kraft und persönliche Harmonie, die es in einem Wort geben kann. Ein Vorname ist gesegnet, da die Eltern ihn in Liebe für uns ausgesucht haben.

Sogenannte Seelennamen gibt es in der Form nicht. In der esoterischen Szene wird oft ein verspielter Umgang mit Dingen gepflegt – in diesem Fall mit Namen. Wenn dieses Verspieltsein dich irgendwie weiterbringt, dir zum Beispiel dabei hilft, deine Kreativität mehr zu erfahren, dich etwas vom Ernst des Lebens ablenkt, also das Leben leichter macht, und dir eine gewisse Orientierung für einen bestimmten Zeitpunkt gibt, dann ist das für dich auch in Ordnung. Aber eine solche Spielerei sollte immer als solche erkannt werden und nicht zu sehr von der ursprünglichen Kraft des Vornamens ablenken. Und deshalb empfehle ich, den eigenen Vornamen, wie auch die eigene Herzlichkeit, durch und durch zu lieben.

Jenseits

»Gehört das Wissen um die jenseitigen Welten zu einer spirituellen Entwicklung dazu?«

Für die spirituelle Entwicklung ist es durchaus sinnvoll, mehr Wissen über die jenseitigen Welten zu erlangen, um größere Weisheit im Leben erlangen zu können. Hinsichtlich der Emotionen ähnelt das Leben im Jenseits in gewissem Sinne dem auf der Erde. Denn die Seele »lebt« nach dem physischen Tod weiter in ihren Emotionen und muss sie im Jenseits verarbeiten und nach und nach loslassen. Schafft der Mensch dies schon zu Lebzeiten, so kann er bereits hier ein leichteres und befreiteres Leben führen. Leider sind in unserer Kultur die Themen »Tod« und »Jenseits« mit vielen Ängsten besetzt. Diese Ängste, die aufgrund von Unwissenheit und falscher Interpretation entstanden sind, lassen sich mit Wissen und Weisheit entkräften und verwandeln.

»Gibt es wirklich eine Hölle?«

Allein das Wort »Hölle« versetzt viele Menschen in Angst und Schrecken, ohne zu wissen, um was es sich dabei tatsächlich handelt. »Hölle« ist der emotionale Zustand einer Seele, in der ein Mensch wie in einem Schockzustand oder in Wut gefangen ist. In diesem blockierten Zustand gibt es weder Liebe noch irgendeine Entwicklung. So eine »Hölle« erleben wir manchmal auch in unserem Alltag. Auch dieser lässt sich in Liebe viel leichter bewältigen. Jede Seele, im Jenseits wie auch auf der Erde, besitzt den freien Willen, sich für Wut und Angst oder für die Liebe zu entscheiden.

Verstorbene wie auch Lebende ziehen durch ihre Schwingung ähnlich schwingende, denkende und fühlende Seelen beziehungsweise Menschen an. In beiden Dimensionen, hier auf der Erde wie auch im Jenseits, ist das höchste Ziel immer, sich zur Liebe hin zu entwickeln. Da der Zustand oft dem im Leben bekannten so ähnlich ist, geschieht es vielen Verstorbenen, dass sie zunächst gar nicht bemerken, dass sie verstorben sind. Denn Zeit spielt im Jenseits keine Rolle mehr, es gibt sie dort nicht. Die Seele ist eine individuelle Schwingung, die sich durch ihre Gefühle wahrnimmt und nicht durch die Materie. Die Seele ist ganz auf ihre Gefühle gestellt und wird sich der Liebe ganz öffnen, um in der daraus resultierenden Leichtigkeit immer höher in das Licht aufzusteigen.

Die Zeit ist reif, dass die Menschheit sich nicht nur an religiösen Vorgaben orientiert, die oftmals im Ursprung den Sinn verfolgten, den Menschen zu verunsichern und abhängig zu machen, sondern dass sie die eigene Wahrheit vom Herzen her in sich begreift. Denn gerade in der heutigen neuen Zeit braucht der Mensch Geistesfreiheit und eigene innere Erlebnisse, um zu neuen Erkenntnissen zu kommen.

Der Mensch der neuen Zeit hat die Aufgabe, bewusst Verantwortung für seinen freien Willen und die Entscheidung für

Angst oder für Liebe zu übernehmen. Denn das Paradies gibt es bereits hier auf der Erde, wir müssen nur bereit dafür sein.

»Werden die Seelen, die sich hier in dieser Inkarnation treffen, sich auch nach dem Tod beziehungsweise im nächsten Leben wieder begegnen? Gibt es also ein Wiedersehen? Ich meine damit aber nicht nur dann, wenn es etwas aufzuarbeiten gibt. Gibt es also generell ein Wiedersehen mit den Liebsten und eine Vereinigung, wie man sie sich vom Herzen so sehr erhofft?«

Diesen liebevollen und sehnsüchtigen Wunsch kennen wir alle. Er passt ja auch in unsere Kultur. Von älteren Generationen kennt der eine oder andere sicherlich den Spruch: »Wenn wir uns da oben im Jenseits alle wieder treffen, wird das eine große Party!« Das ist eine schöne Ausrichtung, eine schöne Vorstellung und ein schönes Gefühl von einer liebevollen Gemeinschaft mit Lieben, die uns ans Herz gewachsen sind und die wir nicht loslassen möchten.

Wenn ich mir bei dieser Frage die Seelen im Jenseits betrachte, so sehe ich viele Seelen, die sich begegnen, die sich erkennen und die sich in ihren strahlenden Lichtern auch berühren. Ich beobachte dabei auch ihre Engel, die sie immer, im Diesseits wie im Jenseits, dauerhaft begleiten und behüten. Es gibt verschiedene Gründe für die Begegnung und eine tiefe Nähe. Das, was wir tief in unserem Herzen als stimmiges, wohliges Empfinden der Wahrheit spüren, darauf können wir uns auch verlassen. Diese Erkenntnis soll uns dazu einladen, gelassener mit den Dingen umzugehen und viel mehr dem Miteinander zu vertrauen, weniger festzuhalten und nicht in Verlustängsten zu leben. Gerade im himmlischen Licht, diesem puren Energiefeld, wo es keinerlei Begrenzungen gibt, sind alle Möglichkeiten gegeben. Wir dürfen im Diesseits wie auch im Jenseits unserem liebevollen Herzen folgen und Trost, Hoffnung und lichtvolle Wege erfahren.

»Hallo, Jana, was ich mich schon immer gefragt habe, irgendwie verstehe ich das nicht: Wenn es die Wiedergeburt gibt, wie können Medien dann mit Verstorbenen kommunizieren? Sie sind ja inkarniert auf der Erde und nicht mehr im Himmel.«

Wenn die Seelen ins Jenseits gehen, gehen sie in einen längeren Bewusstseinsprozess hinein. Dieser Prozess vollzieht sich in mehreren Bewusstseinsstufen. Dies bedeutet, dass die meisten Seelen eine gewisse Zeit benötigen, bis sie ganz in den Himmel eingehen. Die Seele benötigt diese Zeit, um sich zu orientieren und zu erkennen, was geschehen ist (siehe auch meine Antwort ab Seite 115).

Die Seele befindet sich dann in einer intensiven Lebensrückschau, um zu verstehen, was ist, was war und warum es so war. Und dieser Prozess der Entwicklung vollzieht sich weiter bis in die höchste Bewusstseinsebene der Liebe. Dort angekommen, spürt die Seele, was sie vielleicht noch von dieser friedvollen, paradiesischen All-Liebe Gottes trennt und was es für sie noch an Seelenqualitäten zu erfahren gilt. Dies entspricht dann der Grundlage für eine erneute Wiedergeburt. Deshalb ist es möglich, dass ein hellsichtiger Mensch Kontakt mit einer Seele im Jenseits aufnehmen kann. Wie lange er sie wahrnimmt, hängt davon ab, wie weit er in die jenseitigen Sphären schauen kann.

»Ich finde keine Antwort zum Thema Wiedergeburt. Wo kommen all die Seelen her? Es gibt immer mehr Menschen, demnach könnten es nicht immer die gleichen Seelen sein, die inkarnieren.«

Wenn ich in Gottes all-universelles Licht hineinblicke, so kann ich sehen, wie sich aus diesem großen Licht einzelne Lichter herausbilden, wie sie durch den »Atem Gottes« ein individuelles Bewusstsein erlangen und sich somit zu einer menschlichen Seele entwickeln. Auf diese Weise erwachen neue Seelen, die dann in ihrem individuellen Bewusstsein ewiglich erhalten bleiben. Die Energie Gottes ist unbegrenzt, und so gibt es auch keine Begrenzung in der Anzahl der Aufteilungen. Allerdings gibt es Unterschiede zwischen den Seelen. Es gibt Seelen, die schon ganz oft inkarniert sind und so durch gewisse Erfahrungen eine gewisse Reife erlangt haben. Und es gibt Seelen, die nicht so oft inkarniert sind und noch eine besondere Offenheit, eine gesunde Naivität, Sanftheit und Leichtigkeit in sich tragen. Keine Qualität ist besser oder schlechter, sondern nur anders. Unsere Welt braucht beständige Kräfte wie auch neue, inspirierende, kreative Fähigkeiten. So kann die Menschheit ihren Beitrag zur evolutionären Entwicklung leisten.

»Was kannst du uns über den Tod sagen? Warum müssen manche so früh gehen und oft auf schreckliche Weise, obwohl sie positiv mitten im Leben stehen beziehungsweise der Welt, dem Umfeld und/oder sich selbst guttun?«

Ich glaube, dass dies für alle Menschen eine sehr große und wichtige Frage ist. Den wahren Hintergrund eines Schicksals werden wir Menschen wohl nie ganz begreifen können. Doch ich will versuchen, meine Gedanken dazu kundzutun. So habe ich in meinem Buch *Der Seelenplan* beschrieben, dass wir uns bereits vor unserer Geburt gewisse Ereignisse vorgenommen haben. Dieser Seelenplan zieht sich wie ein roter Faden durch unser Leben.

Man kann nun Folgendes sagen: Gottes Plan ist die All-Liebe, der Seelenplan der Weg dorthin und das Schicksal der Wegweiser. Damit sind die inneren Kräfte und die entsprechenden Ereignisse und Absprachen im Leben gemeint. Diese sollen uns alle zu größerer Stärke und lichtvollen Lösungen führen.

Doch es gibt nicht nur das Schicksal, das wir uns vorgenommen haben. Schicksale können in jedem Moment neu entstehen, und zwar durch gewisse Prägungen, unterschwellige Gedanken und die damit verbundene aktuelle Resonanz darauf, die unbewusst abläuft.

Es gibt einen weiteren Aspekt, nämlich die Dinge, die von außen auf uns einwirken. Dies können Kriege, Umweltbelastungen, Technik, Unfälle, Krankheiten und vieles mehr sein. Störfelder zum Beispiel können Schlafstörungen verursachen. Hierbei muss man das Problem dann nicht in der Psyche suchen, sondern es liegt in einer lang anhaltenden Irritation von außen.

Alle Dinge, die der Mensch erschaffen hat, sind nicht absolut perfekt. Und daraus können Geschehnisse resultieren, die im Ursprung so nicht vorgesehen waren. Das Tröstende dabei ist, dass die Seele unsterblich ist und ein Leben und das damit verbundene Bewusstsein damit niemals wirklich ausgelöscht ist. Wir müssen akzeptieren, dass Gottes Wege unergründlich sind.

»Hallo, Jana, mein Mann ist ganz plötzlich und unerwartet verstorben. Ich kann es immer noch nicht fassen und vermisse ihn wahnsinnig. Ihr Buch *Jenseitige Welten* gibt mir sehr viel Kraft, und ich lerne, meinen Mann loszulassen, damit er bei Gott ist und es ihm gut geht. Ich hoffe, dass er auf mich wartet, und ich freue mich sehr, ihn irgendwann wiederzusehen. Aber eine Frage lässt mich nicht los. Was ist, wenn er sich entschließt, wieder zu inkarnieren, während meine Zeit gekommen ist? Ich freue mich, und er ist dann nicht mehr da. Kann das passieren oder wartet seine Seele auf mich?«

Die Sehnsucht nach Begegnung im Jenseits ist in vielen Menschen vorhanden und verständlich. Doch ist es vom Ursprung her so geplant, dass sich jede Seele für sich selbst entwickelt, was dem Plan zur individuellen Entwicklung der allumfassenden Liebe dienlich ist. Deshalb ist es auch sehr wichtig, dass wir die Verstorbenen ziehen lassen, der Seele ein lichtvolles Sein im Jenseits wünschen und sie mit liebevollen Gedanken und Gebeten begleiten. Wir selbst sollten verstehen, dass für den Verstorbenen das Leben in einer anderen Dimension und in einer anderen Art weitergeht, wir aber nun mal hier in unserer Dimension weiterleben. Nach einer berechtigten Phase der Trauer sollten wir daher wieder zu unserem Glück, zu unserer Lebensfreude zurückfinden, um eine weitere liebevolle Entwicklung anzustreben. Wenn der Zurückgebliebene sich nur darauf freut, dass er dem Verstorbenen bald nachfolgen kann, ist keinem gedient.

Ich kann jedoch immer wieder beobachten, dass Seelen sich auch im Himmel noch stark anziehen, weil sie durch Aufgaben miteinander verbunden sind. Ich habe auch gesehen, dass die Seele des Partners in Liebe verbunden auf die Seele des anderen wartet, ganz gleich, wie lange es dauert. Auch wenn jede Seele immer nach einem höheren Lichtbewusstsein strebt, weil sie dies für ihre Selbstreflexion, ihre Heilung und Entfaltung benötigt, so kann trotzdem, selbst wenn die Seele bereits weit aufgestiegen ist, Verbundenheit mit der Seele ihres auf Erden verbliebenen Partners bestehen.

Das heißt also, wir verlieren uns nicht ganz, wir behalten den emotionalen Kontakt. Es ist aber auch so, dass jede Seele für ihre eigene Entwicklung und Erlösung verantwortlich ist, die Seele des Verstorbenen muss nicht grundsätzlich auf uns warten, ebenso sind wir nicht grundsätzlich auf sie angewiesen. Unser Schutzengel ist immer für uns da, er begleitet uns über die Schwelle und weist uns den lichtvollen Weg im Jenseits.

So segne die Seele deines Mannes im Jenseits und freue dich für ihn, dass es ihm gut geht. Segne aber auch deinen eigenen Weg im Diesseits und erfreue dich an deinem Leben, denn du hast wichtige Lebensaufgaben hier. Erkenne hier die großen Geschenke des Lebens und unseren Lebenssinn, die Liebe. Der Mensch soll das Leben mit all seinen verschiedenen Facetten liebevoll leben. Erkenne deshalb dein Leben als Geschenk voller Liebe, Wunder und Freude. Auch dir im Diesseits darf es gut gehen. Auch wir, die Hinterbliebenen, dürfen unser Leben genießen. Wenn uns dies gelingt, so ist es die größte Freude, die wir unseren Lieben da oben machen können.

Im universellen Bewusstsein ist alles möglich, doch es ist wichtig, dass wir verstehen: Nichts ist ein Muss. Wir sollten uns erlauben, uns frei zu fühlen, unabhängig von jemandem oder etwas zu sein. Denn irgendwann im Jenseits, im höchsten Bewusstsein des Lichts, der Liebe Gottes, werden wir alle den absoluten Frieden mit allem und absolute Vollkommenheit erkennen. Ich wünsche dir viel Trost und Hoffnung, aber auch wieder Freude und Lebensleichtigkeit. Denn es hat einen Sinn, warum dein Leben noch auf dieser Erde weitergeht. Wir alle sollten, wenn der Zeitpunkt des Übertritts für uns kommt, auf unser irdisches Leben mit Freude, Erfüllung, liebevollen Gefühlen in Dankbarkeit und mit einem Lächeln zurückblicken.

»Kannst du etwas zum Thema Schuld sagen? Gibt es so was wie Schuld eigentlich? Kommen alle in den Himmel? Ich persönlich glaube, ja – aber viele können das nicht nachvollziehen, denn das würde bedeuten, dass auch Menschen, die schlimme Dinge tun, ebenso im Himmel sind. Für mich ist der Himmel die Liebe Gottes. Dein Video hat mir das klarer gemacht.«

Alle Seelen kommen in den Himmel und erfahren einen lichtvollen Aufstieg. Sie beginnen diesen lediglich aus unterschiedlichen Ausgangssituationen. Lichtvolle Seelen beginnen ihren Eintritt in den Himmel direkt aus der »neutralen Astralebene«. Weniger lichtvolle Seelen, die nicht in Resonanz mit Licht und Liebe gehen und dadurch auch die Hilfe des Schutzengels nicht erkennen können, beginnen »tiefer« und verharren dort oftmals eine sehr, sehr lange Zeit, bis sie sich auf das göttliche Licht einlassen können. Ich beschreibe dies ausführlich in meinem Buch *Jenseitige Welten*.

Gott urteilt nicht. Es ist so, dass wir einen freien Willen haben. Im Diesseits wie auch im Jenseits haben wir uns für unsere Resonanz, für unsere eigenen Glaubenssätze entschieden. So haben wir uns ausschließlich vor uns selbst zu rechtfertigen. Vor Gott sind wir alle gleich. Wir müssen uns selbst ertragen können. Das heißt, wir machen im Diesseits wie auch spätestens im Jenseits alles mit uns selbst aus. Wenn die Seele nach dem physischen Sterben in die Astralität hineingeht, bleibt sie in derselben Resonanz, in der sie sich befand, als sie den letzten Atemzug auf Erden getan hat. Das heißt, wenn ein Mensch zu Lebzeiten unbewusst, boshaft und kriegerisch war, dann bleibt seine Seele im Jenseits verständlicherweise tiefer schwingend und zieht ähnlich schwingende Seelen an. So bleiben solche Seelen in ihrer eigenen selbst erschaffenen Aggressivität in den unteren Astralebenen. Und somit ist die Hölle nichts anderes als das Verharren in negativen Emotionen.

Es gibt Seelen, die sofort mit dem Aufstieg beginnen, und andere, die sich im Jenseits zunächst noch orientieren müssen, also noch warten, bis eine Selbsterkenntnis erwacht, dass es etwas Höheres gibt, und der Blick in Richtung der oberen Astralebenen geht. Dann können die Selbstreflexion und die Lebensrückschau beginnen, die zum Aufstieg ins höchste Licht Gottes führen. Ab diesem Level ist nun der Weg für alle Seelen gleich, nur brauchen sie bis dahin unterschiedlich lang.

Mit dem Begriff Schuld sollten wir sehr achtsam umgehen. Man sollte die Menschen nicht nach gut und schlecht einteilen oder nach schuldig und nicht schuldig. Aus Sicht der Engel ist Schuld etwas, das es nicht gibt, doch der Mensch hält daran fest. Wenn wir etwas gemacht haben, wohinter wir nicht stehen, und daher ein Schuldgefühl entsteht, sollten wir dies lichtvoll betrachten und liebevoll ausdrücken. Wir sollten erkennen, dass wir zum Zeitpunkt des Geschehens ein anderes Bewusstsein und Wissen hatten und nicht anders handeln konnten. Das Geschehen sollten wir als eine Lebenserfahrung betrachten, die uns zeigt, so wollen wir nicht sein. Wenn es gelingt, es als Lernerfahrung zu sehen, entsteht Vergebung; tiefer Frieden ersetzt Scham oder Schuld. Dann ist das Geschehen durch Selbsterkenntnis geheilt und erlöst. Deshalb ist es immer wichtig, gütig zu denken, über sich und die Mitmenschen.

»Meine Meinung ist, wenn wir sterben, kommen wir oft in die Karma-Falle, wenn wir nicht wissen, was dann wirklich passiert. Die Dunklen lassen uns dann nicht gehen und zwingen uns wieder in die Sklaven-Zwischenwelt. Es gibt ein Netz, das die Seelen gefangen hält, oder sie rufen nach Hilfe, was kann man dann tun?«

Solche düsteren Vorstellungen entsprechen immer einem einseitigen Bild, das nicht der Wahrheit entspricht. Menschen übertreiben gern. Wir müssen uns bei solchen sorgenvollen Gedanken an die wesentliche Wahrheit erinnern, an die universellen Gesetze: Es geschieht uns nach unserem Glauben. Jeder erschafft sich in seinem Leben seine eigene Realität, die eine andere ist als die seines Nachbarn. In dieser Resonanz erschaffen wir uns eine Realität auch im Jenseits. Ich weise immer wieder darauf hin, dass Karma nichts anderes ist als nicht losgelassene Gedanken und Gefühle.

Es geht im Leben immer darum, dass man seine Gefühle so gestaltet oder umwandelt, dass man aus seiner Selbsterkenntnis heraus eine liebevolle Lebensphilosophie erschafft. Je mehr man von Herzen aus seiner inneren leuchtenden Leichtigkeit lebt, umso mehr lässt man auch die Anhaftungen in Form von belastenden Emotionen, belastenden Wertvorstellungen und einem belasteten Selbstbild los.

Das heißt, jede Seele muss im Diesseits wie auch im Jenseits an ihrer Bewusstheit arbeiten. Deshalb sollten wir uns stets fragen: Lebe ich von Herzen, genieße ich von Herzen, liebe ich von Herzen oder sehe ich hinter allem irgendwo Feindbilder und Gefahren? Es gibt unendlich viele Bewusstseinsformen und Bewusstseinsbilder. Alles hängt von der persönlichen Reife ab.

Wenn wir unseren Lieben im Jenseits helfen möchten, sollten wir sie mit liebevollen Emotionen, mit Kerzenritualen, Segnungen und liebevollen Gebeten begleiten. Wir sollten sie immer wieder in einem inneren Gebet an das Licht Gottes, an die engelsgleiche Leichtigkeit erinnern und ihnen dabei sagen: »Schau nach oben ins Licht und folge den Engeln.« Und diese Leichtigkeit können wir dann auch selbst in uns spüren. Wir sollten die Welt stets mit liebevollen Augen betrachten, dann finden wir auch kluge Lösungen im Irdischen wie im Feingeistigen, und alles findet einen lichtvollen Weg.

»Wieso braucht die Seele im Jenseits manchmal Monate, bis sie weiß, wo sie ist? Wird sie denn nicht von Schutzengeln begleitet? Und wie ist es mit Tieren? Wissen die Tiere nachher nicht, wohin sie gehen sollen?«

Wir müssen bedenken, dass die Seele in dem Bewusstsein den Schritt über die Schwelle ins Jenseits macht, in dem sie ihren letzten Atemzug vollzogen hat. Das heißt, wenn zum Beispiel der Tod plötzlich eingetreten ist, also sehr unbewusst vonstattenging, oder wenn die Seele von einer Emotion abgelenkt war, dann merkt sie zunächst nicht, dass sich etwas verändert hat, weil die Seele nicht tot ist. Sie spürt jetzt keinen Schmerz, keinen Hunger, denn sie ist nicht mehr an die Materie, an Raum und Zeit gebunden. So verbleibt sie in einer Art Zustand des Staunens, des Abwartens. Gerade Menschen, die durch eine schwere Krankheit gegangen sind, brauchen manchmal Wochen oder Monate, um sich von dieser schwierigen Erfahrung zu erholen und sich neu orientieren zu können. Das spüren die Hinterbliebenen oftmals. Sie spüren aber auch immer mehr Freude, Leichtigkeit und Lebendigkeit, je höher eine Seele aufsteigt. Es ist auch für sie ein Heilungsprozess.

Die Engel sind zu jeder Zeit da. Sie sind immer vor unserer Nase. Die Frage ist nur, wo sind wir mit unserer Aufmerksamkeit, im Diesseits wie im Jenseits? Je mehr wir Vertrauen in uns selbst fassen und unserem inneren Ruf folgen, umso mehr gehen wir auch in Resonanz mit lichtvoller, feiner, hoher Engelsenergie.

Und mit den Tieren ist es so: Tiere haben zwar individuelle Seelen, doch sie haben nicht dieses individuelle geistige Bewusstsein, sie denken nicht über sich nach. Sie gehen direkt in das All-Licht der Tiere und fühlen sich in diesem wohl. Sie sind dann, anders als eine menschliche Seele, die ihr individuelles Bewusstsein behält, wieder wie ein Tropfen in einem großen See. Wenn die Herrchen oder Frauchen ihren verstorbenen Tieren stark nachtrauern, dann kann es auch passieren, dass die Seele des Tieres noch eine Weile in der Aura mitschwingt. Es ist dann aber zum Wohle aller, das Tier und sich zu segnen und sich auf einen lichtvollen Zukunftsweg zu konzentrieren, denn es muss alles immer weitergehen.

»Ich habe seit einiger Zeit die Zeitschrift ›Engelmagazin‹ abonniert und lese die Beiträge von Frau Haas. In den beiden letzten Ausgaben schreibt Frau Haas, was beim Tod und danach passiert. Ich habe bereits einige Bücher gelesen und ich bin total verunsichert ... Mir geht es darum, wenn ich oder jemand anderes stirbt, wie soll man bestattet werden? Die meisten wollen verbrannt werden. Ich habe in manchen Büchern gelesen, dass die Seele leidet, wenn man verbrannt wird, und man sollte sich lieber ›normal‹ als Erdbestattung beerdigen lassen. Mir geht das nicht mehr aus dem Kopf, da in meinem Umfeld sehr viele in letzter Zeit gestorben sind, die auch verbrannt worden sind. Meine Eltern wollen dies auch. Aber ist es wirklich so, dass die Seele leidet? Oder ist es ihr egal, da es nur die Hülle ist, die verbrannt wird?«

Es ist tatsächlich nur die Hülle, die im Krematorium eingeäschert wird. Ein normaler Sterbeprozess verläuft in mehreren Phasen, weil es sich bei einem Menschen um Körper, Seele und Geist handelt. Wenn der Zeitpunkt gekommen ist, steigt zunächst der Geistesleib aus dem Körper und geht in die Akasha-Chronik. Mit dem Sterbenden ist ab diesem Moment kein intellektueller Austausch mehr möglich.

Dann dauert es wiederum eine Zeit, bis die Seele aus dem Körper austritt. Wenn die Seele den Körper verlassen hat, ist bereits der Herzstillstand eingetreten (der Körper ist mit dem Herzstillstand wirklich tot, nicht mit dem Hirntod). Sie hat keinerlei wirkliche Verbindung mit dem Körper, es gibt keine Nervenempfindung mehr. Sie wird sich jetzt in den Astralitäten nach der geistigen Welt orientieren.

Wenn der Körper seelenlos und sich selbst überlassen ist, bleiben nur noch Resterinnerungen, Restschwingungen zurück, und diese verlassen den Körper komplett innerhalb der nächsten zwei Tage. Und wenn danach die Einäscherung des Körpers stattfindet, ist dies völlig in Ordnung, weil keine Seelenanteile mehr vorhanden sind. Die Seele orientiert sich nicht nach ihrem verbleibenden Körper, sondern orientiert sich in ihrem Bewusstsein nach dem Licht. Es kann passieren, dass sich eine Seele noch nach den Emotionen der Hinterbliebenen orientiert und noch eine Weile auf unserer Ebene verbleibt, aber dies hat mit ihrem Körper absolut nichts mehr zu tun. In diesem Fall sollte man in liebevoller Zuversicht diese Seele im Jenseits begleiten.

Grundsätzlich ist Feuer ein reinigendes und heilendes Element. Es kann auch zum Abmildern von Trauer und Erschütterungen dienen. Man braucht sich also über die genaue Bestattungsform nicht den Kopf zu zerbrechen. Hier können wir nichts falsch machen, wir brauchen nur auf unser Herz zu hören.

»Kann die Seele eines Verstorbenen für eine gewisse Zeit auf der Erde verbleiben, bevor sie ins Licht geht, und sich auch in die Aura eines anderen Menschen begeben? Dieser könnte dann ja eventuell dementsprechend belastet oder beeinflusst werden?«

Es ist durchaus möglich, dass die Seele eines Verstorbenen für eine gewisse Zeit noch auf der Erde verbleibt und sich in die Nähe oder in die Aura eines anderen Menschen begibt. Die Seele eines Verstorbenen kann in so einem Falle zum Beispiel an dem Unfallort verhaftet bleiben, an dem der Körper verstarb, oder wenn es gewisse Co-Abhängigkeiten zwischen den Menschen gibt, sich auch in der Nähe eines Hinterbliebenen oder in seiner Aura befinden.

Es ist daher sehr wichtig, sich im inneren Frieden zu verabschieden und jegliche schlechten Gefühle, ebenso die melancholische Sehnsucht nach dem Verstorbenen loszulassen. Oftmals muss man die Resonanz, die sich in Form von gegenseitiger emotionaler Abhängigkeit besteht, in sich selbst lösen. Denn nach dem physischen Tod bleiben die zwischenmenschlichen Abhängigkeiten, also die emotionalen Anhaftungen, bestehen, und wenn die verstorbene Person sich nicht genug abgrenzt, kann sie sich auch nach dem Tod belasten. Dann schwingt sie emotional weiter in belastenden Gefühlen und erschwert sich damit das Leben im Jenseits, wie es im Diesseits schon der Fall war.

Ich weise immer wieder darauf hin, dass der Mensch sich ganz auf sich selbst besinnen sollte, anstatt sich, wie auch immer geartet, in einem anderen zu verlieren. Es ist wichtig, dass sich jeder Mensch auf seine Eigenliebe und auf eine positive innere Haltung konzentriert und voller Zuversicht lebt. Denn in einer liebevollen Schwingung besteht keine Resonanz mit Melancholie, Wut oder Schuldgefühlen. Dann kann auch keine belastende Symbiose zwischen zwei Seelen bestehen. Dabei ist es unwichtig, ob es um eine Verbindung zwischen einem Verstorbenen und einem lebenden Menschen geht oder um die Symbiose zwischen zwei im Diesseits lebenden Seelen.

Jeder möge sich in sich selbst wohlfühlen sowie Zufriedenheit in sich tragen. Für das Entstehen einer unabhängigen und liebevollen Schwingung kann man sich mit einem Gebet beziehungsweise einem Satz unterstützen: »Gottes Liebe erfüllt meine Seele, alles andere lasse ich los, alles andere lasse ich gehen.«

Besinne dich ganz auf deine Liebe und Freiheit und gehe in keine andere Resonanz.

»Wenn die Seele sich nach dem Tod nach einer gewissen Zeit wieder ein neues Erdenleben aussucht und dann wieder inkarniert, hat man als nahestehende Person vermutlich nicht mehr die Möglichkeit, Kontakt aufzunehmen, da die Seele sich an das alte Leben nicht mehr erinnert. Wenn ein Mensch stirbt, weiß man also nie, wie lange man noch die Möglichkeit hat, Kontakt aufzunehmen. Richtig?«

Eine solche Frage zeigt, wie sehr wir Menschen Probleme mit dem Loslassen, aber auch mit dem Einlassen und Zulassen haben. Wir halten aus Angst vor der Ungewissheit gerne an einem alten Zustand fest. Das Festhalten stellt Angst dar, die Liebe aber macht uns weit und frei. Jesus Christus sagte schon: »Folge du mir und lass die Toten ihre Toten begraben!« Dies bedeutet: im Segen, in Liebe, im Frieden irgendwann alles hinter sich zu lassen und sich stets ganz auf seine lichtvolle Zukunft zu fokussieren.

Wenn wir uns fragen, wie es der Seele im Jenseits geht, dann können wir zum Beispiel eine Kerze für sie anzünden und nach innen lauschen, dann spüren wir die Antwort. Und wenn eine Seele einen neuen Weg eingeschlagen hat, sich also wieder in einem neuen Erdenleben befindet, dann ist es tatsächlich so, dass man sie persönlich nicht mehr kontaktieren und stören kann, weil sie durch eine neue Inkarnation von einem neuen Vergessenheitsschleier eingehüllt ist. Denn sie muss sich ja ganz auf eine neue Rolle konzentrieren. Die Ur-Information können wir in der Akasha-Chronik immer noch wahrnehmen, doch entspricht dies keinem persönlichen Kontakt mehr.

Wir müssen erkennen, dass die Seele unsterblich ist und das »Leben« für manchen bereits wieder im Himmel weitergeht, wir Zurückgebliebenen aber hier im Diesseits noch Aufgaben zu erledigen haben. Deshalb sollte die Orientierung stets lichtvoll nach vorne gerichtet sein.

»Ist es auch der Seelenplan, wenn jemand freiwillig aus dem Leben scheidet?«

Der genaue Todeszeitpunkt sowie die Todesumstände sind im Seelenplan nicht hinterlegt. Der Seelenplan ist eine erweiterte Schwingung der Seele, pure Emotion, und damit nicht starr und fest. Das Raum- und Zeitbewusstsein, das dem Menschen ermöglicht, seinen Lebensweg zu gestalten und zu beenden, entwickeln sich hier auf der Erde, wo materielle Gesetzmäßigkeiten herrschen. Wir haben uns zwar in unserem Seelenplan vor unserer Inkarnation viel mehr vorgenommen, als es uns bewusst ist, doch bei Weitem nicht alles, was uns begegnet. Deshalb sollten wir uns stets dessen bewusst sein, dass wir unseren Weg durch unsere innere Haltung fortlaufend selbst gestalten und beeinflussen. Ein Suizid ist eine Tat der Verzweiflung, und der Seelenplan ist der Weg zur Liebe, der durch liebevolle Werte, die sich in unseren Lebensaufgaben äußern, widerspiegelt.

»Was passiert mit der Seele, wenn sie einen Suizid begeht?«

Die Seele schreitet über die Schwelle ins Jenseits, unabhängig von der Todesart und den Todesumständen, stets in der Emotion, in der sie den letzten Atemzug auf dieser Erde gemacht hat. In diesem Bewusstsein gleitet ihr Energiefeld in die Astralität hinein. Sie bleibt in dieser Emotion erst einmal behaftet. Wenn ein Mensch, der Suizid begangen hat, davon ausgeht, dass nach dem physischen Tod nichts mehr kommt, dann bleibt er auch in dieser Erwartungshaltung in der neutralen Astralebene, die nah an der Schwingung unserer Erde ist. Die Seele kann also am Ort des Geschehens verbleiben, in Räumen oder auch auf dem Friedhof. Es geht ihr dabei so, wie es ihrer Erwartung entspricht. Sie befindet sich quasi in einer abwartenden Haltung, doch sie leidet dabei nicht. Es kann auch sein, dass die Seele erkennt, dass durch den Suizid die Hinterbliebenen leiden. Dann hält sie sich in deren Nähe auf, um sie um Vergebung zu bitten. Deshalb ist es ganz wichtig, solche Seelen zu segnen und ihnen den Weg durch Gebete in den Himmel zu weisen, damit sie ihren Aufstieg ins Licht beginnen. Denn irgendwann beginnt jede Seele, sich zu hinterfragen, und richtet den Blick zum Licht, sodass immer ein lichtvoller Bewusstseinsprozess in Gang kommt.

»Inkarniert diese Seele gleich wieder, weil sie sich das Leben genommen hat?«

Jede Seele kann erst wieder inkarnieren, nachdem sie einen intensiven, lichtvollen Bewusstseinsprozess durchgemacht hat. Der Seele wird bewusst, was geschehen ist, und ihr wird bewusst, dass das Leben in der Form ihres individuellen Bewusstseins nicht ausgelöscht wird, nicht sterben kann und somit nicht vorbei ist; damit beginnt der Weg zur Selbsterkenntnis, Selbstheilung und Selbstliebe.

Dies geschieht durch eine Selbstreflexion und durch die Reflexion des vorangegangenen Lebens. Doch vorher entscheidet sich die Seele selbst, abhängig von ihrer Resonanz, ob sie sich in Aggression in tiefere Schwingung einer schwermütigeren geistigen Realität hineinzieht oder ob sie in ihrem Wesen dem Licht gleicht und nach oben, in das Licht hineinschaut. Der bekannte Satz »Du begreifst den Geist, dem du gleichst« beinhaltet diese geistige Gesetzmäßigkeit. Sobald die Seele sich mit einer belastenden inneren Einstellung und Emotionen immer weniger identifiziert, wird sie in ihrer Schwingung leichter, leuchtender und gleicht der oberen Astralwelt.

Ihre erste lichtvolle Erkenntnis wird dann lauten: Eine Tür in Form von nun vergangener Inkarnation hat sich geschlossen, doch nun wird sich eine lichtvolle, neue Tür öffnen; denn das Leben geht immer weiter.

Diese gefühlte Hoffnung macht die Seele reif für die zweite lichtvolle Erkenntnis, nämlich für die Fähigkeit, vergangene Ereignisse immer mehr verstehen und liebevoller betrachten zu können. Sie beginnt, alles, was war, sowie ihr Verhalten und das anderer Beteiligter zu reflektieren. Die Seele besitzt in geistigen Sphären einen überpersönlichen Blick auf alle Geschehnisse und Beteiligten, sodass sie ganzheitlicher begreifen kann, was schiefgelaufen ist und warum, und nimmt sich somit auch im Jenseits in Form von herzlicher Weisheit weiter wahr, was zu ihrer weiteren Entwicklung führt. Mit jeder gütigen Selbsterkenntnis wird sie liebevoller, leichter und leuchtender, weil sie freier von emotionalen Anhaftungen und Bewertungen wird. Dieser Zustand ermöglicht ihr noch mehr, mit dem himmlischen Licht in Resonanz zu gehen und weiter ins Licht und in die Leichtigkeit durch die weiteren oberen Astralebenen aufzusteigen.

Erst nach dem Durchschreiten aller oberen Astralebenen bespricht die Seele mit ihrem Schutzengel einen neuen Seelenplan, und der Zeitpunkt für eine Wiedergeburt kann näher kommen. Denn dann ist die Seele geläutert, in ihrer Selbsterkenntnis und Liebe klarer und vorbereiteter für ein neues Abenteuer in Form eines neuen Lebens auf dieser Erde.

Unser aller Seelenplan ist immer ein individueller Weg zur Liebe. Dafür entwickeln wir eine Inkarnation nach der anderen, eine liebevollere Lebensphilosophie, die mit Wertschätzung und Würdigung des Lebens und Gottes Schöpfung zu tun hat.

»Wartet die Seele, die durch Suizid das irdische Leben verlassen hat, bis sie für das nächste Leben auf Erden stärker ist?«

Die Seele durchläuft ihren Bewusstseinsprozess im Jenseits, bis sie irgendwann bereit ist für eine Wiedergeburt. Das tatsächliche Stärkerwerden einer Persönlichkeit findet auf Erden, durch durchlebte Erfahrungen statt. Denn im Jenseits können wir uns reflektieren und im Diesseits können wir uns durch die Materie und körperliche Sinne wahrnehmen und entwickeln. Eine Persönlichkeit reift durch Erfahrungen, denn sie muss sich erfahren, das heißt erleben. Das Leben von liebevollen Werten und Emotionen macht eine Seele stark.

Das Leben und die intensivste Form der Entwicklung finden im Hier und Jetzt statt. Der Suizid ist eine Flucht und führt nicht zu Lösungen. Denn die Emotionen, die zu einer Verzweiflung und zum Suizid führen können, können und sollten wir hier erlösen und heilen.

Im Jenseits müssen wir unsere Emotionen und Lebenseinstellung allein durch unser eigenes Bewusstsein erlösen und heilen. Und hier auf Erden haben wir einen Körper und einen Geist, um handeln zu können. Hier stehen uns auch andere Menschen zur Verfügung, die Vielfalt an Erfahrungsmöglichkeiten und unsere eigenen Sinne, durch die wir uns wahrnehmen und heilen können. Der Tastsinn kann uns zum Beispiel helfen, uns zu spüren und zu lieben, wenn wir uns von unseren lieben Mitmenschen umarmen und unterstützen lassen und Vertrauen zulassen. Über den Sprachsinn können wir uns zum Beispiel mit anderen Menschen über unsere Befindlichkeiten und Gedanken austauschen, uns reflektieren und besser verstehen und wiederum dadurch mehr Vertrauen fassen. Wir sollten unsere Möglichkeiten auf Erden wahrnehmen und das Leben schätzen und lieben sowie mit uns und unseren Mitmenschen Geduld haben, denn alles braucht seine Zeit.

»Wenn Hunde die Erde verlassen, kommen sie da auch in verschiedene Ebenen, zum Beispiel die, die friedlich zusammenleben, die, die aggressiv zusammen sind? Können sie in ihrem Bewusstsein aufsteigen? Können sie Engel werden? Können sie in die Menschenebene kommen?«

Ein Tier hat einen individuellen Körper und eine individuelle Seele. Es hat nur keinen individuellen Geist. Damit hat das Tier dennoch eine gewisse Form von Bewusstheit. Doch ein Tier muss sich nicht geistig entwickeln, es muss nicht nachdenken und sich in seiner Liebesfähigkeit bewusst entfalten wie ein Mensch. Die Seelen der Tiere steigen direkt in die geistigen Astralsphären des Tierreichs auf. Diese Astralwelt hat ein wertfreies, friedvolles Umfeld. Tiere können in ihrem Bewusstsein nicht auf- oder absteigen. Das macht sie weder schlechter noch besser als Menschen. Sie können auch keine Engel werden, denn die Schwingungen der Engel, der Menschen und der Tiere sind unterschiedlich und die damit verbundenen Aufgaben auch. Es gibt für alles eine ganz bestimmte Bewusstheit und Lichtschwingung, weil alles seinen Sinn erfüllt. Tiere können auch nicht zu Menschen werden oder der Mensch als Tier inkarnieren, denn das geistige Bewusstsein ist unterschiedlich. Auch das macht die Tiere weder schlechter noch besser als den Menschen.

»Kann man seine eigene Zeit verschenken oder einfach verkürzen? Ich meine damit keinen Suizid, sondern bevor wir wiedergeboren wurden, hat man ja ein Todesdatum festgelegt. Natürlich wissen wir das nicht mehr. Aber kann man als Mensch dieses Datum umbuchen, ohne Suizid zu begehen?«

Wenn wir im Jenseits unseren Seelenplan mit dem Schutzengel besprechen, dann sehen wir als emotionale Seele die Fülle an Emotionen, die in uns reifen möchten. Und wir nehmen uns normalerweise keine bestimmten Dinge vor, sondern nur den Umgang mit den Emotionen. Das heißt, es ist alles offen und in Bewegung. Es gibt so einen roten Faden im Leben, durch den wir auch geführt werden, doch das hat mit vielen Hintergründen zu tun. Nicht einmal der Todeszeitpunkt kann festgelegt werden, das ist nur äußerst selten der Fall. Im Jenseits gibt es ja keine Dimensionen von Raum und Zeit. Deshalb ist es auch gefährlich, jemandem zu sagen: »Du hast noch soundso lange zu leben«, denn das kann zu einer sich selbsterfüllenden Prophezeiung führen. Man muss gut abschätzen und gut in sich hineinfühlen, um Dinge für sich zu klären.

Manche Dinge sind offensichtlich, andere wiederum nicht. Und jeder Mensch ist in der Lage, seine geistige Kraft zu nutzen, um innezuhalten und sein Leben jederzeit neu zu definieren, ihm eine neue Wendung zu geben. Damit verändert sich das Schicksal wie auch der Todeszeitpunkt. Und deshalb braucht man sich über so etwas keine Gedanken zu machen. Sei dankbar für jeden Tag, den du haben darfst, denn das Leben ist nicht selbstverständlich.

»Der Vater meiner Tochter verstarb vor anderthalb Jahren. Er war noch sehr jung, 30 Jahre alt. Die Tochter ist nun dreieinhalb Jahre und versteht langsam, dass ihr Papa nicht mehr da ist. Wird er auf sie warten, wenn ihre Zeit gekommen ist, beziehungsweise wird er sie erkennen, weil sie ja noch klein war, als er starb?«

Wenn ich in die geistigen Sphären schaue, erfahre ich, dass eine Begegnung im Jenseits davon abhängt, ob sie für das Vorankommen beider Seelen wirklich sinnvoll ist. Und das weiß man zum gegenwärtigen Zeitpunkt noch nicht. Solche Dinge klären sich, wenn die Zeit gekommen ist. In der Gegenwart ist es einfach wichtig, dass man die Erinnerungen an den Verstorbenen in Liebe trägt, indem man viel Gutes über ihn sagt und dem Kind ein liebevolles gütiges Weltbild vermittelt. Die Mutter sollte dem Kind viel Zuversicht vermitteln, indem sie selbst zuverlässig und zuversichtlich ist. Sie sollte dem Kind Spiritualität vermitteln, indem sie auf die Fragen des Kindes liebevoll eingeht, nicht aber selbst spirituelle Themen anschneidet. Die Fragen des Kindes nach dem Tod, nach den Engeln, nach dem Jenseits, nach der Liebe sollten wir ernst nehmen und auf diese kindgerecht eingehen; über das Thema Tod und jenseitige Welten sollten wir ohne Kummer sprechen. Letztendlich: Ist die Mutter glücklich, ist auch das Kind glücklich. Das heißt, je mehr die Mutter dem Kind die Liebe vermittelt, je mehr sie selbst als Mutter Glück und Freude vorlebt, umso erfüllter ist auch das Kind und kann sich sehr gut ohne Verlustängste entwickeln. Wenn man sich dann irgendwann im Jenseits begegnen sollte, als erlöste lichtvolle Seelen, dann ist alles möglich. Liebevolle Resonanz sollte der Weg und unser Ziel sein.

»Ist es in der Hölle wirklich heiß? Wie viele Teufel gibt es in der Hölle?«

Diese menschliche Vorstellung von Räumen, getrennt nach Gut und Böse, die gibt es in der geistigen Welt nicht. Solche einseitigen Bilder zeigen die Unwissenheit des Menschen. Die Hölle ist nichts anderes, als in negativen Emotionen zu erstarren. So können wir uns eine Hölle auf Erden erschaffen, indem wir uns in einer Emotion festbeißen und nicht loslassen. Wenn die Seele in dieser inneren Haltung über die Schwelle ins Jenseits geht, mit der sie den letzten Atemzug getan hat, bleibt sie in derselben Resonanz. Wenn die Emotionen und somit die Resonanz verbissen und boshaft sind statt liebevoll und ins Licht schauend, dann werden diese Seelen das Licht nicht sehen. Du begreifst ja immer den Geist, dem du gleichst. Und so bleibt die Seele in diesem schweren Schwingungsumfeld stecken, weil sie ja selbst so schwingt, und sie zieht auch ähnlich schwingende Seelen an. Diese Seelen erschaffen sich dann gemeinsam ein dunkles und aggressives Feld, in dem sie so lange verharren müssen, bis sich die Emotionen ändern und sie den Weg ins Licht finden (siehe auch meine Antwort auf Seite 127 und Seite 135). Das ist die Hölle!

Der Teufel an sich, als eigenständiges Wesen mit freiem Willen, existiert nicht. All diejenigen, die wirkliche Gotteserfahrungen gemacht haben, wissen, dass Gottes Licht absolutes, universelles Bewusstsein der All-Liebe ist. Gott urteilt nicht. Und Gott hat keine Widersacher. Doch er hat uns in seiner Gnade einen freien Willen gegeben. In diesem freien Willen haben wir die Wahl: Wir können uns entweder lebensbejahend, lebenserschaffend, lebenspflegend entwickeln und uns ganz auf die Liebe konzentrieren, sie leben und durch unser Bewusstsein Liebe und Licht auf diese Erde bringen; wir können aber auch in negativen Emotionen, durch negative Werte und Aggression zerstörerisch wirken. Der Mensch ist in der Lage, Vorstellungen zu erschaffen. Und hat der Mensch ein gutes und liebevolles Gedankengut, was ihm und auch anderen Menschen dient, dann entsteht eine lichtvolle Ausstrahlung. Hat der Mensch dagegen boshafte Gedanken, wünscht er allen anderen Böses, dann entsteht eine negative, düstere Schwingung. Das bedeutet, dass der Mensch diese negative zerstörerische Schwingung selbst erschafft. Man bezeichnet einen solchen Menschen auch gern als einen Teufel. Doch den Teufel in der oftmals dargestellten Form und Gestalt mit einem individuellen Bewusstsein gibt es nicht. Die Hölle ist ein negatives Schwingungsfeld, das durch einseitiges, negatives Gedankengut von Menschen erschaffen wird.

Deshalb ist es so wichtig, dass wir darauf achten, welchen Gedanken und Werten wir folgen, und vor allem, wie bewusst oder unbewusst wir unser eigenes Schöpferpotenzial nutzen. Denn wir alle sind als göttliche Seelen mit größter Kraft ausgestattet, und wir sollen liebevoll, ethisch und aus innerer Reife heraus leben und Gottes Schöpfung beseelen und mitgestalten.

»Kommt jeder Gute in den Himmel und jeder Böse in die Hölle? Wer entscheidet beim Jüngsten Gericht?«

Solche Trennungen von Menschen gibt es im Jenseits nicht. Die Engel sehen stets unsere göttliche Seele. Unsere Anhaftungen, Blockaden und Anspannungen, die uns vom göttlichen All-Licht trennen, die sehen und die erleben nur wir. Die Engel lieben uns allzeit durch und durch, so, wie wir sind.

Wenn ein Mensch mit boshaften Gedanken und Gefühlen den Schritt über die Schwelle ins Jenseits tut und weiterhin verbittert quasi nach »unten« schaut statt nach »oben«, nicht diese Leichtigkeit erkennt, dann erkennt er die Engel nur sehr schwer oder zunächst gar nicht. Denn sein Welt- und Selbstbild sind eingeschränkt, seine Gedanken sind blockiert, und dementsprechend zieht er ebenfalls belastete Seelen an, erzeugt nur eine belastete Schwingung und erkennt auch nur diese.

Dann gibt es Seelen, die eher neutral in sich sind, die in einer mittleren Astralität eher ruhen und wie »bestellt und nicht abgeholt« dastehen, zum Beispiel auf dem Friedhof bei ihren

Gebeinen verharren, weil sie noch nicht bereit sind für den Aufstieg, für das Schauen nach oben ins Licht.

Seelen, die Liebe in sich tragen, können die Engel im Jenseits leichter erkennen und somit schneller den Weg ins Licht finden. Das heißt, das Gute in einem Menschen macht vornehmlich sein innerer Ruf aus und sein Wissen, mit Höherem verbunden zu sein: Ich habe Vertrauen darauf, dass es etwas Höheres gibt, das ich nicht tiefer fallen kann als in Gottes Hand, dass es immer weitergeht für mich, und in diesem Vertrauen öffne ich mich für das Neue. Das ist der Blick eines gütigen Herzens, der nach oben ins Licht geht und eine Leichtigkeit in sich hat, durch seine liebevollen Emotionen, die ihn immer höher schwingen lassen und immer höher in das höhere Lichtbewusstsein hineintragen.

Gott urteilt nicht, wir haben uns hier auf Erden vor uns selbst zu rechtfertigen, denn wir müssen jeden Tag mit uns selbst leben. Genauso ist es auch im Jenseits. Gottes All-Liebe ist immer und für jeden da, die Frage ist nur, ob wir damit in Resonanz gehen. Ebenso ist die Liebe und sind die Engel immer da, ob auf der unteren, mittleren oder oberen Astralebene, also im gesamten Himmel. Es ist eine Bewusstseinsfrage, inwiefern wir das erkennen. Du begreifst nur den Geist, dem du gleichst. Schwingst du ähnlich, sprich, in Leichtigkeit, oder eher in der Schwere? Deshalb gibt es das »Jüngste Gericht« in der Form eines Gerichtes im Außen nicht. Es ist immer unser eigenes Urteil im Sinne von: Was fühle ich wirklich, spüre ich wirklich tiefe Liebe, indem ich mich dem Moment hingebe und auf Gott, auf das Licht vertraue, indem ich die Güte in meinem Herzen und damit die göttliche Kraft spüre, diese Kraft der All-Liebe, und indem ich weiß, dass die All-Liebe mich überall findet, ich stets eingebettet darin bin. Und in diesem Bewusstsein haben wir wirklich nichts zu verlieren, können lieben und genießen, alles wertschätzen.

»Ich bin ein sehr sensibler Mensch und habe, wie jeder, schon Freunde und Familienmitglieder verloren, war aber immer der Meinung, es gibt ein Wiedersehen nach dem Tod. Ich besuche gerne und viel die Gräber meiner Liebsten, zünde auch zu Hause das eine oder andere Licht für sie an. Nützt dies überhaupt etwas, wenn sie doch vielleicht schon als jemand anderer wieder auf der Erde verweilen, so wie Sie in ihrem Buch *Jenseitige Welten* schreiben?«

Nun, liebevolles Denken, liebevolles Fühlen und liebevolles Handeln – wie in Liebe eine Kerze anzuzünden für eine Seele im Jenseits, nützt natürlich immer etwas. Man erstrahlt selbst im liebevollen Licht, und man unterstützt auch das himmlische Licht damit durch diese Resonanz. Natürlich ist in den geistigen Welten alles möglich. Wenn es für dich und auch für deine Lieben im Jenseits wichtig ist, dass ihr euch begegnet und ihr euch noch gemeinsam austauscht, dann werdet ihr euch auch begegnen, und es wird sich auch alles fügen. Grundsätzlich ist es jedoch so, dass wir stets nach vorne schauen sollten und nicht zurück, wir sollten nicht am Alten verhaftet bleiben. Sondern uns in Dankbarkeit auf unser eigenes Leben konzentrieren, die Chancen, die das Leben uns bietet, ausschöpfen, da unser Weg auf der Erde weitergeht. Wir sollten dieses gute Gefühl in uns tragen, dass es den Verstorbenen da oben gut geht.

Falls sie ihren neuen Reinkarnationsweg bereits angetreten haben – dann freuen wir uns für sie, dass sie in ihrem Bewusstseinsweg vorangegangen sind und jetzt eine neue Chance zu liebevoller Selbsterfahrung bekommen. Loslassen in Liebe bedeutet auch, sich für den anderen zu freuen, auch wenn er einen anderen Weg vor sich hat. Denn das Wichtigste sollte ja sein, dass es ihm gut geht dabei. Das ist Liebe!

»Sollen wir die Verstorbenen um keine Hilfe oder Unterstützung bitten? Ich spreche auch so viel mit ihnen, ist das eine schlechte Spinnerei von mir?«

Man sollte den Verstorbenen ihren eigenen Weg lassen. Denn sie haben sicher genug selbst aufzuarbeiten. In Liebe an sie zu denken ist natürlich in Ordnung, doch du solltest dich besser mit liebevollen lebendigen Menschen austauschen. Nutze das »Hier und Jetzt«, denn im »Greifbaren« sozusagen »spielt die Musik«, hier vollzieht sich dein Leben. Schätze deine tatsächlichen Beziehungen zu anderen. Natürlich brauchen wir auch Zeit für ein gesundes Trauern. Doch nach und nach sollten wir wieder glücklich sein können und unser Glück hier mit anderen Menschen ausleben dürfen. Besinne dich auf dich, auf deine Engel, auf die Schönheit der Schöpfung, deine Mitmenschen und deine eigene Herzensnatur, die dein Leben ausmachen. Erkenne: Das Leben ist schön!

»Liebe Frau Haas, Sie gehen ganz ungezwungen mit der Reinkarnation um, an die auch ich fest glaube. Ohne dieses Bewusstsein kann man meiner Meinung nach den Sinn des Lebens nicht wirklich verstehen. Die Kirche jedoch lehrt eine weit entfernte

These und auch der Satz: ›Man hat ja nur dieses eine Leben‹ ist weit verbreitet. Wie kann es geschehen, dass sich die Kirche dafür öffnet und den Menschen diese wichtige Wahrheit weitergibt?«

Wir müssen die gewohnte Erwartung loslassen, dass sich im Außen etwas ändern muss. Ein weiser spiritueller Weg geht immer nach innen, hier finden wir unsere eigene Wahrheit. Wir müssen bedenken, dass alle Institutionen einem Dogma unterliegen und darin feststecken. Und dieses Dogma ist vor langer Zeit entstanden, ist festbetoniert. Diese Starre gibt auch eine gewisse Macht und möchte nicht hinterfragt werden. Sonst könnte ja die »Wahrheit« dahinter ins Schwanken kommen und damit auch die erkämpfte Autorität. Das heißt, die äußere Form verändert sich nicht so schnell, aber die innere kann sich verändern. Wir sollten dieses Wissen der Freiheit so verinnerlichen, dass es für uns selbstverständlich wird. Und dann verbreitet es sich auch global auf eine natürliche evolutionäre Art und Weise. Und je mehr es sich aus dieser inneren Herzensnatur verändert und verbreitet, umso mehr ergreift es von innen heraus die äußeren Institutionen, die dann gezwungen sind, sich dem Zeitgeist anzupassen. Das wird erst geschehen, wenn die Institution und die Gläubigen die Wahrheit auch gut verkraften können. Denn wenn Veränderungen in starren Systemen zu schnell vonstattengehen, kann es die Gläubigen ängstigen und Irritationen und Unruhe mit sich bringen. Das heißt, der evolutionäre Erwachungsprozess, der evolutionäre Entwicklungsprozess geschieht in sanften Wellen, die so sanft oder aber auch so intensiv sind, wie es für die globale Entwicklung förderlich ist. Deshalb werden wir allen Wandlungen, die kommen, auch gewachsen sein.

Denn unser aller Weg ist lichtvoll, und wir selbst haben diesen noch zu gehen.

Ich möchte jeden Menschen dazu animieren, seiner liebevollen, friedensstiftenden inneren Überzeugung, seinen mystischen Erfahrungen und seinem liebevollen Glauben, seinem Herzen zu folgen und in seinem eigenen Leben Gutes zu vollbringen. Das strahlt auch in die Welt aus und führt zu lichtvollen Veränderungen.

»Können uns die Verstorbenen von da oben sehen, sich mit uns freuen, uns vermissen etc.?«

Ja, natürlich. In meinem Buch *Jenseitige Welten* beschreibe ich die einzelnen himmlischen Schritte in der oberen Astralität, die die Seele in der Selbstreflexion hindurchgeht. Der erste ist die Form der Erkenntnis: Ich bin ich im Licht, ich bin im Jenseits, wo geht es hin? Was ist mein innerer Ruf zu Gott, zu den Engeln, zum Licht? In dieser Ebene ist die Seele noch recht nah bei den Hinterbliebenen und kann diese wahnehmen, wenn sie offen dafür ist und noch eine Verbindung spürt.

Wenn die Seele bereit ist, ins göttliche Licht, nach »oben« zu schauen, wird sie leichter und steigt in die zweite Bewusstseinsebene hinein, ins Bewusstsein des Verstehens. Da findet die intensive Lebensrückschau statt, in der die Seele ihr vergangenes Leben vom ersten bis zum letzten Atemzug reflektiert, natürlich in den Schritten, wie sie das verkraftet und wie sie das benötigt. Dabei ist sie noch in der Auseinandersetzung mit ihrer letzten Inkarnation und nimmt daher auch noch viel von den Hinterbliebenen wahr. Je mehr sie verarbeitet und loslässt, umso leichter wird sie, umso mehr wird sie selbst immer stärker zum Licht und orientiert sich zum Höheren.

So entspricht sie in ihrem Energiefeld auch immer weniger ihrer alten Rolle. Das heißt, je höher, je leichter die Seele wird, je höher sie aufsteigt, umso mehr schaut sie nach oben ins Licht und umso weniger zur Erde zu ihrer alten Rolle und zu den Hinterbliebenen zurück.

Doch wenn hinterbliebene Menschen die Nähe dieser Seele besonders brauchen, als Schutz, als Trost, als inneres Zwiegespräch, als eine liebevolle, hilfreiche Erinnerung, als einen Impuls, kann diese Seele selbst aus der höchsten Lichtebene trotzdem ihre schützenden Hände über die Hinterbliebenen halten und sie mit ihrer Liebe unterstützen. Die Liebe kennt keine Grenzen, sie ist weder an Raum noch an Zeit gebunden, sie ist überall da.

»Ich hatte eine Abtreibung vor genau einem Jahr, die ich vom ersten Moment an bereute, und ich trauere immer noch. Ich weiß nicht, wie ich mit mir selbst ins Reine kommen und wie ich meinen Lebensweg mutig begehen soll. Die Seele, die nicht inkarniert ist, wird sie auf mich warten, bis sich bei mir wieder eine Gelegenheit zur Inkarnation findet? Wie empfindet die Seele die Abtreibung? Wird sie bei jemand anderem auf die Erde kommen?«

Ich habe viele schwangere Frauen beobachtet und dabei gesehen, wie die Seele den Weg ins Diesseits findet, welche Phasen sie durchläuft und was sie bewegt: Wenn die Seele im Mutterleib angekommen ist und immer mehr ihren Raum einnimmt, ist sie noch in einem Zustand, wo sie bewusst sieht, wo sie herkam und was sie sich vorgenommen hat. Zwischen siebter und elfter Schwangerschaftswoche legt sich jedoch über die Seele ein Vergessenheitsschleier. Und die Seele geht innerhalb dieser körperlichen Wachstumsphase in einen tiefen Schlaf. Nach dieser Zeit weiß sie nicht mehr, wo sie herkam und wer sie ist, denn sie ist nun ganz und gar voller Hingabe. Wenn die Abtreibung nach diesem Zeitpunkt stattfindet, ist die Seele bereits im Schlaf und weiß daher nicht, woher sie kommt und wo sie hinsoll. Oftmals passiert es, dass die Mutter durch ihre Trauer weiter mit dieser Seele, die nicht geboren werden konnte, schwingt und sie bei sich hält. Somit bleibt die Seele, da ja der Prozess nicht weitergeht, weiterhin im Schlafmodus und ist nur auf die Mutter fixiert. Da diese die Seele sozusagen nicht loslässt, kann es oftmals sogar passieren, dass eine weitere Schwangerschaft in späteren Jahren nicht so einfach möglich ist.

Deshalb ist es absolut sinnvoll, die Trauer zu heilen. Dazu ist ein von Herzen aufrichtiges Abschiedsritual gut. Zünde zum Beispiel eine Kerze an für diese Seele, sprich sie innerlich an und bedanke dich bei den Engeln für dieses Geschenk, das du nicht annehmen konntest. Gib die Seele, symbolisch wie durch dieses Kerzenlicht getragen, wieder an die Engel zurück. Auf diese Weise entsteht eine starke Energie, bei der sich die Seele in die Lichtflügel der Engel fallen lassen kann. So von den Engeln versorgt, kann sie wieder ins Aufwachen hineinkommen und sich neu orientieren.

Falls es intensive geistige Absprachen zwischen dir und dieser Seele gibt, kann es passieren, dass die Seele bis zu einer neuen Gelegenheit zur Inkarnation wartet und wiederkommt. Doch wenn die geistigen Absprachen nicht so stark sind und für die Seele die Wiedergeburt wichtig ist, kann es auch anders kommen. Wie es auch sein mag, es ist wichtig, in sich diese Wehmut zu heilen und alles in Licht und Liebe umzuwandeln, indem du in diesem Abschiedsritual die Seele darin unterstützt, ihren neuen Weg gehen zu können. Friede und Liebe, das sind die Eigenschaften, die wir, ganz gleich, was uns widerfahren ist, stets in uns stärken sollen. Damit haben wir Kraft, unseren Aufgaben nachzugehen, innerlich wie auch im Außen. Die Engel lassen keine Seele im Stich.

»Warum trennen sich Seele und Geist nach dem Sterben und warum bilden sie eine Einheit in der Materie? Ist mein Geist mit Gefühlen verbunden oder nur die Seele?«

In meinem Buch *Jenseitige Welten* beschreibe ich diese Bewusstseinsebenen, sehr genau anhand von Sterbephasen, Aufstiegsphasen im jenseitigen Licht, anhand der Wiedergeburt und des bewussten Lebens hier auf dieser Erde in unserer göttlichen Vollkommenheit (siehe auch meine Antwort auf Seite 115).

In der Sterbensphase, wenn die Zeit für das Ende der Reise auf Erden wirklich gekommen ist, ist es der Geist, der als Erstes eines Tages aus dem physischen Körper hinaustritt und in die Akasha-Chronik hineingeht. Die Akasha-Chronik sieht aus wie ein sternenklarer Himmel, wo jeder menschliche Geist seinen Platz, quasi seinen Stern hat. Der Geist speichert dort seine bisherigen Erfahrungen und Erinnerungen aus dieser Inkarnation. So werden wir, Inkarnation für Inkarnation, mit immer mehr geistiger Fülle und innerem Wissen geboren. Der Geist beinhaltet also die geistige Klarheit der Gedanken.

Man merkt, wenn der Geist den Körper verlassen hat, dass die zweite Sterbensphase sich vollzieht, indem langsam über Tage, Wochen oder Monate der Seelenleib wie eine sonnige Lichtgestalt immer mehr aus dem physischen Körper aussteigt und in der Aura des Sterbenden immer mehr aufleuchtet. In dieser Phase beobachtet man, dass der Sterbende nur noch emotional zu erreichen ist und nicht mehr geistig, dass man sich mit ihm nicht mehr intellektuell austauschen kann und auch nicht mehr in die Zukunft planen kann. Er spricht nur von den Dingen, die ihn in der Vergangenheit berührt haben und immer noch berühren, und das ist bereits eine Form von Lebensrückschau. Der Seelenleib ist also unsere Emotio, unsere emotionale Energie. Und wenn der Zeitpunkt gekommen ist für den letzten Atemzug, ist der Seelenleib ganz in der Aura des Sterbenden, und mit dem letzten Atemzug, mit dem Herzstillstand, schläft der physische Körper ein.

In den Astralitäten der jenseitigen Welten vollzieht unser Seelenleib, unser emotionales Selbst weitere Entfaltungsphasen, wie Erkenntnis, Verständnis und die weitere Lebensrückschau. Hier verarbeitet die Seele viele Fragen und Ereignisse, die ihr noch anhaften, aus dieser überpersönlichen Sicht heraus. Und dieser Bewusstseinsprozess vollzieht sich weiter, bis die Seele in die höchste Form der Erkenntnis, der All-Liebe, gefunden hat und weiß, was sie in sich noch zu bejahen hat, um dieser All-Liebe näher zu sein, und dafür die irdische Erfahrung notwendig ist.

Wenn sie irgendwann für eine neue Inkarnation bereit ist, dann bespricht die Seele mit ihrem Schutzengel einen neuen Seelenplan. Dabei geht es weniger um die tatsächlichen Umstände als vielmehr um den emotionalen Umgang damit, der nötig ist, damit sich unsere innere Reife immer mehr entfalten kann.

Und mit der Befruchtung begibt sich die Seele dann in den Mutterleib hinein, und es folgt der Geistesleib nach. Dann entsteht der Vergessenheitsschleier, der sich über alles Vergangene legt – und eine neue Inkarnation, ein neuer Mensch, in seiner körperlichen, seelischen, geistigen und göttlichen Vollkommenheit ist wieder da. Und so hält die Seele im Mutterleib ihren Wachstumsschlaf und erwacht dann immer mehr zu einem bewussten Menschen im Hier und Jetzt.

Warum trennen sich also der Seelenleib und Geistesleib in den Sterbensphasen und in den jenseitigen Welten? Weil diese Bewusstseinskräfte einzeln für sich wirken, damit die Seele ganz frei ist in ihrer emotionalen Entfaltung und nicht von Erinnerungen, von Gefühlen abgelenkt wird.

Warum verbinden sich die Seele und der Geist im physischen Leib? Damit wir diese göttliche Vollkommenheit in uns haben, dass wir in der Lage sind, durch den Körper Sinneserfahrungen zu machen, uns zu spüren, emotional auf die Dinge zu reagieren und sie gleichzeitig geistig reflektieren und damit auch im freien Willen entscheiden zu können: Was will ich im Außen? Was will ich in diesem Leben tun? Wie will ich mich in einer neuen Rolle, in einer neuen Inkarnation begreifen?

Jeder sollte sich selbst und anderen Wertschätzung entgegenbringen und seine Gefühle pflegen und gestalten. Denn indem wir unsere Gefühle gestalten, gestalten wir auch unser Schicksal. Wenn wir unser Leben bewusst mit Achtsamkeit und geistiger Klarheit gestalten, gelingt es uns, unseren Seelenplan, den Weg zur All-Liebe, im Hier und Jetzt durch unsere Zufriedenheit, Liebesfähigkeit und Offenheit zu verwirklichen. Die Freiheit, uns dafür zu entscheiden, ist die Spiritualität von heute.

»Meine Frau ist leider vor einigen Monaten verstorben. Es gab keinen Abschied (angeblich hat man in der Klinik nicht damit gerechnet!!!), und auch sonst hat sie sehr viele ungeregelte Sachen hinterlassen, wo ich mir denke, so kann das doch nicht ihr Wunsch gewesen sein, zum Beispiel Auseinandersetzungen ums Erbe mit den fünf Stiefkindern, zusätzlich zu meiner nicht einfachen eigenen Krankheit. Kannst du mir dazu etwas Hilfreiches sagen?«

Wenn ich mir die Seele deiner Frau im Jenseits betrachte, so sehe ich sie in deiner Nähe, mit einem verständnisvollen und liebevollen Ausdruck. Sie steht dir mit ihrer Liebe und ihrem Segen in allem, was du durchmachst, bei. Auch für sie ist im Jenseits noch alles neu, sodass sie sich dort ebenso neu orientieren muss, wie auch du es im Diesseits tun musst. Der Übertritt in die andere Dimension kam auch für deine Frau überraschend. Ihr geht es gut, und sie wirkt zuversichtlich, dass sich alle beteiligten Menschen besinnen und sich die Angelegenheiten im Sinne aller regeln.

Lass dich auf einen Neubeginn ein. Dein Leben geht hier auf der Erde weiter, so, wie auch das »Leben« deiner Frau in den himmlischen Dimensionen weitergeht. Segne deine Situation sowie deine verstorbene Frau und die fünf Stiefkinder. Übergib alle anstehenden Angelegenheiten der geistigen Welt und bitte sie liebevoll darum, dass sich alles lichtvoll so lösen möge, dass es zur Zufriedenheit aller Beteiligten geschieht.

»Ich studiere zurzeit Veterinärmedizin, arbeite nebenbei bei einem Tierarzt, und Tiere gehören zu meinem Leben wie meine Familie. Ich spüre, dass ich eine ganz besondere Verbindung zu

Tieren habe und dass sie mir auch vertrauen. Kannst du mir sagen, ob Tiere auch Seelen besitzen und ob sie uns verstehen können? Wo gehen die Seelen von Tieren hin, nachdem sie gestorben sind? Ist es in Ordnung, Fleisch zu essen und Tiere zu töten? Wie kann ich gerade als Tierärztin besser mit ihnen auf Seelenebene kommunizieren?«

Tiere besitzen eine individuelle Seele sowie einen individuellen Körper. Sie besitzen nur keinen individuellen Geist wie die Menschen, weil sie sich in dieser Klarheit nicht weiterzuentwickeln brauchen. Sie ruhen in ihrer Vollkommenheit, so wie sie sind, und beseelen Gottes Schöpfung. Dass Tiere eine individuelle Seele besitzen, spüren wir ja auch – kein Hund gleicht zum Beispiel dem anderen, wir erkennen Charakterunterschiede, wir spüren eine Verbundenheit, und wir merken ja, dass es einem Tier, wenn es vernachlässigt wird, nicht gut geht.

Die Tiere gehen nach dem physischen Sterben in einen sogenannten globalen Tierhimmel, in ein globales Tierbewusstsein hinein. Weil sie nicht dieses individuelle Geistige haben und doch eine individuelle Seele, gehen sie direkt hinauf in das himmlische Licht, in das Tierbewusstsein.

Ob es in Ordnung ist, Fleisch zu essen und Tiere zu töten, sollte jeder für sich selbst beantworten. Zunächst sollte jeder sich die Frage stellen: Wie definiere ich als Mensch meine innere Tugend des Mitgefühls? Wie viel Mitgefühl kann ich mir selbst entgegenbringen und wie gut gehe ich mit mir um? Wie groß ist das Mitgefühl gegenüber meiner Familie? Wie viel Mitgefühl kann ich für andere Menschen und auch fremde Kulturen empfinden und letztendlich: Wie viel Mitgefühl spüre ich allen Lebewesen gegenüber? Gott als All-Liebe hat ja keine

Grenzen, nur der Mensch in seiner Bewusstheit hat eine Einschränkung. Wir haben ja auch ein Bewusstsein des Friedens. Jeder muss sich klarmachen, wie viel Aggression da sein muss, um etwas zu töten – einen Menschen oder ein Tier. Diese Aggression ist die Ur-Wurzel für alle Kriege, wohingegen Liebe und Mitgefühl die Schlüssel zu innerem und äußerem Frieden sind. Doch da das jeder unterschiedlich empfindet, muss jeder für sich, nach seiner Stimmigkeit, diese Frage beantworten. Nur dann kommt der Mensch auch voran in seiner Entwicklung, so, wie es ihm guttut.

»Ist es für ein Haustier tatsächlich eine Erleichterung, wenn ich es vom Leiden durch Einschläfern erlösen lasse, oder ist es nur für mich eine Erleichterung, weil ich das Leiden nicht ertragen kann?«

In der belebten Natur sieht man selten oder gar keine kranken Tiere. Kranke Tiere werden schnell gejagt und gefressen, sodass die Natur sich so von allein regeneriert. Und einem kranken Tier durch Einschläfern hilft man insofern, wenn es nicht anders geht, indem man eben der Natur nachhilft. Es ist eine schwierige Entscheidung. Höre gut auf deine Intuition, segne dein Tier und lass seine Seele los, auf dass sie nach oben steigen kann. Die Seele des Tieres hat anders als wir Menschen keinen Konflikt mit Tod oder Jenseits, sondern geht direkt in die höheren Sphären des Lichts, in den globalen Tierhimmel hinein. Dort ist sie sofort in Harmonie mit Gott und in Gottes Bewusstsein. Es sind eher die Menschen, die leiden und die eigenen Schmerzen auf das Tier projizieren. Da ist es wichtig, in seine Selbstliebe zurückzugehen, seinen eigenen Weg zu segnen und dankbar für jeden einzelnen Tag in Gottes Schöpfung zu sein. Ja, sich im Herzen immer leichter zu fühlen – sollte das Motto unseres Lebens sein.

Natur

»Wie findet man einen Kraftplatz in der Natur?«

Ich beschreibe oftmals bei meinen Reisen und auf Facebook oder in meinen Naturwesen-Seminaren in Morschach, in den Schweizer Bergen, die Kraftorte in der Natur. Ich kann diese Energiefelder, diese Lichtquellen der Erde sehen. Dabei beobachte ich, ob es Engel oder Naturwesen oder auch Marienerscheinungen oder Christuserscheinungen anzieht. Letzteres macht solche Orte zu Gebetsorten und Pilgerorten für die Menschen. Die Menschen mit ihrer Güte, in ihrer Stille, mit ihrer Liebe und Hingabe bringen wiederum himmlische Energie an diese Orte und lassen sie immer mehr erstrahlen.

Nun ist deine Frage, wie man diese Erdschwingung oder Heiligenschwingung selbst wahrnehmen kann. Das kann man lernen, indem man in der Natur zur Ruhe kommt, seine Sinne aktiviert und im Gebet sich vertieft und dann schaut, was einen berührt. Das Wichtigste ist aber, dass man sich dabei wohlfühlt. Also an dem Ort – sei es in der Natur, sei es in einer Kirche oder Kapelle, wo du dich aufhältst – musst du dich wohlfühlen, einen guten Geist sozusagen spüren, dann ist es auch ein Kraftort für dich. Dies geschieht durch deine Fähigkeit, in deine liebevolle Resonanz zu kommen, diese Energie wahrzunehmen, dieser auch selbst zu entsprechen. Und grundsätzlich müssen wir uns natürlich vor Augen führen, dass wir selbst für uns unser Kraftort sein sollten, in dem wir uns mehrmals am Tag besinnen, diese Liebesfähigkeit in unserem Herzen spüren und uns somit auch in unserem Bewusstsein öffnen, zum Himmel aufrichten, uns erden, durchatmen, und je mehr wir dabei die Liebe spüren, umso mehr gewinnen wir an Energie und an Kraft, an Ruhe, an Stille und an Geborgenheit und gelangen zu den Antworten – durch unsere innere Reife –, nach denen wir uns sehnen. Möge dir dein Bewusstsein wie auch dein Umfeld in Gottes Schöpfung Kraft geben.

»Liebe Jana! Ich habe mir bei einer spirituellen Lehrerin einen Vortrag über Channeling angehört, der mir seitdem nicht aus dem Kopf geht. Ist das wahr, dass die Beschützer von Mutter Natur uns verlassen haben? Es wurde die Aussage gechannelt: ›Wir durften die Natur nicht mehr schützen auf eurer Erde.‹ Mir ist durchaus bewusst, dass wir die Natur vollkommen ausgebeutet haben und weiterhin auch tun, aber sollte das stimmen, wird sich die Natur, unser Balsam für die Seele, wirklich zurückziehen beziehungsweise von uns verabschieden? Ich finde diese Vorstellung sehr, sehr traurig. Ich fühle mich der Natur sehr verbunden, vor allem im Wald kann ich sehr viel Kraft tanken. Ich spüre die Nähe zu den Naturwesen und möchte gerne mit ihnen in Kontakt treten. Wie kann und darf ich mich mit ihnen verbinden, um den Kontakt und die Zusammenarbeit mit diesen liebevollen Wesen zu intensivieren?«

Da sollte man sich zunächst fragen: Sind solche Aussagen nachvollziehbar? Inwiefern sind sie umsetzbar und inwiefern berührt einen dies mit Liebe? Da kann man direkt spüren, ob man so etwas Glauben schenken möchte. Die Natur ist ja da, erblüht und arbeitet in ihren Jahresrhythmen.

Fakt ist, die lichtvolle geistige Welt wird sich niemals zurückziehen, sie wird niemals den Menschen aufgeben, sondern in liebevollen Tugenden, in liebevoller Lebensphilosophie wird sich die evolutionäre Entwicklung stets weiterbewegen. Das ist unser Schöpferpotenzial und auch Gottes Plan. Auf diese Kraft in uns sollten wir uns besinnen und zu Dingen, die nicht nachvollziehbar und nicht liebevoll sind, auf Abstand gehen. Solche Geschehnisse werden gechannelt aus der eigenen Angst heraus und entsprechen nicht Gottes Wahrheit.

Aus meinen eigenen Kontakten mit Naturwesen und meinen Naturwesen-Seminaren weiß ich, dass man sich mit Naturwesen sehr gut durch das Bewusstwerden der eigenen Sinne verbindet. Nimm dir Zeit, in der Natur zur Ruhe zu kommen, begrüße die Naturelemente, lasse dich mit deinen Sinnen und mit jedem Atemzug darauf ein, wie dem Tastsinn, die Natur spürend; Geruchssinn, die Natur riechend; Sehsinn, die Natur betrachtend, und komme so immer mehr zur Ruhe. Und dann spürst du innerlich, dass du immer mehr in eine natürliche Meditation kommst, in einen natürlichen Kontakt mit dir und der Natur und kannst dann deiner Intuition folgen und dich fragen: Zu welchem Naturelement gehört die Wesenheit, die du jetzt spürst? Folge dann deiner Intuition weiter: Welche Botschaft oder Heilkraft möchte dieses Naturwesen dir geben? Spüre weiter in dich hinein, so kannst du die Antworten empfangen. Schließe mit Dankbarkeit für die Natur und für die Wesen ab. Womöglich hast du jetzt eine höhere Erkenntnis über dich, über dein Leben gewonnen. Die Natur ist immer etwas ganz Besonderes.

»Wie kann man mit den Tieren auf Seelenebene kommunizieren?«

Mit einem Tier auf Seelenebene zu kommunizieren geschieht so ähnlich, wie auf der Seelenebene mit einem Menschen zu kommunizieren. Stell dir vor, du kommunizierst ohne Worte mit einem Menschen, der im Koma liegt, oder du kommunizierst mit einem Kind. Auch ein Kind versteht die intellektuelle Aussage weniger, sondern eher den Ton, vor allem deine Ausstrahlung und dein Gefühl, das du vermittelst. Stelle dich in deiner Intuition immer mehr auf diese feinstoffliche Ebene, auf dein eigenes Gefühl ein und schule deine gute Beobachtungsgabe und deine gute Intuition. Du wirst dann schnell erkennen, was das Tier hat und was das Tier in dem Moment braucht. Ebenso kannst du dann erkennen, ob das Tier auch seinem tiergerechten Platz hat, sodass es sich wohlfühlt.

»Wenn man auf Fleisch verzichtet, sollte man auch auf Lederschuhe und sonstige Ledersachen verzichten? Ich finde Lederschuhe sehr bequem, würde mich aber freuen, wenn es eine gute Alternative zu diesen gäbe. Hättest du eine Idee bezüglich dieses Themas?«

Das obliegt deiner eigenen Entscheidung. Nur du kannst wissen, womit du dich wohlfühlst und was du vertreten kannst. Natürlich gibt es mittlerweile auch gute Lederalternativen, und das Internet ist voller guter Anbieter. Und Großstädte haben wunderbare Boutiquen in diesem Bereich. Doch jeder muss für sich selbst entscheiden, was für ihn umsetzbar ist. Man sollte dabei weder sich noch andere unter Druck setzen, sondern seinem eigenen Herzen und seinen eigenen Möglichkeiten folgen.

Resonanzprinzip, positives Denken, Glück, Bewusstsein

»Bedeutet ein spirituelles Leben auch ein problemfreies Leben?«

Viele Menschen machen sich auf den spirituellen Weg, weil sie sich dadurch ein Leben in absoluter Liebe und ohne Probleme erhoffen. Doch bei dieser Erwartungshaltung wird oft vergessen, dass der Mensch hier auf Erden in der Polarität lebt. Wenn er sich seiner Angst stellt, aus der Probleme entstehen, kann er sich konsequent zur Liebe entwickeln. Das irdische Leben ist nicht dazu da, keine Probleme zu haben, sondern um sie zu lösen, sich in allem wahrzunehmen und sich stets weiterzuentwickeln.

Hier kommt es vor allem auf den Umgang mit dem freien Willen an. Der Mensch kann zwar nicht immer beeinflussen, was auf ihn zukommt, denn dies ist oftmals auch mit dem Schicksalsweg anderer Beteiligter verbunden. Er kann jedoch immer frei entscheiden, wie er damit umgeht – mit der inneren Reife der Liebe oder mit Angst. Man sollte an schweren Lebensphasen nicht so leicht verzagen, sondern sich eher im Gottvertrauen zurückziehen und nachdenken.

Ob das Urvertrauen in solchen Zeiten zerbricht oder nicht, hängt wiederum von der Betrachtungsweise durch den freien Willen ab. Deshalb brauchen wir Gott und göttliches Bewusstsein, um zu wissen, dass in allem ein lichtvoller Sinn zu finden ist. Ebenso, dass das Leben nach dem Tod weitergeht und wir immer in Liebe in Gottes Schöpfung geborgen sind. Wir sollten das Leben somit grenzüberschreitend betrachten.

Über das spirituelle Bewusstsein hat der Mensch die Möglichkeit, in Liebe eine geistige Wahrnehmungsfähigkeit zu entwickeln, mit der er den Entwicklungsschritten im Leben zum Wohl der eigenen Persönlichkeit begegnen kann. Mit Interesse und Lebensbegeisterung kann er das Leben meistern und persönliche Antworten und Lösungen finden. So kann die Seele ihr volles Potenzial entfalten, das Leben wird leichter, und es geht stets bergauf.

»Gibt es ein Leben ohne Verurteilung?«

Die Engel sagen, ihr sollt niemanden verurteilen, denn ihr seid keine Richter. Jede Seele muss im irdischen wie auch im jenseitigen Leben vor sich selbst Rechenschaft ablegen, das heißt in der Lage sein, sich anzunehmen und zu lieben. Ansonsten wird diese Seele durch entsprechende Erfahrungen dorthin geführt.

Der Grat zwischen neutraler Beurteilung und Verurteilung ist schmal. Im alltäglichen Leben müssen wir oftmals Stellung beziehen und Entscheidungen treffen. Doch wenn wir zu viele negative Emotionen wie Unsicherheit, falsche Moral, Zwang, Neid, Hass, Gier oder Anerkennungssucht in unsere Entscheidungen einfließen lassen, so richten und erheben wir uns über den anderen, und unsere spirituelle Quelle wird versiegen, weil in dieser inneren Haltung keine Liebe lebt.

Es ist wichtig, jegliche Angst vor den Menschen und vor dem Leben in Liebe zu verwandeln und sich von Bewertungen und Verurteilungen zu befreien. Wir dürfen nicht vergessen, dass kein Mensch etwas Negatives tun kann, ohne auch etwas Positives anzustoßen. Wir sollten aufhören, uns wie ein hilfloses Opfer oder wie ein Täter zu fühlen, sondern wie die Engel in eine neutrale, verurteilungsfreie Haltung voller Sicherheit und Vertrauen gehen.

»Was genau hat Vertrauen mit Spiritualität zu tun?«

Gelebte Spiritualität zeigt dem Menschen den Weg, die wahren inneren Werte zu erkennen, die das Leben wirklich lebenswert machen, und dies ist all das, was den Menschen in den zwischenmenschlichen Begegnungen bereichert. Es sind die inneren Werte, die den Menschen immer mehr aufrichten und Klarheit schaffen. Dies sind Ehrlichkeit, Mitgefühl, Verständnis, Erkenntnis, innere Erlebnisse, Liebe etc. All diese Tugenden sind nötig, um Spiritualität und göttliche Anbindung praktisch im Alltag zu leben.

Den Menschen fällt es meist leichter, diese Eigenschaften zu spüren, wenn alles im Leben so läuft, wie sie es sich vorstellen. Doch es geht gerade darum, seinen Glauben an das Gute und Gottes Kraft auch in weniger beflügelnden Zeiten zu bewahren und im tiefen Vertrauen aus allem lichtvolles Neues zu erschaffen. Deshalb ist Vertrauen in der Spiritualität so zentral. Wir sollten stets darauf achten, dass alles, was wir tun, aus tiefstem Herzen, in Liebe und Freude geschieht. Damit diese Eigenschaften zu jeder Zeit selbstverständlich werden, können wir uns mit Gebeten, Segnungen, Meditationen, Kerzenritualen, Gesprächen, Momenten der Ruhe, Spaziergängen in der Natur und höherer Aufmerksamkeit uns selbst und anderen gegenüber helfen.

»Was passiert mit den Menschen, die noch nicht erwacht sind? Oder besser gesagt, was geschieht mit den Menschen, die sich weigern, sich weiterzuentwickeln, und die Schuld immer nur im Außen suchen?«

Ich bin grundsätzlich nicht damit einverstanden, Menschen zu beurteilen beziehungsweise in die Kaste sogenannter erwachter und nicht erwachter Menschen einzuordnen. Denn das trennt uns ja schon wieder! Man beurteilt damit die Menschen, trennt sie in Gut und Schlecht und erschwert die Beziehung. Wenn man die Menschen auf diese Weise bewertet und sich selbst zu den sogenannten Erwachten zählt, läuft man Gefahr, sich als etwas Besseres zu fühlen und so seinem Ego verhaftet zu bleiben. Dies hat mit einem spirituellen Erwachen nichts zu tun. Das bringt meist Probleme mit sich, da die anderen Menschen spüren, dass sie bewertet werden. Sie spüren, was der andere über sie denkt, und das führt zu Missverständnissen und Misstrauen. Diese Trennung, die man durch die Teilung in »erwacht« und »nicht erwacht« im Inneren vollzogen hat, führt dann auch zur Trennung durch Konflikte im Außen.

Wertfreies Betrachten des anderen bedeutet dagegen Respekt vor dem So-Sein des anderen. Es ist die Haltung: Ein jeder möge sein Leben gestalten, wie er will. Je feinfühliger und spiritueller ein Mensch sich empfindet, umso bodenständiger, geerdeter und aufrichtiger muss er werden.

Jeder Mensch entwickelt sich individuell auf unterschiedliche Weise. Es geht dem einen nicht schlechter als dem anderen. Der scheinbare Grad einer Entwicklung liegt auch immer im Blickwinkel des Betrachters. Entwicklung bedeutet eine individuelle Kraft, die man einem Partner, einem anderen Menschen nicht überstülpen kann. Man kann von einem anderen nicht das Gleiche erwarten wie von sich selbst, da er einen ganz anderen Lebensplan und damit ganz andere Lebensaufgaben zu bewältigen hat.

In Empathie und Mitgefühl wird man auf gemeinsame Interessen treffen. Man wird zusammen Gesprächsstoff finden und miteinander lachen können. Und dies ist genau die Herzlichkeit, die die wahre Entwicklung, die wahre Größe, die weise Menschen ausmacht. Es ist die liebevolle, lebendige und praktische Wahrheit.

Die Menschen, die anderen die Schuld geben, anstatt bei sich selbst zu suchen, sollten lernen, sich selbst zu reflektieren. Zu einem Konflikt gehören immer zwei, denn einer, der angreift, braucht jemanden, der sich angreifen lässt. Wenn jemand einem anderen die Schuld gibt, braucht er jemanden, der diese Schuld auch annimmt. Der Weise erkennt ein solches Verhalten und bleibt in seinem Verständnis und Mitgefühl. Er gesteht jedem seinen eigenen Weg und sein individuelles Schicksal zu. Er vertraut darauf, dass man in Liebe eine gemeinsame Sprache und gemeinsame Werte findet. Wir alle sind selbst unseres Glückes Schmied. Wir alle sollten von ganzem Herzen an uns glauben, uns vertrauen und unsere Liebe und unser Glück hinausstrahlen, während wir in uns ruhen und dankbar sind.

»Bitte erkläre das Phänomen ›Erwachen‹. Vor drei Jahren durfte ich Stille erfahren. Stille ist, wenn das Bewusstsein keine Gedanken, keine Gefühle, keine Sinneswahrnehmungen und auch keine Wahrnehmungen des Raumes mehr hat. Wenn man aus diesem Bewusstseinszustand wieder erwacht, ist es, als wäre man neugeboren. Ständig wird man von Glückseligkeitswellen durchflutet, die völlig unabhängig von äußeren Faktoren sind. Die All-Liebe ist ständig spürbar, außerdem fühlt sich alles so lebendig an und das Innere völlig zeitlos. Nur der Körper wird älter. Kurz gesagt, es ist wie der Himmel auf Erden. Es ist, als hätte man die Dualität hinter sich gelassen. Geschieht dies nun öfter? Kannst du irgendetwas über dieses neue Bewusstsein sagen?«

Das ist kein neues Bewusstsein. Das ist eine Form der Ekstase, die sich in einer intensiven, tiefen Meditation vollziehen kann, und in dieser tiefen Ruhe und Friedfertigkeit verstärkt sich natürlich auch die Zellkommunikation, die körperliche Durchlichtung und das Bewusstsein erhöhen sich, weil man eine intensive Erfahrung macht. Und diese Erfahrungen sind schön und intensiv, sie tragen einen noch sehr stark und können hin und wieder, aber doch eher selten, in weiteren Meditationen erneut auftreten. Denn diese Erfahrung hat etwas in dem Menschen geöffnet, und aus dieser inneren Kraft heraus gilt es jetzt, das Leben neu zu betrachten.

Erwachen bedeutet, die Fähigkeit zu haben, einen ruhigen Blick voller Vertrauen auf das Leben zu erlangen, sodass man in der Lage ist, über den eigenen Horizont zu schauen, die Dinge hinter den Dingen zu begreifen und somit flexibel zu denken. Erwachen bedeutet, hinter die Norm zu blicken und sinnhafte ethische Kräfte kennenzulernen. Und so kann der Mensch aus der inneren Ruhe heraus immer mehr zur Ich-Kraft zurückkommen und zu immer mehr mystischen Erfahrungen gelangen, wie zur Begegnung mit lichtvollen Wesen, zum Beispiel mit den Engeln.

»Was kannst du zu den weniger lichtvollen Kräften sagen, die in gewissen Menschen schlummern, obwohl sie sich nach außen lichtvoll zeigen oder erscheinen? Zum Beispiel nennen sie sich Lichtarbeiter, Heiler, Schamanen. Mir fällt immer mehr auf, dass nicht alles Gold ist, was glänzt! Ich spüre manchmal eine manipulierende Kraft, kalte, weniger herzgebundene Energie von gewissen Menschen, obwohl sie sich Lichtarbeiter nennen. Das heißt auch, ich falle nicht mehr so schnell darauf herein. Aber es interessiert mich, was in diesen Grauzonen geschieht. Was passiert auf energetischer und seelischer Ebene? Für mich habe ich gelernt, dass ich viel mehr hinschauen muss und dass es darum geht, zu meiner eigenen Wahrheit zu stehen und Nein sagen zu können, mich von diesen Menschen zu entfernen, auch wenn sie mir ihre Hilfe sozusagen anbieten wollen. Ich habe zwar dank diesen weniger lichtvollen Helfern meine ungeheilten Seiten kennengelernt, aber ich möchte aus der Tiefe heraus verstehen, worum es sich in diesen Grauzonen handelt.«

Als ich das erste Mal den Satz hörte: »In Politik, Religion und Esoterik verbergen sich die meisten Egos, die meisten Machtmenschen«, musste ich schmunzeln. Überall, wo es um eine Position geht, auch um einen Ausdruck, ja um eine Form von möglicher Beeinflussung, besteht auch die Gefahr, dass das Ego des Menschen sich so aufbläht, dass er denkt, er sei erleuchtet, er sei größer und wissender als andere. Also müssten doch alle anderen auf seine Hilfe angewiesen sein, denn er wisse schließlich alles besser.

Und aus diesen eigenen Mustern heraus, wenn dieser Mensch plötzlich merkt, er findet Gehör und Anerkennung, besteht auch die Gefahr, dass er sein eigenes Weltbild immer mehr aufbaut, das er dann von anderen aber nicht hinterfragt haben will. Denn würde es hinterfragt werden, würde sein Selbst- und Weltbild wie ein Kartenhaus zusammenfallen und sich das Ego zeigen.

Viele dieser Überhöhungen und Manipulationen geschehen oftmals unbewusst. Wenn man solchen Menschen begegnet, ist es deshalb wichtig, in sich hineinzuspüren, zu prüfen, ob einen das Wesen des anderen und seine Worte mit Stimmigkeit erfüllen. Spürt man eine warme Energie oder öffnet es das Herz; ist seine Aussage nachvollziehbar, umsetzbar im Leben und berührt sie mit Liebe? Wenn ein klares Ja zu diesen Fragen entsteht, dann scheinen die Botschaften des anderen aus einer reinen Quelle zu sein.

Auf Achtsamkeit und diesen Überprüfungsregeln ist auch meine gesamte geistige Arbeit aufgebaut. Jede Aussage muss immer vom Herzen nachvollziehbar sein. Auf diese Art von Intuitionsschulung weise ich in allen meinen Seminaren und Büchern hin. Wenn man bemerkt, dass einen etwas nicht berührt, nicht nachvollziehbar ist oder manipulativ erscheint, ist es wichtig, nicht selbst in die eigene Ego-Rolle zu verfallen und den anderen zu verurteilen. Es ist vielmehr wichtig, dann aus der Resonanz herauszutreten.

Jeder Mensch muss lernen zu unterscheiden, was Sein und was Schein ist, und immer zu seiner eigenen Wahrheit finden. Wenn ich die Engel befrage, wie sie mit solchen Menschen umgehen, die manipulierend arbeiten, dann stehen die Engel ganz in sich ruhend, in leuchtendem Licht da und sagen: »Jede Phase einer gewissen Unbewusstheit und Blindheit geht vorbei.« Und wenn der Mensch an Erfahrung gereift ist, dann ist er in der Lage, etwas viel Wesentlicheres, Grundsätzlicheres zu erkennen. Zu dieser Erkenntnis hat ihn dann diese Erfahrung gebracht. Deshalb sollten wir jedem sein Sein lassen, es nicht näher bewerten und uns stets auf unseren lichtvollen Weg besinnen, um auf unsere Weise Lichtvolles, Gutes in die Welt zu tragen und unseren Mitmenschen liebevoll zu begegnen.

»Wie kann ich mich gegen den Teufel wehren, der mich immer wieder krank macht?«

Bei einer solchen Frage ist eine Aufklärung über die geistigen Welten wichtig. Gott ist das all-universelle Bewusstsein der Liebe, das heißt, Gott ist absolute Liebe, die die gesamte Schöpfung, auch jeden einzelnen Menschen durchdringt. Gott hat keinen Gegenspieler!

Der Teufel ist eine menschliche Erfindung, um Menschen zu manipulieren und klein und abhängig zu halten. Da uns dies über die Jahrtausende eingeprägt wurde, leben viele in einer bewussten oder unbewussten Angst vor diesem angeblich existierenden Wesen und gehen damit in Resonanz. Es handelt sich tatsächlich um ein Energiefeld, das aus den Gedanken der Menschen entstanden ist, das aber keine individuelle Wesenheit ist und somit auch keinen freien Willen besitzt. Ich habe dieses Thema in meinem Buch *Jenseitige Welten* behandelt (siehe auch meine Antwort auf Seite 151).

Für Gott gibt es keine Sünde, denn Gott urteilt nicht. Deshalb ist es wichtig, seine Resonanz zu hinterfragen und zu begreifen, dass es weder Teufel noch Sünde gibt. Es handelt sich immer um die eigenen belastenden Gedanken. Der Mensch muss erkennen, dass er ein Mitschöpfer seiner Gedanken ist: Aus seiner Kraft und seinem Glauben heraus kann er sich liebevolle Gedanken und eine liebevolle Lebensphilosophie erschaffen, die ihm den Weg ins Licht öffnet.

Der wichtigste Schritt eines spirituellen Menschen muss die Eigenverantwortung für sein Gedankengut sein, für seine Resonanz, um seinen Glauben hinterfragen zu können, um so zu einer lichtvollen Erkenntnis zu gelangen. Wir alle kennen den Satz: »Dir geschehe nach deinem Glauben.« Wir sollten jegliche Manipulation, Fehlinterpretation und jeglichen Aberglauben hinterfragen, denn in der heutigen Zeit haben wir eine geistige Freiheit, die wir nutzen sollten. Es liegt an unserem freien Willen, ob wir uns durch einen Angstglauben klein halten oder ob wir unsere wahre Größe und göttliche Natur erkennen und einem liebevollen Glauben nachgehen.

Es ist sehr wichtig, seine Gedanken eigenverantwortlich wahrzunehmen, sie auf Nachvollziehbarkeit, Umsetzbarkeit und Liebesempfindung zu prüfen. Wenn ein Glaube einer solchen Überprüfung nicht standhält, dann sollte man ihn verwerfen und darin keine Energie mehr investieren. Über Erkenntnis, Selbstliebe und liebevollen Glauben können wir frei von Anhaftungen werden und Glück und Frieden in uns finden.

Wenn ein Mensch sich aus diesem eingefahrenen, düsteren Gedankengut über seine Selbstliebe und seinen liebevollen Glauben selbst nicht befreien kann, so rate ich dazu, medizinische und psychotherapeutische Hilfe in Anspruch zu nehmen.

»Ich begegne immer Menschen, deren bisheriges Leben sich gerade komplett auflöst oder zumindest in sehr existenziellen Bereichen. Das sind nicht immer Menschen, die sich schon auf einem spirituellen Weg befinden, und gerade das macht es nicht so leicht. Vor allem bei Menschen, die mir nahestehen, fühle ich mich selbst etwas überfordert. Wo kann man ansetzen? Wie und wo kann man den Menschen helfen und über die heutige Bewusstseinsveränderung erzählen, über die vielen Dinge, die sich gerade schlagartig zu verändern scheinen und auch sollen? Es ist für mich selbst ja nicht leicht, immer in meiner Mitte zu bleiben. Wie kann ich anderen da am besten beistehen? Dabei stoße ich immer wieder an meine eigenen Grenzen. Natürlich ist das ja individuell bei jedem Menschen anders. Jeder möchte woanders abgeholt werden. Aber vielleicht hast du trotzdem eine Idee, wie man den Menschen gewisse Dinge erklären und dabei auch auf einer bodenständigen Ebene bleiben kann, damit sie verstehen können, dass es etwas mit den allgemeinen Veränderungen auf unserem Planeten zu tun hat und wir nicht in Angst und Panik geraten müssen.«

Wir leben in einer Zeit, in der sich das Bewusstsein verändert. Wir haben heute andere Möglichkeiten, werden immer feinstofflicher und feingeistiger. Das kann man auch daran erkennen, dass eine innere Freiheit, eine innere Kraft erwacht, in der sich die Menschen nicht mehr so leicht von Autoritäten unterdrücken lassen. Dies führt natürlich in dieser Form von Veränderung auch zu vielen Krisenherden in der Welt.

Die Welt verändert sich nicht nur im Großen, sondern auch im Kleinen. In unserer Kultur sind die Menschen nicht mehr so stark aufeinander angewiesen, wie dies früher notwendig war.

So haben wir oft weniger Geduld mit anderen, trennen uns in einer Partnerschaft vielleicht auch schneller und treffen viel rascher Entscheidungen, anstatt zunächst darüber nachzudenken.

Die belastenden Geschehnisse auf der Welt auf der einen Seite, die Freiheit, die uns heute geboten wird, auf der anderen – das ist alles recht neu und überfordert die Menschen. Deswegen sind in der heutigen Zeit Achtsamkeit und Souveränität über die Gedanken notwendig, da man sonst sehr schnell in einer Sackgasse landen kann.

Doch es wird uns nichts begegnen, dem wir nicht gewachsen sind und für das es keine Lösung gibt. In allem lässt sich ein lichtvoller Sinn finden, selbst wenn wir diesen durch unsere Reife erst später erkennen werden. Wir müssen also lernen, mit den Gegebenheiten der heutigen Zeit, zu denen auch unsere Freiheit und vielfältige Möglichkeiten dazugehören, umzugehen.

Deshalb ist es sinnvoll, wenn man zu den Menschen, die in Not geraten sind, liebevoll und tröstend aus dem Herzen spricht. Sprich zu ihnen aus dem Leben heraus, nicht von Energien und anderem, die an das Spirituelle denken lassen – das würde für die, die sich nicht damit befassen, nicht tröstend wirken. Finde lieber gewöhnliche Worte, drücke dein Verständnis für die Situation des Menschen aus und sei einfach bei ihm.

Es geht um das Leben, um ethische, liebevolle Werte. Heute muss der Mensch Spontanität und Kreativität entwickeln, und das geht am besten, indem er selbst immer mehr in seine Herzlichkeit, seine Selbstliebe und sein Mitgefühl gelangt. Wir brauchen dafür eine innere Balance. Dazu sollten wir uns jeden Tag mit Meditationen, Gebeten und Aufenthalten in der Natur selbst liebevoll wahrnehmen und stärken. Stille, Ruhe und innere Kraft sind sehr wichtig, denn wir müssen gut in uns gefestigt sein, um in den Stürmen des Lebens die Ruhe zu bewahren.

»Was hat es mit dem Wort ›nicht‹ auf sich? Viele sogenannte Lichtarbeiter sagen, man dürfe das Wort ›nicht‹ in keinen Satz einbauen, den man an Gott, die Engel oder die geistige Welt richtet. In deinen Sätzen und Gebeten verwendest du das Wort auch nicht.«

In der geistigen Welt, also für Gott und die Engel, spielt es keine Rolle, ob wir das Wort »nicht« benutzen oder nicht – für unser Unterbewusstsein jedoch sehr wohl. Hier ist es durchaus wichtig, dass wir klare positive Sätze erschaffen und keine negierenden. Wir sollen in unseren Wünschen und Gebeten eine feste emotionale Vorstellungskraft aktivieren, um das Gewünschte beziehungsweise Erbetene auch anzuziehen. Dies kann nicht geschehen, wenn verneinende Wörter benutzt werden.

In dem Gebet »Vater unser« benutzen wir das Wort »nicht« in »und führe uns nicht in Versuchung ...« in einem anderen Zusammenhang. Dieses Gebet beten unzählige Menschen in Liebe, Vertrauen und Hoffnung. Und wir selbst befinden uns dabei ebenfalls in dieser Schwingung. So hat hier dieses Wort keinen negativen Einfluss auf uns, und das Gebet stärkt uns trotz dieses Wortes.

Es kommt also auf die Situation an. Die Kunst ist, die Welt nicht dogmatisch und einseitig zu betrachten, sondern die goldene Mitte, die Wahrheit in allem zu erfahren.

Wenn der Mensch mit Affirmationen arbeitet, so sollte er auf liebevolle, klare Gedanken achten und seine Sätze positiv und lösungsorientiert äußern, das heißt ohne das Wort »nicht«.

Wenn der Mensch mit Gebeten arbeitet, so ist es wichtig, Probleme beim Namen zu nennen, sie sich also nicht schönzureden. Das heißt, da sollte der Mensch die Worte so an die geistige Welt richten, wie es sich für ihn stimmig anfühlt.

Wir sollen immer darauf bedacht sein, dass wir alle auf eine gute, liebevolle und deutliche Formulierung und Äußerung achten, die Kraft gebend und lösungsorientiert sind. Wenn wir vom Herzen zu unseren Engeln, zu unseren Mitmenschen aus der inneren Wahrheit sprechen, dann kommen ohnehin die richtigen positiven Begriffe heraus. Sollte dabei das Wort »nein« oder »nicht« vorkommen, dann ist es in diesem Fall sicherlich zweckmäßig und hat keinen Einfluss auf die Positivität der Aussage. Wir sollten in allen Dingen kreativ, spontan, locker und vertrauensvoll sein. In Liebe spielen das Empfinden und nicht die Worte die ausschlaggebende Rolle. Folge ruhig deinem Herzen.

»Was weißt du über das Quellenbewusstsein, und wie können wir in diesem Leben den Kontakt dazu intensivieren? Ich habe festgestellt, dass sich die Herzenswünsche immer mehr erfüllen und an manchen Tagen alles nach dem Herzensplan läuft! Was können wir tun, um dauerhaft in dieser Lebensherzqualität zu sein? Die Liebe ist für mich die größte Kraft! Wahrscheinlich zeigt es an, wenn wir im Liebesfluss sind, dann erfüllt sich auch der Herzensplan! Einmal hatte ich mit einer Heilerin ein Gespräch. Nachdem sie Kontakt zur lichtvollen geistigen Welt aufgenommen hatte, strömten ihre Worte über vor Liebe. Ist es deshalb so wichtig, möglichst oft Kontakt zur lichtvollen geistigen Welt aufzunehmen?«

In der spirituellen Praxis mit einer psychischen Tiefe ist eine meditative Ausrichtung selbstverständlich wichtig: bewusst immer wieder einmal Ruhepausen einzulegen, um sich selbst zu spüren und den Geist zu klären, um in seinen Gedanken gut strukturiert zu sein und in seinen Emotionen aufgeräumt. So fühlt man sich glücklich und in seinem Körper auch erholt. Je mehr man auf diese innere Harmonie Wert legt, umso wohler fühlen sich Körper, Seele und Geist. Ich möchte jedem empfehlen, sich ungefähr dreimal am Tag für kurze Zeit aus dem Alltagsgeschehen zurückzunehmen und zum freien, rhythmischen Durchatmen zu kommen, für sich da zu sein und in einem inneren Gebet, in Achtsamkeit sich selbst und seine lichtvollen Helfer wahrzunehmen. Es ist jedoch nicht sinnvoll, auch wenn es noch so schön und friedvoll wirken mag, absichtlich dauerhaft nur in diesem Licht sein zu wollen. Dort kommen wir nach unserem irdischen Ableben früh genug wieder hin. Doch hier auf dieser Erde, also in der Materie, brauchen wir auch irdische Kräfte für unser Resonanzfeld, um den Alltag tatkräftig, aktiv, spontan und auch durchsetzungsfähig zu meistern.

Und wenn wir nach einer meditativen Entspannung wieder zur Aktivität bereit sind, dann besitzen wir auch eine gute Balance. Dann sind wir alltagstauglich und lebenstüchtig. Denn auch ein gut vollbrachtes Tagewerk ist eine Form von Lobpreisung des Lebens. Menschen, die eine dauerhafte Verbindung zu Licht, Liebe und geistiger Anbindung beabsichtigen, flüchten oftmals vor dem Alltag und kommen dadurch im Leben nicht weiter. Besser und sinnvoller ist es also, von innen heraus Kraft und Mut für die alltäglichen Anforderungen zu schöpfen und diese mit licht- und liebevoller Freude und Genugtuung zu meistern. Es geht darum, Frieden mit allem zu haben, mit sich selbst wie auch mit seinen Aufgaben. Dann kann sich alles in göttlicher Ordnung fügen, und dann ergibt sich auch alles heilsam.

»Alles, was mir begegnet, hat mit mir zu tun. Alles will mich etwas lehren. Solange ich noch in Resonanz gehe, ist etwas noch nicht geheilt. Ist es so stimmig? Wenn Raum, im Innen und Außen noch gefüllt, also nicht losgelassen ist, kann nichts Neues kommen? Erst wenn ich bewusst erkenne, wird sich etwas verändern und heilen? Hat alles seine Zeit?«

Es ist tatsächlich so: Auch wenn wir nicht immer bestimmen können, was auf uns zukommt, so können wir doch immer entscheiden, wie wir mit den Dingen umgehen. Jeder Mensch erschafft sich unbewusst sein entsprechendes Lernumfeld, im Beruflichen, im Sozialen, im Privaten etc. Das heißt, wir können in allem etwas von uns erkennen.

Es ist wichtig zu begreifen, was uns in der Resonanz begegnet. Wenn einem zum Beispiel immer aggressive Menschen über den Weg laufen, kann dies eventuell damit zu tun haben, dass man noch nicht gelernt hat, mit der eigenen Stärke und mit der Dominanz anderer richtig umzugehen. Wenn man sich dann aus seinem inneren Reifeprozess heraus mutig und in Selbstwürde auf sein Leben einlässt, kann sich sehr schnell eine Resonanz auf ein anderes Umfeld einstellen und die bisherige erlösen, weil der Mensch dieser entwachsen ist.

Deshalb ist es sinnvoll, die momentane Situation in Bezug auf die Resonanz genauer zu betrachten, um nützliche Erkenntnisse daraus zu ziehen. Je mehr man in seiner inneren Kraft, in seiner Lebenstüchtigkeit und seinem Selbstvertrauen ruht, umso mehr verliert sich dann auch die Angst vor dem Leben, vor dem Fremden, vor dem nicht Vertrauten und nicht Kontrollierbaren. Je mehr der Mensch zu seiner eigenen Liebe findet, desto immuner wird er gegenüber äußeren Aggressionen. Denn dann bleibt er im tiefen Vertrauen und weiß, mit den Schwächen der Menschen, mit Situationen umzugehen, denn er verfügt über ein gutes Gottvertrauen und Selbstvertrauen. Er lebt in der Weisheit: »Ich weiß, auch wenn ich nicht immer bestimmen kann, was auf mich zukommt, so kann ich doch entscheiden, wie ich mit den Dingen umgehe.« Der Mensch besitzt nun das nötige Vertrauen, allem gewachsen zu sein, und weiß, dass nichts auf ihn zukommt, dem er nicht gewachsen wäre. Dadurch bekommt alles einen lichtvollen Sinn.

Er wird freier von emotionalen Anhaftungen und lässt sich vom Stress anderer nicht anstecken. Denn Stress entsteht durch die Unfähigkeit, mit äußeren Reizen umzugehen. Aus liebevollem Selbstvertrauen sieht man dann plötzlich Umstände, die uns bisher in Stress versetzten, mit anderen Augen, aus einer anderen Weisheit heraus. So kann sich alles entkrampfen und immer mehr Gelassenheit entstehen.

Deshalb sollte man nicht den ausschließlichen Wunsch hegen, dass alles völlig resonanzfrei sein möge, sonst könnte es für uns auf der Erde keine Entwicklung geben. Die Basis für die Sicherheit und Entwicklungsfähigkeit im Leben sind Dankbarkeit, Demut und Freude an jedem einzelnen Tag. So sollten wir nicht schuldbehaftet, sondern sinn- und liebevoll durch unser Leben schreiten.

»Der Seelenplan zeigt sich in der Lebensrückschau. Wie können Menschen noch mehr unterstützt werden, ihre eigene Identität und ihr Potenzial freizulegen, die völlig abgekommen sind von diesem Weg und Schwierigkeiten mit Grenzen haben? Ist es dann ihre Aufgabe, so lange zu lernen, sich abzugrenzen?«

Eine solche Betrachtung ist etwas zu einseitig. Die Welt ist nicht nur schwarz oder weiß oder entweder gut oder böse. In Wirklichkeit ist alles so und so und nicht nur so oder so. Das heißt, in allem gibt es auch etwas Sinnerfülltes, nur liegt es an jedem Einzelnen, das auch zu erkennen. Das heißt, wenn hier die Meinung gehegt wird, dass ein Mensch völlig von seinem Seelenplan abkommen kann, dann ist das ein einseitiges Gedankengut.

Kein Mensch kann von seinem Seelenplan völlig abkommen, sonst würde die ganze Schöpfung ja gar nicht funktionieren. Der Gottesplan ist die All-Liebe, der Seelenplan der Weg dorthin, das Schicksal der Wegweiser. Das heißt, den inneren Ruf zu Liebe, Verwirklichung und Erfahrung trägt jeder Mensch in sich. Und deshalb nehmen wir uns auch vor, uns von innen heraus wirklich zu leben, denn das Leben will am eigenen Leib erfahren werden. Und wenn die Umstände im Außen sich anders entwickeln, als man es sich gedacht hat, dann ist das nicht so vordergründig.

Wir nehmen uns unseren Seelenplan nicht nur in materiellen Abläufen vor, sondern vor allem den Umgang damit. Die Situationen können unterschiedlich entstehen, es können sich unterschiedliche Lebenswege entwickeln. Dies muss aber nicht bedeuten, dass wir von unserem inneren emotionalen Seelenpfad abgekommen seien. Wenn man selbst den Eindruck hat, ein Mensch lebt ganz an seinem Herzen vorbei, so ist es wichtig, dies nicht zu bewerten und nach seiner eigenen Weltanschauung einseitig zu betrachten. Auch sollen wir damit zurückhaltend sein, andere Mitmenschen missionieren zu wollen. Denn wir glauben oft, etwas mehr als ein anderer verstanden zu haben und auch zu empfinden. Somit beurteilen oder verurteilen wir den anderen sogar für sein So-Sein.

Ich habe immer die Erfahrung gemacht, dass diese Inkarnation trotzdem, im Vergleich zur Unendlichkeit, nicht umsonst ist und war, selbst wenn der Eindruck da ist, dass ein Mensch sein Leben nicht so lebt oder die Entfaltung nicht durchmacht, die er eigentlich von seinem Potenzial hätte leben können. Wenn diese Seele im Jenseits ankommt und erkennt, wo sie zu Lebzeiten stehen geblieben ist, weshalb ihr Liebe und Vertrauen gefehlt haben, dann wird sie begreifen, wofür sie eigentlich da war, und kann dann eine fruchtbare Erkenntnis mitnehmen, um im nächsten Leben dort nochmals anzusetzen und es noch intensiver aufzuarbeiten. Bis dahin hat sie die notwendigen seelischen Kräfte entwickelt, die ihr helfen, die nächste Inkarnation intensiver und runder zu gestalten, das heißt, dann mehr aus ihrer göttlichen Vollkommenheit heraus zu leben. Gerade wenn es um die menschliche Entwicklung geht, sollten wir sehr umfassend und langfristig denken. Und wir müssen akzeptieren, dass Gottes Wege oftmals unergründlich und vielfältig sind. Doch für jede Seele wird gesorgt.

»Du hast geschrieben: ›Wenn alles leicht läuft, im Beruf, in der Familie, in Beziehungen, im Lernen, dann sind wir sozusagen im Fluss.‹ Welche Möglichkeiten kennst du, diesen Fluss am Fließen zu halten? Ist es wieder unser Ego, das den Fluss stoppt?«

Wenn das Leben und die Umstände stimmig sind, geht uns alles leicht von der Hand und lässt eine geistige Führung erkennen. Diese Form von Leichtigkeit entsteht aus unserer Herzensstimmigkeit und stammt somit von unserem vorgenommenen Seelenplan. Wir befinden uns in innerer Ausgeglichenheit.

Wenn sich etwas schwerer gestaltet, müssen wir darauf achten, ob es unseren wirklichen Bedürfnissen entspricht. Wir müssen wählen zwischen den wahren Bedürfnissen und den eher egoistischen Wünschen. Die Wünsche aus dem Ego sind solche, die uns nicht wirklich weiterbringen. Die Engel zeigen mir immer wieder auf, dass wir uns vor allem aus unserem Herzen für unsere lichtvolle Seele entscheiden sollten. Dies geschieht, wenn wir uns immer wieder fragen: Wie fühle ich mich und wie möchte ich mich fühlen? Wer bin ich und wer möchte ich sein? Wo möchte ich mich sehen in einigen Jahren, mich erfahren?

Doch da der Weg gleichzeitig auch ein Ziel ist, ist es wichtig, dass der Weg nicht starr verläuft, sondern sich spontan und kreativ entwickeln darf. Wenn wir in der Lage sind, spontan und kreativ auf die Gegebenheiten zu reagieren anstatt ängstlich und verbissen, dann sind wir auch im Fluss, dann sind wir nicht verkopft, sondern in unserem Herzen zu Hause.

Je mehr sich der Mensch in rationalen Gedanken oder in ängstlichen Emotionen verliert, desto mehr nimmt seine Unzufriedenheit zu, und der innere Fluss stagniert. Der Fluss im Leben, die emotionale Kraft und die Leichtigkeit kommen von innen heraus und benötigen Spontanität für ihre Entwicklung. Deshalb ist es sinnvoll, durch eine liebevolle Lebensphilosophie jeden Tag in seine Ruhe und Besinnung zu finden, sei es durch Meditation, ein Gebet oder ein Aufenthalt in der Natur, um Frieden und Dankbarkeit für das zu empfinden, was man hat, wie man ist und was ist.

Wir sollten in unserer Spiritualität Liebe und Dankbarkeit empfinden für das, was wir haben, was wir sind, und entsprechend leben und uns nicht zu sehr auf das fokussieren, was wir nicht haben. So empfehle ich, den Tag mit liebevollen Gedanken, einem Lächeln und einer Segnung zu beginnen. Dadurch werden wir sensibler für die Begebenheiten und können spontan und flexibel auf die Tagesgeschehnisse reagieren. Ich empfehle auch, am Abend durch eine Tagesrückschau die Geschehnisse des Tages zu reflektieren und diesen in Dankbarkeit und Selbsterkenntnis abzuschließen. Man sollte am Ende des Tages nicht nur daran denken, was man nicht erledigen konnte und was am nächsten Tag oder in Zukunft getan werden muss, sondern es ist wichtig zu erkennen, was uns an diesem Tag gelungen ist, und die himmlische Führung darin zu entdecken.

Denn manchmal erlebe ich, dass etwas nicht zu bekommen sich im Nachhinein als ein größeres Geschenk, als ein größerer Gewinn erweist. Ein Mensch, der dies weiß, ist in einer gelebten Spiritualität, also in gelebten, liebevollen ethischen Werten immer weise, hat einen offenen Blick auf die Dinge und spürt seine Freiheit und Eigenverantwortung in allem. Aus dieser vertrauensvollen, inneren Haltung heraus erfährt er ein fließendes Leben.

»Wie kann man an besten über der Angst stehen?«

Zunächst ist es wichtig zu verstehen, dass Angst nicht zwingend unser Feind ist. Es gibt eine existenzsichernde, positive Angst, die wichtig ist, die uns schützt, wenn tatsächlich existenzielle Not, also Lebensgefahr, droht. Dabei werden Hormone ausgeschüttet, die uns Angriff oder Flucht ermöglichen. Es handelt sich hier um eine Kraft, die uns stets schützen und am Leben erhalten will.

Doch der Mensch pflegt überwiegend die negativen Ängste. Das sind meist Emotionen gegenüber nicht realen, nur in der Fantasie bestehenden Dingen. Wenn die befürchteten Geschehnisse tatsächlich eintreffen würden, wären wir nicht wirklich in Gefahr. Hierzu zählen zum Beispiel Ängste vor Mittellosigkeit, oder dass uns unser Partner verlässt. Solche Ängste belasten die persönliche Entwicklung, die Gesundheit, Beziehungen und vieles mehr. Wenn man hinterfragen würde, was im schlimmsten Fall eintreten würde, wenn zum Beispiel der Partner einen verlässt, dann muss man feststellen, dass das Leben nicht wirklich in Gefahr ist. Man stirbt nicht.

Aus dieser Erkenntnis kann man die ungesunden Ängste entmachten, vielleicht darüber schmunzeln und sich neu positionieren, indem man sich seiner Selbstwürde bewusst wird, sich auf seine Beziehung einlässt und sich selbst und seinem Schicksal mehr vertraut. Um ein inneres Gleichgewicht in allem zu bewahren, sind Erkenntnis und Vertrauen nötig. Im Leben geht es immer darum, die Waage zwischen Angst und Liebe ausbalanciert zu halten, und diese Balance geschieht über liebevolles Bewusstsein und Vertrauen.

Wir sollten also jeden Tag unser Vertrauen zu uns selbst spüren, pflegen und kultivieren. Mit der Zunahme des eigenen Vertrauens wächst auch das Vertrauen in die Schöpfung, in den Partner, in die Mitmenschen, in den Fluss des Lebens und in die himmlische Führung. Das Leben ist in steter Wandlung, wir müssen uns immer mit dem Neuen auseinandersetzen, unseren Frieden finden und die himmlische Hilfe in allem erkennen und annehmen.

»Würdest du die indischen Mantren empfehlen, denn ich habe gehört, dass das OM und die Mantren eher das Dunkle verehren.«

Hier muss sich zunächst jeder selbst fragen: Wie berührt mich eine solche Aussage? Wie nachvollziehbar ist sie? Wie zeigt sie sich im Leben? Wie umsetzbar ist sie? Und dann kennt man auch schon die Antwort.

Hier ist es so wie bei vielen Problemen. Die meisten Probleme werden erst zu solchen, wenn man Umstände als schwierig betrachtet und Probleme daraus macht. Somit ist alles eine Sache der Perspektive, der Qualität der eigenen Gedanken. Das heißt, wenn ich OM in einer verbitterten inneren Haltung singe, dann wird es sicherlich keinen strahlenden Einfluss mit sich bringen. Wenn ich aber OM oder Mantren in einer Emotion voller Dankbarkeit und voller Hingabe singe, dann entsteht auch etwas ganz Leuchtendes dabei. Die Welt ist immer so, wie ich sie sehe, deshalb sollte der Mensch gut auf seine eigene Resonanz achten und sich Lichtvolles, Friedvolles, Gütiges und somit Nachvollziehbares erschaffen. Dann ist das Leben wirklich leichter, weil wahrhaftig.

»Warum können wir unser Potenzial so schwer erkennen und leben? Natürlich sehe ich das Ego. Sind es die Prägungen und Schocks, die dafür verantwortlich sind? Sollen wir jeden Tag meditieren, um uns auf unser wahres Wesen zu besinnen? Ich erlebe, dass vieles Alte aufgearbeitet werden will, doch sind wir dazu zu bequem? Wollen wir unsere Komfortzone nicht verlassen? Unser wahres Wesen ist uns so fremd, und gleichzeitig erlebe ich es so wundervoll. Manchmal erschüttern mich unsere Gleichgültigkeit und der Rückfall in die alten Muster. Bedarf es mehr Übung?«

Alles ist situationsabhängig. Gelassenheit, Selbstliebe und Vertrauen sind dabei wichtige Parameter. Manchmal geht es darum, seine Komfortzone konsequent zu verlassen und sich mutig zu öffnen, um sich voller Vertrauen auf etwas Neues einzulassen. Es kann sich dabei um eine zwischenmenschliche Beziehung handeln oder um ein tieferes Vertrauen in sich und seine Fertigkeiten. Nur über neue Erfahrungen lernt man sich selbst kennen.

Manchmal wiederum ist es sehr sinnvoll, sich mehrmals am Tag meditativ zu besinnen und sich bewusst etwas Gutes zu tun. Doch das Leben besteht ja nicht nur aus Ruhephasen und auch nicht nur aus Arbeitsphasen. Das heißt, es ist vor allem wichtig, sich bei all dem Fleiß und dem Bemühen einfach so zu akzeptieren und zu lieben, wie man ist.

Es ist auch eine hohe Form der Selbstliebe, wenn man das Leben einfach genießt, ohne die Meditation, Spiritualität, Lebensfreude und anderes zu einer Pflicht zu machen, sondern die Balance in allem hält. Gerate nicht in einen Perfektionismus hinein und denke nicht, weil du spirituell bist, musst du nur noch leuchtend sein. Das Leben hat viele Facetten, und zum

Menschsein gehört alles dazu. Es ist auch wichtig, sich in Dankbarkeit und Genügsamkeit klarzumachen, dass es gar nicht darum geht, in einer einzigen Inkarnation alles erlösen zu müssen. Sondern je dankbarer und zufriedener der Mensch ist, so, wie er ist, für das, was ist und wie es ist, umso spiritueller ist er.

Denn Spiritualität ist die bewusste, geistige Verbundenheit. Das Motto sollte sein: »Ich bin aufgerichtet und ich weiß, ich bin mit Höherem verbunden, ich bin in Einheit im Hier und Jetzt auch auf dieser Erde.« Somit geht es darum zu begreifen, dass alles im Leben dazugehört und dass man nicht ständig an sich arbeiten und sein ganzes Leben nur nach etwas Höherem ausrichten muss. Denn das Höhere, das Wahre ist die Menschlichkeit. Und das, was wir tun, ist im spirituellen, liebevollen Gedankengut die Wertschätzung für alles, was ist. Denn dann begreifen wir auch, dass wir so, wie wir sind, unsere Aufgabe der Selbsterfahrung und Entfaltung erfüllen. Alles ist gut, wie es ist.

Diese Zufriedenheit lehren die Engel tatsächlich. Denn in dieser Haltung ist Frieden. In einer bewertenden Haltung ist dagegen Krampf und Anspannung. Je bodenständiger, je einfacher wir sind, umso mehr sind wir auch in Gottes Wahrheit.

»Wie sollen wir mit dem Schlechten in der Welt umgehen? Dient es letztendlich auch dem Licht? Was ist mit Menschen, die anderen Menschen psychischen Schaden zufügen, zum Beispiel durch schwarze Magie? Wie soll man damit umgehen und sich schützen?«

Wir sollten bedenken, dass alles aus uns selbst heraus entsteht. Auch hier gelten die bekannten Aussagen: »Dir geschehe nach deinem Glauben«, »Die Welt ist immer so, wie ich sie sehe« und

»Hilf dir selbst, dann hilft dir Gott«. Wir sollten begreifen, dass die Liebe der höchste Schutz ist und dass alles, was im Leben vorhanden ist, eine Aufforderung bedeutet, noch konsequenter lieben zu können und noch konsequenter sich selbst, seinem Leben und der Schöpfung zu vertrauen. Diese innere weise Haltung entspricht innerem Frieden und setzt lichtvolle Energie frei. Wenn man mit sich selbst im Frieden ist, dann befindet man sich auch fernab von der Resonanz auf Belange, die einem nicht guttun und die nicht der Liebe entsprechen.

In allem, was uns beschäftigt, sollten wir bedenken: Wir können andere nicht verändern, sondern nur unsere Haltung und unsere Sichtweise dazu. Für diese Lebenseinstellung sind wir selbst zuständig, denn genau darin liegt auch unser göttliches Schöpferpotenzial. Wir können dabei folgenden Satz wie ein Gebet im Herzen tragen: »Gottes Liebe erfüllt meine Seele, alles andere lasse ich los, alles andere lasse ich gehen.« Und dabei ganz in sich selbst ruhen und tiefes Vertrauen in sich selbst spüren. Das ist die Haltung, die die Engel lehren. Das ist der wahre Schutz der gelebten Liebe, die frei und unabhängig macht. In lichtvoller Liebe haben wir keine Resonanz mit dem weniger Lichtvollen.

»Sind die Aussagen über Energie-Implantate, Fremd-Programmierungen, Chemtrails usw. wahr oder sind sie erfunden, um uns auch hier in Angst zu versetzen? Wenn es diese Dinge tatsächlich geben sollte, können wir uns davor schützen und wie können wir dies tun?«

Bedenken wir zunächst, dass angstvolle Nachrichten, besonders im esoterischen Bereich, den Menschen mehr tangieren und intensivere Beachtung finden als liebevolle und gute. Solche Nachrichten schenken dem Verfasser Beachtung und lassen sich in der Regel gut verkaufen. Wenn man bedenkt, wie viele Bücher schon verkauft wurden mit immer wieder neuen Zeitpunkten für einen Weltuntergang, und wenn man dem gegenüberstellt, wie viele Bücher sich mit guten Nachrichten verkaufen lassen, dann sieht man, womit der Mensch eher in Resonanz geht und worin er sich eher zu Hause fühlt, nämlich in der Angst. Da sich schlechte Nachrichten auch in der Esoterik besser verkaufen, werden sie eben auch weiterhin von ängstlichen Menschen gepflegt.

Hier ist es sinnvoll, sich nicht zu sehr in solchen Behauptungen zu verlieren, sondern eher zu erkennen, dass es viel mehr Gründe dafür gibt, dankbar für sein Leben zu sein, als daran zu zweifeln. Und es ist auch wichtig zu bedenken, was man mit seiner Energie schürt, nämlich immer das, wohin die Gedanken gehen. Jeder sollte für sich entscheiden, welchen Inhalten er glauben möchte. Was ist meine Wahrheit, was ist mein Weg, was ist mein Heilsein und welches Heilsein bringe ich durch meinen Frieden in die Welt?

Das ist meine Form der liebevollen Lebensphilosophie. Die Menschen suchen verständlicherweise aus Angst vor allem Schutz, und das ist auch nachvollziehbar. Liebe ist immer der größte und der stärkste emotionale Schutz, und Liebe ist nicht Naivität, sondern bedeutet bewusstes Leben in Würde und Selbstvertrauen. Liebe beinhaltet auch ein lösungsorientiertes, lichtvolles Denken. So fließen Liebe und Vertrauen auch in die evolutionäre Entwicklung, denn wir sind ein Teil davon. Und wenn wir ein Teil davon sind, wissen wir, wir können im Kleinen und im Großen etwas im Guten bewirken, erkennen die Wahrheit und verlieren die Resonanz mit erfundenen Geschichten.

»Was bedeuten ›codierte Heilsteine‹, mit denen in früheren Kulturen Missbrauch betrieben worden sein soll? Sollten wir diese Codes ›auflösen‹?«

Ist eine Frage oder eine Aussage für dich mit klarem Verstand nicht nachvollziehbar, dann liegt darin auch keine Wahrheit. Ist sie für dich im Leben nicht umsetzbar, spielt sie keine Rolle, dann ist da auch keine Wahrheit für dich. Und berührt sie dich irgendwie merkwürdig, dann ist es auch nicht »deins«. Und daher ist es nur klug, in dieser Reflexion und Intuition für sich zu entscheiden: Welche Energie, welche Ideen möchte ich in mein Leben hineinlassen und welche brauche ich nicht? Und so kann man auch einfach mal etwas stehen lassen oder für sich abhaken.

»Liebe Jana, mich beschäftigt eines sehr in diesen Tagen: Die geistige Welt ist ständig im Kontakt mit uns, du sprichst von den Engeln. Ist es so, dass wir alle auch von den dunklen Mächten ›angegriffen‹ werden oder besetzt sind, wie es so schön heißt, um nicht zu erwachen und in unser Schöpfungspotenzial zu kommen? Wie kann ich mich mit meiner Familie schützen? Kann ich es überhaupt? Selbstermächtigt und eigenverantwortlich? Oder können dies nur bestimmte Seelen, wie die Indigoseelen? Bin ich auch eine? Ich fühle sehr viel, und manchmal bin ich mir sehr unsicher bei dem, was ich wahrnehme. Kannst du dazu bitte etwas sagen?«

Zunächst das Wesentliche – wir alle sollten uns konsequent entscheiden: Was ist meine grundlegende Lebensphilosophie? Ist das die Angst? Interpretiere ich in alles Gespenster hinein? Erschaffe ich mir Feindbilder? Oder: Ist es die Liebe, die über allem ist? Und betrachte ich alles aus einem weisen Blick heraus? Was ist mein Spirit? Spüre ich einen liebevollen Glauben, einen tiefen Glauben in mich, in meine Mitmenschen, in die Welt, in Gottes Schöpfung?

An diesem sollen wir uns mit aller Kraft orientieren. Spiritualität bedeutet ja eine bewusste Verbundenheit mit dem Licht Gottes, mit unserem höheren Bewusstsein, wo die Antworten für unsere Lebensfragen sind. Dass wir die Dinge in Liebe angehen, dass wir Gottes Schöpfung in Liebe gestalten, das heißt, die Liebe in uns durch und durch ausleben. Und Feindbilder aufbauen ist sehr hinderlich dabei. Genau diese Feindbilder, die wir selbst erschaffen, verdunkeln unseren Blick, machen uns ängstlich anstatt offen. Wir sollten lichtvoll, liebevoll und groß denken und unser Bewusstsein erweitern. Wir müssen uns diese Bewusstseinsausrichtung, die gerade die heutige Zeit uns abverlangt, sehr bewusst machen, denn heute müssen wir mit neuen Antworten an die neuen Probleme herangehen und nicht am Alten festhalten und auf neue Fragen auch nicht mit alten ängstlichen Aussagen reagieren. Das heißt, mache dir bewusst: In Liebe prallt an mir alles ab, in meiner Liebe schwinge ich lichtvoll mit meiner Familie, ich hülle somit meine Familie in Liebe ein und unterstütze sie auch in ihrer liebevollen Entwicklung. Dies geschieht automatisch, wenn du liebevoll an deine Familie denkst.

Genauso hülle auch ich in meiner liebevollen Haltung, in dieser liebevollen Stärke meine Arbeit und alle Menschen, die mir begegnen, mit ein. Bei einem so tiefen licht- und liebevollen Gefühl wissen wir, und das ist das Wesentliche, dass wir in Liebe alles gestalten und beeinflussen und wir so unseren Lebenssinn tatsächlich leben können. Ja, das ist die Lebenskunst eines erwachten Menschen: klar in die Welt zu schauen, während die Liebe spürbar ist, in sich tief durchzuatmen und in seinem Schöpferpotenzial konsequent liebevoll zu denken, zu fühlen, zu atmen und zu handeln. Das ist das, was zu mystischen Erfahrungen führt, zu Selbsterkenntnis und auch zur Erfüllung eines lichtvollen Seelenplans im Außen. Sei du die Liebe selbst! Das ist Spiritualität.

»Liebe Jana, ich liebe Tiere über alles und versuche im Rahmen meiner Möglichkeiten zu helfen, wo es geht. Ich merke jetzt aber, dass ich an meine Grenzen komme und mir das alles zu viel wird. Ich habe keine Kraft mehr, und meine Gedanken kreisen nur noch um notleidende Tiere, was mich wahnsinnig traurig macht. Ich muss mich aber auch um meine Familie kümmern, wofür ich bald keine Kraft mehr habe. Weder für mich noch für andere. Ich habe aber auch ein schlechtes Gewissen, wenn ich den Tieren nicht helfe. Ich weiß, dass man zuerst an sich denken sollte und dass man sich auch schützen muss, denn wenn man selbst keine Kraft hat, kann man auch anderen nicht helfen. Nur komme ich mit diesem Konflikt nicht zurecht. Ist es nicht egoistisch, wenn man anderen nicht hilft, sondern zuerst an sich denkt, und wie sehen die Engel das? Wie kann man den Tieren noch helfen, damit dieses Leid ein Ende hat? Mit Gebeten?«

Zunächst einmal geht es darum, dass du verstehst, warum du diese starke, belastende Resonanz hast. Es geht vermutlich darum, dass du dein eigenes Leid kreierst. Was von deinem eigenen persönlichen Leid erkennst du im Außen, in diesem Spiegelbild wieder? Denn wenn du das und deine größte Angst erkennst und dies in dir in Frieden verwandelst, dann schwächt sich die Resonanz ab, und du wirst noch mehr Ideen bekommen, wie du lichtvoll an Gottes Schöpfung wirken kannst. Es ist wichtig, dass du weiterhin all deine Kraft darin investierst, dass du deinen liebevollen Herzschlag spürst, denn du hast eine große Verantwortung für dich selbst und für deine Familie, und dass du diese Liebe dann auch spürst, wenn du an Tiere denkst, sodass deine Welt schön, hell und bunt wird.

Du kannst durch Licht helfen, aber nicht durch Panik. Dieses Licht in die Welt zu tragen schaffst du, indem du Tiere und alles, was dich bewegt, jeden Tag segnest. Zum Beispiel mit diesem Gebet: »Liebe, lichtvolle geistige Welt, ich bitte um Segen für mich, meine Familie, die Tiere, Gottes Schöpfung. Bitte unterstütze uns dabei, dass sich alles sinn- und lichtvoll, liebevoll und gesund für alle Beteiligten entwickelt, und zeige uns Wege und Möglichkeiten auf, in Güte und Liebe zu leben. Denn ich bin bereit, zu lieben und geliebt zu werden. Denn die Liebe ist meine Wahrheit. Amen.« Wenn du in diesem Segen, in diesem Gedankengut schwingst, deinen Tag damit beginnst und deinen Tag damit abschließt, so machst du dich und deine Familie glücklicher, und du kannst im Außen viel intensiver wirken. Denn der Segen bewirkt sehr viel Lichtvolles, damit kannst du die Tierrechte unterstützen, ohne dass es dich selbst Kraft kostet, und du unterstützt damit auch die Friedensbewegung in der Welt, indem du zum Lichtträger wirst.

Achte also darauf, kein Kummerkasten zu sein, sondern ein Lichtträger, und deine ganze Kraft in diese Haltung zu investieren, je nachdem, wer dein Vorbild ist. Zum Beispiel wird Jesus Christus in so einer gütigen, offenen Haltung dargestellt, mit Gott und Mutter Erde verbunden, offen und doch ganz in sich ruhend. Nimm diese Haltung ruhig an. Vielleicht hast du auch ein anderes Vorbild. Lächle von innen in die Welt hinaus. Es ist wichtig, ein Lichtträger zu sein. So erfüllen wir unseren Lebenssinn der Liebe auf dieser Erde. Achte gut auf dich und lasse das Licht aus deinem Herzen leuchten.

»Liebe Jana, in deinen Kursen hast du fast nichts zu den negativen Kräften gesagt. Wir wollen ja das Positive unterstützen und unsere Zukunft in diesem Sinne erschaffen. Wir sind ja Schöpfer. Nun bin ich per ›Zufall‹ auf einen Beitrag über unsere nahe Zukunft laut Nostradamus gestoßen. Da ist nichts, was man sich wünschen und erschaffen möchte. Scheinbar wurde das aber schon vor langer Zeit so erschaffen. Die Frage dazu, falls das wahr wäre: Wir können da doch kollektiv etwas dagegen tun, vielleicht nicht gegen den Polsprung direkt, aber gegen die Vorhaben der abartigen Menschheit, oder sind das auch nur Lernprozesse jedes Einzelnen für seinen Lebensplan? Oder ist das etwas, das mit dem Kollektivbewusstsein zu tun hat? Wenn ich die Engel zu diesem Thema um Antworten frage, stellt sich bei mir ein beruhigendes, vertrauensvolles Gefühl ein. So als bräuchte ich mir keine Sorgen zu machen. Angesichts der ungeheuerlichen Vorhersagung scheint das schon fast ein wenig fragwürdig. Ist die Vorhersagung von Nostradamus nun wahr und auch eine Botschaft der Engel? Soll das genau so passieren oder ist meine Interpretation der Botschaft der Engel fragwürdig? Du sagst ja immer, ›Es geschehe nach deinem Glauben‹. Hm … und falls das schon lange erschaffen wurde, ändert es wohl nichts, wenn ich weiterhin ans Paradies auf dieser wunderschönen Erde glaube und Nostradamus als nicht glaubwürdig einstufe. Bin gerade leicht überfordert.«

Wenn wir von unseren eigenen Gedanken so irritiert sind, dann sagen die Engel dazu: »Gottes Wahrheit ist einfach, weil liebevoll und natürlich.« In der Natur gibt es dieses komplizierte, zermürbende Gedankengut nicht. Solche Informationen verunsichern natürlich. Und so etwas kennt jeder in gewisser Weise. Halten wir inne und nehmen uns Zeit zum Durchatmen, dann werden wir wieder klar und neutral, und dann entsteht auch Freiraum für die Antwort und für die Botschaften der Engel. Auch dazu möchte ich zunächst sagen: Geistige Wahrheit ist erst dann Wahrheit, wenn sie nachvollziehbar, umsetzbar und mit Liebe berührt ist. Daran orientiere ich mich stets und lasse mich nicht verwirren von irgendwelchen Ängsten, Halbwahrheiten und Prophezeiungen.

Zunächst einmal ist es sinnvoll, sich bewusst zu machen, dass ein materieller Polsprung sehr unrealistisch ist. Denn ein Polsprung spielt sich immer im Magnetfeld der Erde ab, und die hat die Pole schon mehrfach gewechselt.

Alles, was uns negativ berührt, sollten wir möglichst neutral betrachten. Gottes Plan ist die All-Liebe, und unser individueller Seelenplan ist der Weg dorthin durch liebevolle Tugenden. Jedes Schicksal, das wir im Kleinen und auch Großen erleben, ist der Wegweiser hin zur All-Liebe, deshalb sollten wir uns ganz selbstverständlich auf das konzentrieren, was uns guttut und was uns Kraft gibt. Wir sollten uns konzentrieren auf unsere liebevollen Lebensaufgaben wie Verständnis, Vergebung, Vertrauen, Mut und Loslassen, hin zur Liebe, hin in diesen Bewusstseinsprozess. Dafür sollten wir, anstatt solche Halbwahrheiten zu konsumieren, lieber unsere Zeit liebevoll nutzen für Muße, für Besinnung, für eine innere Meditation, für ein Gebet, für etwas, was uns wirklich guttut – darin liegt die Wahrheit. Da

Gottes Plan die All-Liebe ist, sind wir alle in der Lage, dazu in unserem Schöpfungspotenzial etwas beizutragen. Mögen wir mit großherzigem Empfinden, mit großer Freude am Leben und Zuversicht jeden Tag etwas Gutes in die Welt bringen. Die Welt braucht starke, das heißt liebevolle, aus ihrer Liebe heraus starke Menschen. Sei du ein lichtvoller Teil davon.

»Liebe Jana, ist es moralisch verwerflich zu jagen? Was sagen die Engel zur Jagd? Mein Mann ist Jäger, und ich finde es grausam zu jagen. Mein Mann meint, Männer hätten zu allen Zeiten gejagt und sogar Lämmer geopfert. Ich esse auf gar keinen Fall Wild. Was sagst du dazu? Was ist aus spiritueller Sicht zu sagen, wenn ein Mensch Fleisch beziehungsweise Wild isst?«

Die lichtvolle geistige Welt verurteilt uns nie. Weder dich noch deinen Mann. Warum? Weil die Engel uns niemals sagen, was wir tun beziehungsweise was wir essen sollen. Das müssen wir schon selbst wissen. Sie sagen uns stattdessen, wie und in welcher seelischen Kraft wir leben sollen. Denn für diese Entwicklung sind wir da. Und diese seelische Kraft obliegt ja dem freien Willen, jeder Mensch entscheidet für sich frei: Was ist für mich Liebe, Spiritualität, was bedeutet für mich mein Leben auf dieser Erde und wie steht es um meine geistige Anbindung? Zur Liebe in diesem erhöhten Bewusstsein gehört ja auch Mitgefühl. Mitgefühl für alle Menschen in der Welt. Jeder entscheidet für sich, wie weit sein Mitgefühl reicht, das kann man niemandem vorschreiben, man kann es nur vorleben. Du hast für dich entschieden, dass dein Mitgefühl auch für Tiere gilt, für alle Lebewesen in Gottes Schöpfung. Dein Mann hat es für sich anders entschieden. Das ist ein individueller Prozess, für den du ihn nicht verurteilen sollst, so wie du dich nicht verurteilen sollst. Stattdessen solltet ihr eine gemeinsame Ebene mit liebevollen Werten finden, im Miteinander leben, lieben und euch gemeinsam entfalten. Alles andere ergibt sich von allein zum Sinnvollen, Lichtvollen und Liebevollen.

Jeder Mensch muss für sich selbst entscheiden, wie es um seine Lebensphilosophie steht. Denn diese Reife kommt von innen heraus und obliegt jedem Einzelnen. Und wenn wir verstehen, dass jeder für sich, sein Bewusstsein, seine Verantwortung, seine Würde, sein Mitgefühl, seine Werte nur so leben kann, wie es ihm möglich und für ihn stimmig ist, dann können wir auch verstehen, dass das sein Weg und seine Vorstellung vom Leben ist. Das Wichtige in der Spiritualität ist, dass wir unsere Liebe im Friedvollen und nicht im moralischen Verurteilen vorleben. Ebenso ist es wichtig, dass wir unser Glück, unsere Gesundheit, unseren Erfolg genießen und vorleben. Und unseren Frieden mit allem finden in dem starken Bewusstsein, dass alles sich im höheren göttlichen Plan sinn- und lichtvoll, liebevoll und gesund fügen wird, wie es für alle hilfreich ist, und dass jeder für sich seinen Beitrag dazu leistet. Stehe also ruhig zu deiner Meinung, stehe zu deinen Werten und auch zu deiner Esskultur und genieße das. Es wird sich alles lichtvoll fügen. Die Liebe muss über allem stehen, doch die Liebe ist friedvoll, und sie kann man nur vorleben.

»Ich höre viel über die sogenannten Besetzungen. Ich höre sogar, so gut wie jeder Mensch wäre in irgendeiner Weise besetzt. Was hat es damit auf sich? Wie kann man eine Besetzung bei sich selbst feststellen, und was ist das überhaupt?«

Im Buch *Jenseitige Welten* habe ich mich diesem Thema ausführlich gewidmet. Es gibt sogenannte Umsetzungen. Dies bedeutet, dass sich die Seele eines verstorbenen Menschen oder gewisse Energiefelder in unserer Aura verankert haben, also um einen herum sind. Wenn bestimmte Menschen unbewusst channeln, dann kann es vorkommen, dass sie auch diese Quellen »anzapfen« können, und channeln so Ergebnisse, die in keiner Weise der reinen Quelle der lichtvollen geistigen Welt, also Gott und den Engeln, entspricht.

Dann gibt es auch sogenannte Besetzungen, bei denen die Seele eines verstorbenen Menschen in den Körper eines anderen übergeht und seine Gedanken, Gefühle und sein Verhalten beeinflussen kann. Das ist allerdings sehr selten.

Es gibt auch Menschen, die schwarze Magie betreiben und manipulativ auf andere einwirken können. Doch die Aussage, jeder Mensch wäre in irgendeiner Weise besetzt, ist eine pessimistische Auffassung und entspricht nicht den Tatsachen. Nicht umsonst heißt es: »Dir geschehe nach deinem Glauben.« Deshalb sollten wir stets achtsam sein, was wir glauben, mehr an die Liebe oder an Angsteinflößendes und an Feindbilder.

Es kann natürlich auch Irritationen und ein Unwohlsein mit sich bringen, wenn jemand sehr intensiv nur Negatives über den anderen denkt. Doch diese Energien, diese Schwingungen können einen nur erreichen, wenn man ein Resonanzfeld dafür bietet. Und deshalb ist es so wichtig, in Liebe zu sein, in Liebe zu leben und in Liebe zu denken. Sich stets ins Licht zu stellen, auf liebevolle Gedanken, Gefühle, auf einen liebevollen, tiefen Atem zu achten, denn die Verbundenheit mit der lichtvollen geistigen Welt ist der beste und sicherste Schutz. Man sollte stets in dem Bewusstsein leben: »Gottes Liebe erfüllt meine Seele, alles andere lasse ich los, alles andere lasse ich gehen.« Und währenddessen Gottes Liebe, diese tiefe friedvolle, liebevolle Geborgenheit, auch spüren. Dann schwingt man ganz anders, negative Dinge interessieren einen nicht mehr und fallen ab, weil sie einem nicht mehr gleichen.

Nur durch unsere ängstlichen und aggressiven Gedanken können diese unreinen Schwingungen einen Einfluss auf unser Leben haben. Und deshalb ist es so wichtig, sich ganz auf seinen liebevollen Glauben und auf den himmlischen Kontakt zu besinnen und die Liebe in sich und in allem zu betrachten und zu erfahren.

Achte also immer auf deine eigene Resonanz. Das ist eine geistige Klarheit, die dich in Form einer Lichtsäule erstrahlen lässt. Besinne dich nur auf Gottes All-Liebe und die Liebe der Engel und auf die Liebe in dir. Dies ist der liebevollste und weiseste Weg.

»Wie kann ich mit meinem Stress im Alltag besser zurechtkommen?«

Wie definieren wir Stress? Stress kommt immer von innen heraus, aus mangelndem Vertrauen, aus mangelnder Fähigkeit, äußeren Reizen in Ruhe, in Gelassenheit begegnen zu können. Natürlich ist es sinnvoll, die Dinge, die einen im Außen überfordern, zu verringern und seine eigenen Grenzen zu respektieren. Genauso sinnvoll ist es jedoch auch, sein inneres Vertrauen aufzubauen, sich selbst niemals aus den Augen zu lassen.

Es ist sehr wichtig, sich im Alltag regelmäßig Ruheoasen zu suchen. Das gelingt, indem man seinen Alltag strukturiert, also gewisse Routinen aufbaut, zum Beispiel sich morgens ein Ruheritual schafft, das einem Kraft gibt. Je mehr man sich durch diese spirituelle Praxis selbst wahrnimmt, umso mehr spürt man, dass der Stress auch sehr stark daher kommt, dass man allem gerecht werden will und dass man meint, allen gefallen zu müssen. Und allein diese Erkenntnis kann helfen, verstärkt auf einen ruhigen und tiefen Atem zu achten. Die alten Prägungen, mit all dem, was einen in Dauerspannung hält, immer mehr loszulassen, immer mehr in Ruhe ausatmen zu können. Dies geschieht, indem man einfach einmal Dinge sein lässt und stattdessen Neues, Positives, Hilfreiches und Entspannung zulässt. Ich sage in meinen Seminaren immer: »Dein Atemrhythmus beeinflusst deinen Lebensrhythmus.«

Zur spirituellen Praxis gehört, dass man tief in die Bauchgegend hineinatmet, das ist ein Vertrauensatem, anstatt flach in die Brustgegend, das wäre Angst- beziehungsweise Schnappatmung. Und je tiefer man atmet, desto mehr ist man bei sich, desto mehr ist man in Achtsamkeit und im Vertrauen, desto mehr ist man ein starker Fels in der Brandung. Durch bewusstes, tiefes Atmen wird unser Alltag zu unserer Meditation und zu einer Bewusstheit für unseren lichtvollen Weg. Man muss achtsam sein, dass eine Meditation, die bewusst abgehalten wird, uns Kraft gibt und nicht nur eine Flucht vor dem Alltag wird. Immer tief durchatmen, immer seine wärmende Liebe im Herzen spüren und immer einen klaren Blick gewinnen und somit liebevolle Werte über alle ängstlichen Gedanken und stressvolles Verhalten stellen. Dann kann es Tag für Tag, von Lebensphase zu Lebensphase stetig stabiler werden. In innerer Ruhe geht alles!

»Wieso muss ich immer recht haben? Ich merke mittlerweile immer deutlicher, wie selten ich eigentlich recht habe, aber ich empfinde so ein starkes Bedürfnis danach.«

Wenn man den Druck, den Zwang hat, immer recht haben zu wollen, dann steckt dahinter eine Angst vor Bedeutungslosigkeit, Angst vor Kontrollverlust und Angst davor, dass einem das Leben entgleist. Das Gegenteil davon wäre in diesem Fall Vertrauen. Vertrauen in die Schöpfung, Vertrauen, dass sich alles fügen wird, Vertrauen in andere Menschen. Vertrauen und Erkenntnis, dass es schon seinen Grund hat, wie andere die Welt sehen. Das setzt natürlich Vertrauen in sich selbst voraus, Vertrauen darauf, dass man stets in der Lage ist, zu lernen und die innere Wahrheit auch zu finden, denn allwissend kann niemand sein.

In meinem Buch *Das Geheimnis einer erfüllten Partnerschaft* beschreibe ich, wie wichtig es ist zu begreifen, dass es so viele Meinungen auf der Welt gibt wie Menschen, weil jeder seine eigene Sicht auf die Dinge hat, auch wenn alle mit demselben Himmel verbunden sind. Wir werden umso beziehungsfähiger und harmonischer sein, je mehr wir die andere Meinung des Partners oder der Mitmenschen respektieren und nicht als ein Hindernis betrachten. Wir können diese Meinung vielmehr als Bereicherung ansehen und uns davon inspirieren lassen, oder wir erkennen sie als nicht zu uns passend und eignen sie uns nicht an. Verschiedene Betrachtungsweisen auf einen Nenner zu bringen entspricht immer einem Kompromiss in den zwischenmenschlichen Beziehungen, da es einfach keine absolute Wahrheit gibt außer der All-Liebe. Und somit gilt es zu bedenken, dass es sich nur um unterschiedliche Meinungen handelt, und davor braucht man keine Angst zu haben. Es gibt keinen wirklichen Grund, selbst starr und rechthaberisch zu sein.

»Es ist, wie es ist, sagt die Liebe.« Wir werden genauso geliebt, auch wenn wir nicht die Meinung des anderen vertreten, und wir können genauso überleben, auch wenn wir die Meinung der anderen nicht teilen. Es ist alles ein individueller Prozess. Und auf gemeinsamen Werten kann etwas Gemeinsames fruchten: die Liebe.

»Liebe Jana, seit Jahren beschäftige ich mich intensiv mit dem Thema Selbsterkenntnis und Persönlichkeitsentwicklung. Es hat sich das ein oder andere in meinem Leben verändert, und für das ein oder andere bin ich wirklich sehr dankbar. Einige Herausforderungen des Lebens konnte ich bisher nicht wirklich lösen. Seit vielen Jahren habe ich keinen Kontakt mehr zu meiner Tochter. Meinen Enkelsohn habe ich noch nie gesehen. Weiterhin habe ich auch seit vielen Jahren gesundheitliche Probleme sowie eine Trennung hinter mir. Auch meine berufliche Tätigkeit wurde aus Umstrukturierungsgründen nicht mehr benötigt, was mich sehr belastet. Ich fühle mich derzeit wirklich sehr ausgebrannt und möchte manchmal nicht mehr weiterleben. Vielleicht kannst du mir sagen, wie und womit ich mit Mitte 50 weitermachen kann.«

Du bist ein wunderbarer und wertvoller Mensch! Dein Schutzengel zeigt mir dies durch seine Lichtgestalt. Er strahlt im himmelblauen Licht in dir und steht mit offenen Armen da. Im Inneren seines Lichtgewandes schwingt zartes grünes Licht, was bedeutet, dass du große intuitive und heilende Kraft in dir trägst. Diese hat dir auch schon in vielen Situationen geholfen.

Die Familienprobleme und die Lebensumstände haben dich traurig gemacht und deinen inneren Lichtfluss blockiert. Besinne dich wieder ganz auf dich selbst und deine Liebe. Mache dir bewusst, dass du ein lichtvolles Wesen bist und von Gott geliebt wirst. Verlasse dich voll und ganz auf dich und deine innere Heilkraft. Bitte die Engel um Hilfe und Unterstützung. Sei achtsam und erfreue dich an den kleinen Lichtblicken der Gegenwart, stelle dich auf eine lichtvolle Zukunft ein, setze dir Zukunftsziele und segne diese. Fasse neuen Mut, betrachte das Leben aus einer anderen Perspektive. Es ist wichtig, die vergangenen Dinge loszulassen, damit du deine Kraft für eine lichtvollere Zukunft zur Verfügung hast!

»Liebe Jana, alles, was ich bei dir gelernt habe, hat mir viel gegeben, und ich gebe es in Einzelsitzungen, Seminaren und auch in meiner eigenen Heilerausbildung weiter. Doch oft fühle ich mich in meinem Leben mit meiner eigenen spirituellen Entwicklung einsam. Was kann es für mich bedeuten?«

Jede Entwicklungsphase hat ihre Kraft und bringt einen weiter. Du bist nicht allein! Wenn du dich schwermütig fühlst, besinne dich darauf, dass du stets mit Gottes Licht verbunden bist und viele Menschen um dich herum hast, die dich lieben, sonst würden sie nicht mit dir sein. Und denke daran, dass es viele Menschen gibt, die dich schätzen, sonst würden dich nicht so viele aufsuchen. Du hast eine große lichtvolle Aufgabe auf dieser Erde, nicht nur im Dienste der anderen, sondern auch in deinem Dienste; für dein Vertrauen, deine Stabilität, Selbstliebe und Lebensfreude. Diese Eigenschaften werden Tag für Tag zunehmen und immer mehr überwiegen.

Sei stets du selbst, denn genau so, wie du bist, bist du liebevoll und liebenswert! Hierin liegt die Kraft der Reinheit, der Ehrlichkeit und der Lebensfreude! Einsamkeitsgefühle und Sehnsüchte entstehen, wenn wir die Anbindung an unsere geistige Heimat nicht immer genügend wahrnehmen können. Achte auf die Liebe zu dir selbst und mache dir Gottes Liebe bewusst, dann kann sich alles andere ergeben.

Bedenke aber auch, dass es ganz normal ist, sich hin und wieder einsam zu fühlen. Du bist ein Menschenwesen und kannst nicht durchgehend im Licht stehen. Annehmen, was an Gefühlen gerade da ist, auch Trauergefühle, ist heilsam. Dagegen anzukämpfen erzeugt Widerstand und damit erst recht die Gefühle, die du loswerden willst.

•

»Hat sich der spirituelle Weg im Laufe der Jahrhunderte verändert?«

Nein, die göttliche Schöpfung und der Sinn waren immer dieselben, nur das »Wie« ist anders in den gegenwärtigen Möglichkeiten der Seelenqualitäten, die uns zunehmend zur Verfügung stehen. Aber die kosmischen Gesetze sind immer noch dieselben. Deswegen zitieren wir auch immer noch gern Philosophen aus früheren Jahrhunderten. Denn die Kernaussage bleibt.

Das Böse und die Angst kommen von den Menschen und nicht von Gott. Alle negativen religiösen Bilder sind vom Menschen selbst geprägt. Die Menschen reden von »gefallenen« Engeln, doch verstehen sie dabei dieses geistige Bild falsch. Wenn in einem Bildnis ein Engel fällt und symbolisch als gefallener Engel bezeichnet wird, so sollten wir dies nicht mit menschlicher Logik deuten, sondern aus dem Herzen betrachten, durch das Gott spricht. Dabei sollten wir bedenken, dass in göttlichem Licht überall Liebe ist. Dann können wir die tatsächliche geistige Botschaft erkennen. Nämlich: Wenn der Mensch seine geistige Anbindung und das Licht vergisst, so verschließt er sich unbewusst vor dem Gotteskanal, und seine Leichtigkeit fällt ab, sodass er durch seine Angst schwer wird.

Auch die »Schatten« im Leben macht nicht Gott, das wäre dann ein strafender Gott. Gott straft aber nicht, er liebt nur. Es ist der Mensch, der die Schatten in Form von Angst erschafft.

Im herkömmlichen Sinne ist der Teufel etwas im Außen, aber in Wirklichkeit ist der Teufel ein Symbol für die millionenfache menschliche Angst und Schwere. Dieser wurde ausschließlich durch die negativen Gefühle der Menschheit geschaffen, und dadurch wird er auch weiterhin am Leben erhalten. Diese Gefühle erzeugen eine globale Schwingung, jedoch keine individuelle Wesenheit. Die zerstörerische Wesenheit kann nur der Mensch selbst sein. Deshalb sollte man jede Disharmonie liebevoll, mit Verständnis für sich, die Mitmenschen und die Situation betrachten.

Finanzen, Beruf und Berufung

»Wie und wann kann ich beruflich eine neue Herausforderung finden?«

Eine Neuorientierung – dazu zählt auch eine berufliche Herausforderung – kann erst dann fruchten, wenn der eigene Geist frei ist für das Neue. Dies bedeutet, dass die innere Reife und die Kräfte für eine neue Erfahrung vorhanden sein müssen, denn dann ist man über das Alte hinausgewachsen. Innere Reife und das Sammeln von Kraft benötigen ihre Zeit. Wichtig sind ein klarer Geist und die unumstößliche Vorstellung darüber, was man überhaupt will und wo die Reise hingehen soll. Du musst der Kapitän deines Schiffes sein, das Ruder ergreifen und in die Richtung lenken, in die du gerufen wirst.

Solange der Mensch noch der Matrose auf seinem eigenen Schiff ist, so lange braucht es einfach Zeit. Bis die Zeit gereift ist, sollte man seine berufliche Tätigkeit in Dankbarkeit betrachten und dabei erkennen, dass sie nicht nur der irdischen Versorgung dient, sondern auch der inneren Reifung. Und wenn der Zeitpunkt erreicht ist, an dem einem die Arbeit in seiner persönlichen Entwicklung nichts mehr geben kann, dann öffnet sich meist automatisch die Tür, die einen weiterbringt.

»Ich möchte Heilerin werden und anderen Menschen helfen. Doch je mehr ich in dieser Richtung unternehme, desto schlechter geht es mir selbst. Woran kann das liegen?«

Bei jeder spirituellen Betätigung müssen wir zunächst immer darauf achten, dass wir unseren Bezug zur Erde nicht verlieren und uns genügend Zeit für die Entwicklung einräumen.

Um im spirituellen Bereich lichtvoll tätig zu sein, bedarf es einer starken inneren Kraft und viel Selbstliebe. Was ich in meiner spirituellen Berufung (auch als Heilerin) zunächst lernen musste, ist die Tatsache, dass man diese Tätigkeit nicht ausüben kann, wenn man Liebe und Anerkennung durch die Arbeit finden möchte – man muss beides bereits in sich tragen.

Und in Liebe zu sein bedeutet die Fähigkeit, Vertrauen in die Schöpfung und in die innere Souveränität des Gegenübers zu haben und nicht der Versuchung zu verfallen, ihn erretten zu müssen. Andere retten zu wollen ist ein Hinweis auf ein Helfersyndrom. Eine solche Tätigkeit, bei der wir für andere da sind, tut uns selbst gut, wenn wir in uns lichtvoll, stark und ausbalanciert sind, uns in Hilfsbereitschaft anstatt in einem Helfersyndrom und im Mitgefühl anstatt im Mitleid befinden.

Deshalb sollte ein Mensch, der als Heiler tätig sein will, zunächst lernen, für sich selbst da zu sein, für sein eigenes Heil einzustehen, er sollte lernen, mit seinen eigenen Selbstheilungskräften umzugehen. Er sollte sich im inneren Frieden befinden und in sich ruhen, sodass er einen anderen Menschen, ganz gleich, welchen Weg dieser geht, nicht zu bewerten sucht, sondern ihn mit Liebe lichtvoll betrachtet, um ihm mit einem heilsamen Impuls Hoffnung und Kraft zu geben.

Eine heilende Tätigkeit erfordert ein sehr hohes Maß an eigener Souveränität über die Gedanken und Gefühle, über die Selbstliebe, Demut und Kraft des inneren Friedens. Deshalb muss man verstehen, dass es zunächst um die Hilfe und die Heilung bei sich selbst geht, wenn ein Mensch den Wunsch verspürt, anderen zu helfen. Hierbei ist anzumerken, dass wir in dieser Phase selbst an unsere eigenen unbewussten Blockaden, die durch frühere Verletzungen entstanden sind, gelangen. Das Unterbewusstsein versucht uns von verletzenden Wiederholungen fernzuhalten und möchte die Ursachen dieser Blockaden zu unserem Schutz nicht preisgeben. Dabei möchte unser Unterbewusstsein nicht, dass wir unsere zur Gewohnheit gewordene Komfortzone verlassen, und steuert zu unserem vermeintlichen Schutz dagegen. Dies kann zu Irritationen und zu Unwohlsein führen. So muss jeder Heiler zunächst sein »inneres Kind« vertrauensvoll beruhigen und in seiner inneren liebevollen Reife eine eigene licht-, vertrauens- und liebevolle Lebensphilosophie entwickeln.

Dann kann der Mensch zusehends in seine Mitte finden, in seine Freude, in einen gelebten Glauben, in die Kraft und Überzeugung, dass die Kräfte des Himmels durch ihn wirken können, ohne Grenzen, ohne Beschränkungen und ohne selbst eigene Energie abzugeben. Er ist im Frieden mit sich, mit Gott und der Welt, und ist überzeugt, es wird sich alles zum Heilsamen und Lichtvollen fügen.

»Liebe Jana, auf deinen Rat hin arbeite ich seit 14 Monaten mit den Engeln. Es ist viel passiert, und ich arbeite mit den Menschen. Ich mache Fernbehandlungen, und es hat funktioniert. Ich möchte dich fragen, ist es für mich wichtig, eine zusätzliche Heilerausbildung zum Cosmogetischen Heiler/Berater zu machen? Seit zwei Monaten finden Menschen den Weg zu mir. Ich spüre auch die Anwesenheit der Engel in meinem Raum. Wenn ich sie um Hilfe bitte, sind sie da und unterstützen mich. Jedoch höre ich immer wieder, dass ich mich ganz öffnen soll. Was kann noch hilfreicher sein? Ich mache Meditationen nach deiner CD und manchmal auch nach der CD von Silvia Wallimann. Jedoch kommt diese Arbeit einfach nicht so richtig ins Rollen. Ich würde sehr gerne für die Mitmenschen eine unterstützende Hilfe sein. Wo liegt das Problem bei mir?«

Grundsätzlich ist es so: Jeder muss für sich selbst entscheiden, was er tun will. Das ist die zweite Frage vor der ersten. Die erste sollte lauten: Wie möchte ich leben, in welcher inneren Zuversicht, in welcher inneren Sicherheit? Und was tut mir in diesem inneren Empfinden gut? Dementsprechend kann sich von innen heraus das Schicksal im Außen gestalten. Gerade beim geistigen Heilen heilen wir durch Liebe, durch Stille, durch lichtvolle Durchlichtung, und dieses tiefe liebevolle Empfinden ist die Basis des Heilens. Doch wenn man das Gefühl hat, mehr Schulung, mehr Erfahrung, mehr Feedback, mehr Wissen und mehr energetische Techniken zu benötigen, um sein Arbeitsfeld und sein Wissen zu erweitern, dann ist eine Heilerausbildung sicherlich auch berechtigt und sinnvoll. Gerade als geistiger Heiler musst du den ersten Schritt tun, Liebe und Stärke in dir finden und auf deine eigenen Entscheidungen vertrauen.

Du musst für dich selbst entscheiden, was du möchtest, denn aus dieser Kraft heraus entsteht auch die Sicherheit, für dich selbst wie auch für andere das Richtige zu tun. Vertraue deiner Intuition.

»Wann muss ich meine Arbeitsbeziehungen lösen und mir eine neue Arbeit suchen?«

Es ist immer hilfreich, lösungsorientiert und liebevoll zu denken und so an die Lebensthemen und Probleme heranzugehen. Zunächst einmal sollten wir uns in unserer liebevollen Philosophie Folgendes bewusst machen: Wenn alles ein geeignetes Lernumfeld für uns darstellt, so können wir uns zum Beispiel fragen, ob die Arbeit, die wir jetzt ausüben, die wir angezogen haben, uns befriedigt und weiterbringt. Und wir sollten uns fragen, was wir daran zu lernen haben. Damit sind nicht nur fachliche Fertigkeiten gemeint, sondern auch die emotionale Kompetenz. Emotionale Kompetenz bezeichnet die Fähigkeit, innere Konflikte und Blockaden zu lösen. Vielleicht hast du Probleme damit, dich durchzusetzen oder klar zu artikulieren. Das heißt, vielleicht bietet dir deine Arbeitsstelle jetzt eine Chance, genau diese Reife zu entwickeln und auch umzusetzen. Und du solltest ganz sicher sein: Wenn du durch innere Reife an etwas gewachsen bist und das Umfeld dich emotional nicht mehr weiterbringt, dann kommt auch der Zeitpunkt, zu dem das, was nicht mehr zu dir gehört, sowieso von allein abfällt, dass sich also eine Tür verschließt und sich eine neue öffnet.

Diese Situation birgt die Chance, die Irritationen nicht in die neue Arbeitsstelle mitnehmen und das Ganze wieder erleben zu müssen. Segne deine Arbeitsbeziehungen, spüre gut in dir nach, wo du dich lieber zurückziehen solltest, damit keine Missverständnisse entstehen, und wo du dich lieber einbringen solltest, um auch deine Ideen zu verwirklichen und deine Kompetenz zu zeigen. Finde so deinen Platz in dem, was vorhanden ist, ohne andere verändern zu müssen, sondern bringe dich so ein, wie du in deiner Liebe, in deiner Würde bist. Denn je selbstständiger und erwachsener wir sind, umso mehr werden wir auch ernst genommen, weil wir einen starken Beitrag im Arbeitsgeschehen leisten. Alle Menschen wünschen sich – in allen Beziehungen – einen zuverlässigen, sicheren Partner. Also segne deinen Beruf schon am Tagesbeginn, freue dich auf deine Arbeit, folge deinem Herzen und segne deine Arbeit außerdem abends, bevor du nach Hause gehst. Mache auch energetisch die Tür hinter dir zu, lasse die Arbeit bei der Arbeit und konzentriere dich dann auf dein Privatleben. Dies ist sehr wichtig, damit du dich erholen kannst und dich in deinem Leben als kraftvoll empfindest. Wenn du in Ruhe, Hoffnung und Vertrauen alles segnest und die Engel im Gebet um himmlische Zeichen bittest, dann wird auch die Achtsamkeit verstärkt – Achtsamkeit dem gegenüber, was dich weiterbringt. Ob es eine neue Arbeitsstelle ist oder neue Kontakte oder eine neue berufliche Idee oder etwas ganz anderes, das darf sich dann zeigen und auf dich zukommen. Durch die Achtsamkeit sind wir offen und entwickeln einen Weitblick.

»Was können Menschen tun, die finanzielle Schwierigkeiten haben, Schwierigkeiten mit dem Empfangen und dem Geben?«

In meinem Buch *Himmlisches Wissen* beschreibe ich unsere mentale Kraft, und dass wir von innen heraus und nach innen gerichtet denken und nicht nur den Fokus nach außen richten sollen. Wir sollten uns jeden Tag bewusst machen, dass der Reichtum in erster Linie im Inneren entsteht. Was bedeutet das? Reichtum im Herzen heißt, Tugenden wie Großzügigkeit und Herzlichkeit zu leben und anderen Menschen auch ihr Glück und ihren Erfolg sowie ihre liebevollen, erfolgreichen Lebenserfahrungen von ganzem Herzen zu gönnen. Dinge zu tun und dafür etwas zu erwarten, das wäre Mangeldenken nach dem Motto: »Ich habe jetzt was gegeben, ich muss jetzt was bekommen.« Mangel zeigt sich im Kleinen, im zwischenmenschlichen Umgang, und summiert sich dann zum Großen. Reichtum entsteht zuerst im Herzen, in diesem Bewusstsein des Selbst- und Gottvertrauens: »Ich weiß, für mich wird immer gesorgt, ich weiß, ich werde geführt, und es fügt sich alles so, wie es in meinem lichtvollen Seelenplan ist, sodass ich in meinem Leben vertrauensvoll und liebevoll leben kann.« Das ist der Glaube an die Liebe und das Ruhen in Liebe, es ist das tiefe Bewusstsein: Gottes Plan ist die All-Liebe, also ist mein persönlicher Seelenplan der Weg zu dieser Liebe und nicht zum Mangel. Mein Schicksal ist also ein Wegweiser.

Aus dieser mit Liebe erfüllten Lebensphilosophie und den damit verbundenen Emotionen strahlt man anders nach außen, man empfängt auch eine andere mentale Kraft und himmlische Stärke. Dadurch wiederum handelt man anders, fällt mutigere Entscheidungen, trifft auf andere Menschen, denkt auch weitsichtiger, langfristiger und ist nicht nur auf eine kurze Befriedigung beziehungsweise auf einen schnellen Erfolg aus. Man bekommt einen ruhigen Blick auf das Leben und einen Weitblick. Um in diesen Fluss zu kommen, in diese innere Gelassenheit, müssen innere Spannungen fallen. Diese Enge, diese Angst, an der wir festhalten, sollten wir anlächeln, jeden Tag unseren Lebensweg segnen und durch und durch von unserer lichtvollen Zukunft überzeugt sein.

Einfach daran zu glauben reicht nicht aus, wir müssen mit jeder einzelnen Faser unseres Seins davon überzeugt sein, dass wir liebevoll, liebenswert und kraftvoll sind und dass unser Weg dementsprechend verläuft. Wir sollen dies bis ins tiefste Innere spüren. Aus der Großherzigkeit uns selbst und anderen gegenüber entsteht das Bewusstsein, dass das All voller Fülle ist und die Energie grenzenlos. Dann erkennt man die Fülle des Lebens. Und es ist auch wichtig, in innerer Dankbarkeit zu erkennen, was man schon alles hat. Aus dieser Qualität, aus dieser inneren Fülle heraus gestaltet man auch die Welt im Außen. Und wenn man aus seiner Großherzigkeit heraus ebenfalls an andere Menschen denkt, erhält man eine noch größere Unterstützung aus der geistigen Welt.

Finde zu deiner Weisheit und zu deiner Selbstliebe, spüre deinen eigenen Herzschlag, deinen inneren Reichtum, deine Güte, dein Lächeln, deine Liebe, und aus dieser inneren Ruhe heraus schaue in die Welt hinaus. Dann wirst du viele Möglichkeiten, Lösungen, offene Türen, neue Chancen erkennen und ergreifen können.

»Ich bin selbstständig, und meine Auftragslage und somit finanzielle Situation sind im Moment sehr schwierig. Was kann ich bitte noch tun, um die Situation ins Positive zu lenken?«

Finanzielle Stabilität hat stets mit deiner inneren Sicherheit sowie mit deinem Durchsetzungsvermögen zu tun. Es ist sehr wichtig, immer Fülle zu spüren, da Fülle die Fülle anzieht und Mangel den Mangel. Vielleicht ist es für dich eine Möglichkeit, dir neben deiner Selbstständigkeit noch eine feste Anstellung für ein sicheres Einkommen zu suchen. Denn für das Unterbewusstsein ist finanzielle Sicherheit von großer Bedeutung. Wenn man weiß, ich habe ein Standbein, das mich ernährt, erfüllt es einen mit Sicherheit und Fülle, und dann hat man auch einen ganz anderen Esprit und Kreativität für seine Selbstständigkeit, die sich ausbauen lässt.

Was auch wichtig ist, um zusehends mehr Sicherheit in sich selbst wie auch im Außen zu finden, ist es zu eruieren, wo sich ein Mangel im eigenen Leben versteckt, wo es noch Disharmonien gibt, die Kraft und somit auch Erfolgsenergie kosten. Gibt es Liebe, Frieden und Harmonie in der Partnerschaft? Denn eine Partnerschaft kann einen erheben oder auch erstarren lassen. Oder wo könnte sich noch etwas Energieraubendes versteckt halten? Wie steht es mit dem Bezug zu sich selbst? Blockiert man sich vielleicht selbst mit kraftraubenden Gedanken oder bewertenden Gefühlen oder ist man wirklich der Mittelpunkt seines Lebens und in seiner Selbstliebe und Stärke zu Hause und strahlt dies auch nach außen hin aus? Sehr wichtig ist also der Blick in äußere wie auch in innere Faktoren. Und ganz gleich, wo du gerade stehst, es ist absolut wichtig, von der Fülle durch und durch überzeugt zu sein.

Segne deinen Beruf und deinen beruflichen Weg in meditativer Praxis, segne sie mit größter Zuversicht, indem du dir auch wirklich visualisierst, wie deine berufliche Entfaltung stattfinden mag, und dass die Menschen zu dir finden, die sinn- und lichtvoll für dich sind. Betrachte die Situation nicht nur von außen, sondern auch von innen, spüre die Fülle aus dem Kern heraus. Tue dabei stets das, was dir möglich ist, und lasse auch das Himmlische, die geistige Welt in allem mitwirken. Ich empfehle folgende Affirmation: »Mögen die Engel mich so führen, wie es sinn- und lichtvoll für meine Berufung, für meinen heilvollen Seelenplan ist.«

Möge diese innere Haltung dir jeden Tag innere Kraft und Orientierung geben. Ich wünsche dir viel Segen und Erfolg!

»In meiner Arbeit habe ich eine Vorgesetzte, mit der ich überhaupt nicht klarkomme. Die Chemie zwischen uns stimmt nicht. Sie versucht ständig, mich zu mobben, und behandelt auch andere Personen oft sehr schlecht und macht sie fertig. Obwohl ich sehr viel Geduld habe und immer wieder versuche, mit ihr klarzukommen, teilt sie wiederholz ihre Gemeinheiten aus. Im jetzigen Leben finde ich, ehrlich gesagt, keine Ursache meinerseits für diese ständigen Attacken und frage mich nach dem Gesetz der Resonanz, ob die Ursachen in einem früheren Leben liegen könnten, das heißt, dass ich ein altes Karma aufzuarbeiten habe. Was meinst du, kann das sein? Welche Tipps kannst du mir zur Lösung des Problems geben?«

Wir sollten in solche Probleme nichts Karmisches oder Ähnliches hineininterpretieren, sondern uns darüber klar werden, dass

Karma nichts anderes ist als nicht losgelassene Emotionen. Also frage dich: Welche Emotion, welche Tugend fällt dir hierbei am schwersten? Zum Beispiel die Klarheit, klar meinen Standpunkt zu formulieren, oder die Konsequenz, konsequent das durchzuziehen, was ich mir vorgenommen habe, auch in dieser Auseinandersetzung, innerhalb dieser Gemeinschaft. Konzentriere dich mit all deiner Weisheit und deinem Wissen darauf, das auch wirklich zu tun. Und dann, wenn du diese Emotion als Stärke und Fertigkeit in dir entwickelt hast, wirst du sehen, welchen größeren Abstand du zu diesem Unbehagen bekommst, und das Umfeld fängt an, sich zu verändern, diese Resonanz beginnt, sich zu beruhigen und die Situation sich auch im Außen zu wandeln.

Es ist wichtig, dass du das Problem und die Gemeinheiten dieser Frau ihr selbst überlässt. Begegne dem Ganzen mit Gleichmut, mit einem Lächeln, mache deine eigenen Hausaufgaben, sorge für dein inneres Reifen, behalte also deine Energie bei dir, verausgabe sie nicht ständig durch nachdenken, bewerten, Angst haben. Andere teilen oftmals ihre Gemeinheiten aus, um Aufmerksamkeit und damit die Energie anderer zu bekommen, weil sie selbst nicht genug Energie haben, da ihnen durch ihre Grundspannung der Zugang zum Energiefeld der Kraft und Liebe fehlt. Dann müssen sie sich anderen gegenüber wie Energievampire benehmen. Deshalb sieh zu, dass du in allen Begegnungen und immer, wenn du daran denkst, aus der Resonanz herausgehst, indem du lächelst und in Liebe spürst: »Gottes Liebe erfüllt meine Seele, alle andere Resonanz lasse ich los, alles andere lasse ich gehen«, und dabei auf deinen tiefen Bauchatem achtest und bei dir bist.

Betrachte dies als eine gute Schulung. Denn dieses Bei-sich-Sein, seinen Fokus auf sich zu lenken, ist gelebte Selbstliebe und tatsächliches Übernehmen von Eigenverantwortung. Was der andere dagegen tut, ist gelebte Selbstverliebtheit. Er versucht, durch die Überhöhung des eigenen Egos, indem er sich über andere stellt, seine wirkliche Angst zu überspielen, selbst etwas falsch machen zu können beziehungsweise nicht gut genug zu sein. Lebe nach dem Motto: »Vergib ihnen, denn sie wissen nicht, was sie tun.« Und spüre in dir deine Größe und deine Stärke und betrachte alles aus deiner Würde heraus.

Gesundheit

»Was kann man tun, wenn man merkt, dass man die eigene Selbstheilung blockiert? Man weiß, man hat die Fähigkeit, sich selbst zu heilen, aber irgendwie geschieht nichts oder nicht viel. Ich spreche hier von einem Tumor.«

Zunächst sollte man die medizinischen, naturheilkundlichen und heilerischen Möglichkeiten nicht außer Acht lassen. Ebenso sollte man an andere mögliche Ursachen der Krankheit denken wie Umweltbelastungen, Schwermetallvergiftungen, Lebensmittelunverträglichkeit, Belastungen nach Impfungen usw. Auch geomantische Störungen (zum Beispiel Wasseradern) können eine Rolle spielen. Geistiges Heilen sollte immer als begleitende Maßnahme neben weiteren Therapien verstanden werden, seien diese schulmedizinischen oder naturheilkundlichen Ursprungs.

Doch ganz gleich, welchen Weg der Mensch eingeschlagen hat oder in welcher Phase der Genesung er sich befindet, die Selbstheilungskräfte sind ausschlaggebend für die Heilung. Sie können aktiviert werden, wenn der Mensch Liebe und Vertrauen statt Groll in sich verspürt. Dies kann durch innere Stille, durch innere Einkehr in Form von Gebeten und einer meditativen Praxis geschehen. Innere Ruhe, Liebe und Frieden fördern einen klaren Geist, liebevolle Gefühle und tiefen Atem, und diese drei Kräfte bringen das göttliche Licht bis in die Zellebene. Diese Praxis der Selbstheilung wende ich selbst täglich bei mir an und habe darüber das Buch *Heilen mit der göttlichen Kraft. Aktiviere deine inneren Heilkräfte mit Cosmogetic® Healing* verfasst.

Das Wichtigste ist für jeden Menschen, durch und durch von seiner eigenen Kraft und seiner Heilung überzeugt zu sein und dabei seine geistige Anbindung stets aufrechtzuerhalten und in aufrichtigem Vertrauen zu leben. Es geht dabei darum, in tiefer Liebe und Vertrauen, ohne die geringsten Selbstzweifel, seinen Heilungsweg aus tiefstem Herzen zu gehen. Es ist wichtig, seinen individuellen Heilungsweg zu finden, dem man mit Vertrauen, in göttlicher Anbindung folgen kann.

»Wie kann man den ADHS-Kindern helfen?«

Starke Hyperaktivität und Konzentrationsstörungen bei Kindern können verschiedene Ursachen haben. Manchmal sind die Auslöser eher im sozialen Umfeld zu suchen, wenn der Lebensrhythmus nicht stimmt, wenn die Harmonie in der Familie nicht gegeben ist, wenn das Kind nie zur Ruhe kommen kann, weil es irgendwo eine Irritation spürt. Damit das Kind in der Familie seine Ruhe finden kann, sollte man etwas Sinnvolles, Beruhigendes, Rhythmisches in den Alltag mit hineinfließen lassen. Dazu zählen gemeinsame Rituale in der Familie wie regelmäßige Mahlzeiten zu gleichen Zeiten, gemeinsames Beten, alles, was im Alltag machbar und sinnvoll ist, trägt zum therapeutischen Prozess sehr viel Gutes bei.

Oder das Kind hat ein Trauma, einen Schock nicht überwunden. Es könnte auch ein Geburtsschock sein. Doch man sollte nicht alles ausschließlich in der Psyche suchen, ebenso dieses nicht ausblenden.

Es können äußere Krankheitsursachen vorliegen, wenn zum Beispiel Kinder auf geomantischen Störfeldern oder unter Strömen liegen. Ursächlich können auch Lebensmittelallergien, zu hoher Zuckerkonsum oder Medikamenten- und Impfnebenwirkungen als Ursache infrage kommen. Diese möglichen Ursachen sollten durch Fachleute abgeklärt werden. Dazu gehören neben Ärzten auch Naturheilkundler und Geomanten.

»Ist vegane Ernährung unsere Zukunft?«

Was die Zukunft letztendlich bringt, können wir erst zu gegebener Zeit sehen. Die Menschen haben heute ein immer höheres Bewusstsein. Sie machen sich zusehends mehr Gedanken darüber, was ihr Verhalten langfristig mit sich bringt, nicht nur regional, sondern auch global. Diese positive Entwicklung ist sehr wichtig. Auch wenn wir ungeduldig denken, es müsse alles viel schneller gehen und viel mehr Menschen in ihrer eigenen Verantwortung und auch in ihrer Verantwortung für die Welt mobilisieren, so müssen wir geduldig akzeptieren, dass sich der Mensch in seinem Bewusstsein stets weiterentwickelt und sich weiterentfaltet, doch alles seine Zeit benötigt. Für die geistige Welt spielt Zeit keine Rolle. Heutzutage entwickeln sich die Dinge bereits viel schneller als früher, und es gibt heute mehr Freiheiten und Informationsmöglichkeiten. Dies ermöglicht einen schnelleren Bewusstseinsprozess.

Bei dem Thema Ernährung müssen wir grundsätzlich akzeptieren, dass sich voraussichtlich niemals alle Menschen gleich und fleischlos ernähren werden. Denn jeder Mensch entwickelt sich individuell, vor allem in seinem Bewusstsein. Der Mensch tendiert immer mehr dazu, nicht nur nach einer bestimmten Norm zu leben. Denn so kann er nicht glücklich werden. Jeder muss selbst für sich festlegen, was seinen ethischen Werten entspricht. So muss auch jeder in Sachen Ernährung individuell für sich herausfinden, was für ihn vertretbar ist.

Grundsätzlich sehe ich in der veganen Ernährung eine optimale globale Nahrungsmittelversorgung und einen verantwortungsbewussten Umgang mit unseren Ressourcen. Bei diesem Thema berührt mich vor allem die Aussage von Albert Schweitzer. Er hat ja die Menschen vor allem Ehrfurcht vor dem Leben gelehrt. Und Ehrfurcht vor dem Leben beinhaltet alles Leben. So war er der Meinung, dass es so lange keinen Weltfrieden geben kann, wie es für den Menschen selbstverständlich ist, Tiere zu töten, weil das Bewusstsein nicht verantwortungsvoll ausgebildet ist.

Je mehr wir alles, was unser Leben betrifft, mit Würde und Wertschätzung behandeln, je weniger für uns Dinge selbstverständlich sind, je mehr wir den Dingen mit Dankbarkeit begegnen, desto mehr entsteht verständlicherweise ein würdevolles Bewusstsein, das auf den Weltfrieden hinausstrahlt. Der Friede beginnt eben bereits im Kleinen.

»Ich war auf deinem Wochenendseminar. Ich war so begeistert, und es hat mir geholfen, was du erzählt und uns gelehrt hast, sodass ich das erste Seminar zum Cosmogetischen Heiler bei dir besucht habe. Mein großer Herzenswunsch war und ist es, als Heiler in irgendeiner Form arbeiten zu können. Ich war durch dich so motiviert und inspiriert – du hast uns die Engel nahegebracht – und habe Heilerfolge mithilfe der Engel erlebt. Doch fühle ich mich seit meiner heilerischen Arbeit körperlich schlecht. Was hindert mich daran, was hält mich zurück? Was mache ich falsch? Was ist denn damit nur los?«

Es ist zunächst natürlich wichtig, wenn es einem – ganz gleich in welcher Lebenssituation – körperlich schlecht geht, die Ursachen zu erforschen und einen Arzt oder Heilpraktiker zu konsultieren, damit man nichts übersieht. Es ist auch sinnvoll, sich zur Unterstützung der Selbstheilungskräfte über die eigene heilerische Tätigkeit selbst zu behandeln. Geistiges Heilen, Cosmogetic Healing, versteht sich als begleitende Maßnahme neben der schulmedizinischen und naturheilkundlichen Therapie. In diesem Fall geht es um eine heilerische Tätigkeit, die immer mit einer eigenen spirituellen Entwicklung verbunden ist. Wenn es einem dabei nicht gut geht, muss man die Hintergründe erforschen. Es kann zum Beispiel an einem zu stark ausgeprägten Helfersyndrom liegen, bei dem man unbewusst auf sich selbst zu wenig achtet und stattdessen die Menschen und die Welt retten möchte. Dabei verliert man leicht seine Abgrenzung und gibt seine eigene Kraft ab, anstatt ein Kanal für die Heilkraft Gottes zu sein. Wenn man ein Mitleiden in sich feststellt, ist es unbedingt notwendig, das Mitleid in Mitgefühl zu verwandeln. Ebenso ist es wichtig, als Heiler ein Helfersyndrom in eine Hilfsbereitschaft zu verwandeln. Dann steht man ganz in seiner leuchtenden Kraft und kann die Dinge verstehen, weil man die Situationen betrachten kann, und kann den anderen in Liebe und Mitgefühl begleiten, anstatt ihn zu bemitleiden. Es ist ebenfalls wichtig, dass man das geistige Heilen auch an sich selbst praktiziert, um sich selbst zu stärken und in kosmisches Licht zu stellen.

Es kann aber auch eine andere Ursache für deine Beschwerden infrage kommen: Gibt es da eventuell eine Angst aus dem Unterbewussten, die aufsteigt, je mehr der Körper durchlichtet wird, je mehr der Geist sich klärt und die Seele erstrahlt? Dies würde dann bedeuten, dass sich alte Blockaden auflösen möchten und das Unterbewusstsein, das »innere Kind« dagegen rebelliert, weil es dich mithilfe der Blockaden »schützen« möchte. In diesem Fall muss man das »innere Kind« überzeugen, dass es keinen Grund gibt, vor einer Befreiung Angst zu haben. Man kann mit Gebeten oder auch Segnungen an den inneren unbewussten Konflikten arbeiten. Auch das Vergebungsgebet aus meinen Büchern ist dabei sinnvoll. Wenn allerdings sehr tiefe Schocksituationen vorhanden sind, wie sie zum Beispiel bei sexuellen Übergriffen entstehen, ist meist eine professionelle psychotherapeutische Hilfe erforderlich.

Der Heiler, der ja selbst auch viel zu bewältigen hat, sollte die Irritationen aus seiner Vergangenheit aufarbeiten und vergeben. Grundsätzlich gilt für jeden Menschen in der Heilarbeit: Wenn es einem selbst nicht gut geht, ist es wichtig, dass man all seine Kräfte für sich verwendet und in dieser Zeit lieber mit der Behandlung anderer Menschen pausiert. Denn wenn man selbst leidet und die Hände anderen auflegt, um Gottes Energie zu transportieren, dann kann es passieren, dass nicht genügend Abgrenzung da ist, um in seiner Stärke und im souveränen Mitgefühl zu bleiben, und dass man dann seine eigene Kraft abgibt. Und das nützt weder einem selbst noch dem Klienten. Lieber mit gutem Gewissen pausieren, die Seele baumeln lassen und sich um sich selbst kümmern, sich ordnen. Danach sollte man sich fragen, wie man seine helfende Tätigkeit am besten ausüben kann, eher im Handauflegen oder vielleicht eher in beratender Tätigkeit. Man muss erkennen, ob man einerseits Liebe, Kraft und Vertrauen in sich und seine heilende Tätigkeit hat, wozu aber auch die nötige innere Abgrenzung und der Abstand durch das Akzeptieren des Schicksals gehört.

Für manche Menschen ist eher eine beratende Tätigkeit sinnvoll, wenn sie zu wenig Abgrenzung zu anderen haben. Also verliere nicht den Mut, kümmere dich zunächst um dich selbst und ziehe daraus Erkenntnisse. Man darf nicht vergessen: Wenn man Heiler oder spiritueller Lehrer ist, entwickelt man sich selbst stets automatisch mit seiner Arbeit weiter. Deshalb ist es wichtig, mit sich und seiner Vergangenheit ins Reine zu kommen, um immer mehr Vertrauen und Selbstliebe zu entwickeln. Dann werden das Leben und die Heilarbeit zur Freude.

»Ist es richtig, dass Knoblauch die Aura durchlöchert?«

Eine geistige beziehungsweise hellsichtige Aussage beinhaltet nur dann Wahrheit, wenn sie für den gesunden Menschenverstand nachvollziehbar ist, wenn sie umsetzbar ist und wenn sie einen mit Vertrauen und Liebe berührt.

Die Behauptung, dass der Genuss von Knoblauch die Aura durchlöchern soll, entbehrt jeglicher Grundlage, sie ist vom Verstand her nicht nachvollziehbar. Seit eh und je haben die Menschen Knoblauch gegessen und lebten gut damit. Und wie berührt es uns, wenn wir in diese Aussage hineinspüren? Eher mit Vertrauen oder eher mit Irritation? Ich animiere die Menschen immer, gerade bei esoterischen Aussagen, zum eigenständigen Nachdenken und Prüfen.

Was ist eine Aura? Die Aura ist das Energiefeld des Menschen, in dem die Schwingungen von Körper, Seele und Geist synchron miteinander schwingen. Das heißt, die Aura als Energiefeld kann ja keine Löcher haben, es ist ja kein Stoff, sondern pure Energie, eine Form der Ausstrahlungskraft. Und gäbe es ein Lebensmittel, wie in diesem Fall Knoblauch, das den Menschen dermaßen zerstören würde, gäbe es diesen Menschen gar nicht mehr, da es sich um ein Gift handeln müsste.

Also bitte mehr Gelassenheit über gewisse Spekulationen an den Tag legen und auf sein Bauchgefühl hören. Dann erkennt man schnell, was stimmt und was einem guttut.

»Stimmt es, dass Menschen mit gesundheitlichen Problemen wie Herzrhythmusstörungen auf die neue Zeit und auf Schwingungserhöhungen reagieren, oder darf man das nicht verallgemeinern?«

Oft ist das Problem im esoterischen Bereich ein einseitiger Blick mit angsterfülltem Hintergrund. Dabei sollten doch gerade Esoteriker einen liebevollen und offenen Blick auf die Dinge haben. Doch das setzt ein starkes Selbstvertrauen und auch Hintergrundwissen voraus sowie die Fähigkeit, Dinge auf ihre Nachvollziehbarkeit, Umsetzbarkeit und ihren liebevollen Inhalt überprüfen zu können. Denn Spiritualität basiert nicht auf blindem Glauben, sondern auf persönlichen, authentischen Erfahrungen. Und wenn man einen Menschen mit zum Beispiel Herzrhythmusstörungen aus einem nicht nachvollziehbaren esoterischen Blickwinkel betrachtet, würde man dem Menschen nicht gerecht werden. Bei Krankheiten muss man die Hintergründe erforschen, das heißt, eine diagnostische Abklärung ist erforderlich. Wenn es sich um keine manifestierte Krankheit handelt, können auch andere Ursachen infrage kommen wie emotionaler Stress oder Schocks, die nicht gelöst sind, die in der jetzigen Lebenssituation ihre Lösung einfordern. Auch Elektrosmog und geomantische Störungen können das Herz aus dem Takt bringen.

Dass man auf eine angeblich negative Zeitentwicklung mit Krankheiten reagieren soll, kann ich nicht bestätigen. Liebe, körperliche Durchlichtung, Bewegung und gesundes Essen sind die Basis für Gesundheit.

»Wie kann ich Hashimoto Thyreoiditis heilen? Ist es auch durch positive Gedanken, also Selbstliebe, möglich?«

Grundsätzlich sind die eigene körperliche Durchlichtung und die eigene unerschütterliche Überzeugung von seiner vollkommenen Gesundheit und seiner emotionalen Kraft, also von seinen Selbstheilungskräften, in jedem Zustand immer ausschlaggebend für den Verlauf von Gesundheit und Heilung.

Und auch bei einer autoimmunen Schilddrüsenerkrankung ist eine spirituelle Praxis, die Aktivierung der Selbstheilungskräfte, sei es durch Handauflegen, durch Gebetspraxis, durch Meditation, durch Durchlichtung des Organs immer hilfreich. Bei Schilddrüsenerkrankungen kann innerer Stress eine große Rolle spielen. Daher kann man mental auch mit Entspannungstechniken sehr gut ansetzen. Hilfreich sind Entschleunigung im Alltag und Heraustreten aus der Selbstüberforderung. Der Schilddrüsen-Halsbereich hat viel mit der eigenen Mitteilungsfähigkeit zu tun, also auch mit der Fähigkeit, die eigene Meinung klar zu äußern, statt sie hinunterzuschlucken.

Doch häufen sich oftmals, bevor sich eine Krankheit manifestiert, eine Mehrzahl an möglichen Ursachen an, bis der berühmte Tropfen dann schließlich das Fass zum Überlaufen bringt. Bei einer derartigen Autoimmun- und Schilddrüsenerkrankung können zum Beispiel auch alle möglichen Lebensmittelallergien zusätzlich eine Rolle spielen, ebenso wie so oft natürlich auch Elektrosmog und geomantische Störungen, die im Halsbereich verlaufen. Hier sollte man die entsprechenden Ursachen eruieren und beseitigen. Davon hängt auch der entsprechende Therapieverlauf ab.

Viola Wider, eine befreundete Heilpraktikerin in Überlingen, hat auch schon einmal erlebt, dass die Erkrankung durch das gleichzeitige Entfernen aller Weisheitszähne ausgelöst wurde.

Ich schreibe dies hier so ausführlich, damit man auch scheinbare Nebensächlichkeiten als Auslöser in Betracht zieht und entsprechend angeht. Ich bin davon überzeugt, dass man bei allen Erkrankungen mit dem eigenen feingeistigen Potenzial, mit seinen eigenen Heilungsfähigkeiten Großes bewirken kann. Denn mindestens die Hälfte eines jeden Heilerfolges hängt von den persönlichen Selbstheilungskräften ab. Dabei ist es wichtig, wie man seiner eigenen Lebensphilosophie, seiner Gesundheit, seinen Gefühlen und seiner Würde gegenübersteht. Dafür gibt es keine Tablette, das ist alles in uns und will erkannt und erlöst werden, will mit allem Bewusstsein durchdrungen sein. Jedem von uns wohnt eine gigantische Heilkraft inne.

»Ich arbeite als Krankenschwester und möchte gern wissen, warum die Demenz im Laufe der Jahre so zugenommen hat und was die Erkrankung aus spiritueller Sicht bedeutet beziehungsweise welche Botschaft dahintersteckt.«

Wie bei jeder Erkrankung gibt es mögliche psychosomatische Hintergründe und auch mögliche äußere Krankheitsursachen, und meistens wirken sie dann zusammen, bis das System kollabiert. Und deshalb sollte man diese vermeiden beziehungsweise rechtzeitig beheben, damit der Körper und die Seele nicht überfordert werden. Doch es kommt nicht von ungefähr, dass die Demenz immer mehr zunimmt, denn ich beobachte, dass die gepulsten elektromagnetischen Wellen der modernen Telekommunikationssysteme die Blut-Liquor-Schranke, die das Gehirn ja schützen soll, sehr irritieren und durchgängig machen für alle möglichen Giftstoffe, wie auch Stoffwechselprodukte, die nun ins Gehirn eindringen können und dort Eiweißablagerungen verursachen. Auch bestimmte Nahrungsmittel, wie zum Beispiel Kuhmilchprodukte, spielen eine Rolle. Und da das Gehirn ja nicht dafür ausgelegt ist, sich entgiften zu können, entstehen Irritationen und Krankheiten. Durch Blockaden der Gehirnfunktion, durch Ablagerungen und Schrumpfung der Gehirnrinde findet der Geist keinen Ausdruck mehr über das Gehirn, und der Geistesleib befindet sich leicht außerhalb des Körpers.

Doch ist hier die Frage berechtigt, weshalb es den einen trifft und den anderen nicht, obwohl wir ja alle in einem »Telekommunikationszeitalter« leben. Es können natürlich nicht die Stoffwechselsituationen allein ursächlich sein, sondern genetische und psychosomatische Hintergründe spielen, wie fast immer, auch hier eine Rolle.

Ich beobachte, dass gerade bei dieser Krankheit das Unterbewusstsein einen Einfluss hat. Je mehr der Mensch in Selbstzweifel gerät, je mehr der Mensch plötzlich unzufriedener und unausgefüllter wird und sich somit hilfloser fühlt, je mehr er sich im Leben überfordert fühlt, umso mehr verschließt er sich. Dann ist er auch weniger durchlichtet. Man kann es dann durchaus aus der psychischen Warte betrachten und sagen, dass diese Erkrankung für sein Unterbewusstsein eine Möglichkeit darstellt, aus dieser ernsten Realität, in der viel Entscheidungsfähigkeit und Eigenverantwortung gefordert sind, zu fliehen.

Ich beobachte, dass die Menschen in der Demenz (je nach Stadium) wie in einem eigenen geistigen Raum sind und die Welt dadurch anders wahrnehmen. Die Begleitenden leiden oftmals viel mehr als die Betroffenen selbst, weil diese sich das Erleben des Kranken schrecklich vorstellen. Doch dabei interpretieren sie in den anderen etwas hinein und leiden selbst. Es ist aber sehr wichtig, dass es einem als Angehörigem selbst gut geht, sonst kann man den Betroffenen nicht wirklich unterstützen. Sie mögen den Kranken verstehen, ihn und sich selbst segnen und dabei stark bleiben.

»Meine Schwiegermutter ist 96. Sie ist aufgrund ihrer Demenzerkrankung seit mehr als zehn Jahren im Pflegeheim. Seit ca. fünf Jahren ist gar keine Kommunikation mehr möglich, keine Reaktion von ihrer Seite. Ich bin mir sehr sicher, dass sie es durchaus wahrnimmt, wenn wir zu Besuch sind. Mein Mann besucht sie wöchentlich. Ich fühle mich an ihrem Bett sehr hilflos, obwohl ich bete, segne und ihr von den Engeln erzähle. Was mich bewegt, ist die Frage, wo ihr Geist, ihre Seele sind, wohin haben sie sich begeben, wo hängen sie? Wer kann da nicht loslassen? Ist dieser Zustand vergleichbar mit dem Wachkoma?«

Eine Demenz ist nicht vergleichbar mit einem Wachkoma. Die Demenzerkrankung ist auch nicht vergleichbar mit Sterbensphasen. Es ist eine Erkrankung, und so muss sie auch betrachtet werden. Der Geist braucht ein waches Gehirn, um sich auszudrücken. Er benötigt intellektuelle Klarheit, Kommunikation mit anderen und auch die Fähigkeit, das Leben zu planen und am Leben teilhaben zu können. Wenn das Gehirn dies durch die Demenzerkrankung nicht mehr leisten kann, dann ist der Geist tatsächlich nicht mehr ganz im Körper und kann den Körper nicht ganz beseelen. Ich sehe bei einem demenzkranken Menschen den Geist außerhalb des Körpers, in seiner Aura, in einer ganz ruhigen neutralen Schwingung, doch wie in einer Nebelwolke, also nicht mehr so am Leben teilnehmend, aber auch nicht leidend. Der Geist urteilt nicht, er ruht.

Der Seelenleib ist bei einer solchen Erkrankung vollkommen im menschlichen Körper, denn der Seelenleib ist nicht mit dem Denken verbunden, sondern ist pure Emotion. Das bedeutet, dass der Erkrankte Gefühle wahrnehmen kann. Und wenn man zum Beispiel von Engeln spricht, nimmt er auch das selbstverständlich wahr, nicht intellektuell, sondern emotional. Wenn man einem solchen Menschen mit liebevollen Emotionen begegnet, kommt bei ihm auch eine liebevolle Zuversicht an. Deshalb sind lichtvolle Segnungen, da sein, geschehen lassen, gemeinsames Beten, ein liebevolles, gutes Gefühl vermitteln, heilsam für die Seele.

Diese liebevollen Erfahrungen nimmt der Kranke später auch mit ins Jenseits. Dort hilft es ihm, in eine liebevolle

Resonanz zu gehen und einen liebevollen Weg ins Licht aufzubauen. Es ist also sehr gut, wie du das machst, segne deine Schwiegermutter weiter. Nur leide nicht mit, denn leidvolle Gefühle kommen beim anderen an. Oftmals kann der andere die Gefühle nicht verarbeiten, er kann nicht gut unterscheiden, welche Gefühle die eigenen und welche die der anderen sind. Wir sollten gerade in einem solchen Zustand Herzensfreude und Herzensgüte vermitteln. Denn in den Emotionen ist die Wahrnehmung nicht gebremst, nur im intellektuellen Wahrnehmen und Verstehen.

Nun kann man sich natürlich das Leiden nicht verbieten. Wenn man leidet, leidet man. Ich meine nicht, dass du dein Leiden unterdrücken sollst. Schaue deine Gefühle ruhig an, akzeptiere sie, sie sind ganz normal. Aber glaube an das Gute in allem Geschehen, und versuche so, deinen Schmerz zu transformieren.

»Meine Mutti hat Parkinson. Wie können wir sie heilen? Was ist die Ursache?«

Bei allen Erkrankungen, gerade auch bei Morbus Parkinson, ist es wichtig, auf Belastungen mit Schwermetallen zu achten. Und da sind Ärzte und Heilpraktiker mit Ursachenforschung, Therapie- und Ausleitungsverfahren gute Ansprechpartner.

Wie bei allen Erkrankungen muss man auch hier an geomantische Belastungen denken. Der Schlafplatz sollte also frei von Störfeldern sein. Dazu zählen auch Belastungen durch Ströme und elektromagnetische Felder.

Natürlich gibt es auch bei Morbus Parkinson einen mentalen Hintergrund. Hierbei ist das Thema Eigenständigkeit zentral. Der Kranke sollte stets dazu ermutigt werden, Dinge selbstständig zu tun, eigenen Interessen nachzugehen, sich einen eigenen Freundeskreis zu bewahren und sich nicht zu verstecken. Denn das ist der mentale Hintergrund für das, was der Mensch wirklich lernen muss.

Wenn der Mensch im Tun ist, fließt auch die Energie. Ich habe gute Ergebnisse gesehen, wenn die Betroffenen regelmäßig Meditationstechniken und Entspannungstechniken praktizieren. Dadurch wird dann alles durchlichtet, und die Kraft für die Selbstheilung kann immer mehr zunehmen. Lichtvolles Segnen und geistiges Heilen zum Beispiel durch Handauflegen können Wunder bewirken.

»Können Sie etwas über vegetarische und vegane Ernährung sagen? Haben Vegetarier oder Veganer tatsächlich eine andere, höhere Schwingung? Ich esse zwar sehr wenig Fleisch, aber ich ernähre mich nicht vegan. Kann man nur als Veganer auf dem spirituellen Weg vorwärtskommen?«

Es ist generell nicht angebracht, Menschen nach ihren Essgewohnheiten zu beurteilen. Jeder Mensch hat ein Recht, gemäß seinem freien Willen zu entscheiden, wie er leben und was er essen möchte. Je mehr der Mensch ein gutes Empfinden für sich selbst entwickelt, umso mehr entwickelt er aus seiner inneren Reife und Friedfertigkeit heraus einen Instinkt dafür, welche Nahrung ihm gut bekommt.

Wenn man den einen Menschen verurteilt und den anderen erhebt, dann sieht man wiederum die Welt in schwarz oder weiß und hat sie nicht verstanden. Die Welt ist nämlich nicht nur so oder so, nur gut oder böse, sondern im Leben sind alle Facetten gegenwärtig. Wir müssen lernen, damit umzugehen. Darüber nachzudenken, welcher Mensch besser oder schlechter, feinstofflicher oder grobstofflicher, bewusster oder unbewusster ist, ist nicht spirituell, sondern verurteilend.

Deshalb lautet die Frage: Wie definierst du Spiritualität? Definierst du Spiritualität über den Inhalt deines Tellers oder über den Inhalt deines Wesens? Ich definiere Spiritualität als ein erhöhtes Bewusstsein, voller Liebe und Mitgefühl. Aus dieser Feingeistigkeit heraus erfahre ich meine Kreativität, Klarheit und Liebesfähigkeit. Das bedeutet, es gibt mehr als die Endlichkeit, nämlich ein Bewusstsein der Unendlichkeit. Spiritualität ist meine bewusste geistige Verbundenheit mit der All-Liebe Gottes, die ich durch mein feines Empfinden der Liebe, des Friedens spüren kann. Es kommt auf diese friedvolle Besinnung in uns an.

Jeder kann selbst für sich spüren, was für seine Entwicklung, für seine Gesundheit in der entsprechenden Lebensphase sinnvoll ist. Sei es die Art der Ernährung, die Intensität an Bewegung, an sozialen zwischenmenschlichen Kontakten, an beruflicher Weiterentwicklung usw. Denn jeder Mensch ist individuell und somit auch seine Körperlichkeit. Deshalb kann jeder nur für sich selbst erfahren und entscheiden, was in sein Leben passt, was seiner Bewusstheit und seinen Möglichkeiten entspricht und für ihn und seine Gesundheit wirklich umsetzbar ist. Diese individuelle Betrachtungsweise ist die einzig richtige. Die Wahrheit ist vielfältig und liegt immer irgendwo in der Mitte.

Jeder muss also für sich selbst bestimmen, abhängig von seinen Lebensumständen und Bedürfnissen, was ihm gut bekommt und was für ihn und für seine ethischen Werte stimmig ist.

Je mehr man sich mit ethischen Werten auseinandersetzt, je mehr man sich wünscht, selbst leidfreier zu sein, umso mehr wächst auch das Gefühl der Verantwortung für seine Mitmenschen, für die Tiere und die Umwelt. In diesem Bewusstsein wird einem immer klarer, dass man es keinem anderen zufügen möchte, wenn man selbst kein Leid erfahren möchte. Man fängt an, die eigenen festgefahrenen Gewohnheiten und Normen und die der anderen zu hinterfragen. Man wird mitfühlender mit allem Sein. Man wird sensibler und bekommt auch ein immer besseres Bauchgefühl, möchte mehr Leichtigkeit im eigenen Körper spüren. Die festgefahrenen Verhaltens- und Ernährungsmuster beginnen sich zu ändern hin zu weniger Dogmen, Feindbildern oder Verurteilungen.

Dieser gesunde und natürliche Prozess der Selbsterkenntnis spiegelt den individuellen Weg der Reife wider. In eigener Kraft folgt man dem inneren Ruf. So verläuft ein persönlicher spiritueller Bewusstseinsprozess auch langfristig stimmig und ohne Schuldgefühle und Feindbilder. Denn das, was der Mensch aus einem großen, liebevollen Herzen heraus eigenständig tut, behält seine Stimmigkeit und seinen Nutzen langfristig. Das, was wichtig und gut für einen selbst ist, kann jeder nur für sich selbst ermessen. Ebenso kann nur jeder selbst entscheiden, was innerer Frieden für ihn bedeutet und wie man sich friedvoll in der Welt einsetzen kann. Jeder ist frei, in seiner Klugheit und Weisheit für sich selbst zu entscheiden.

»Sehr geehrte Frau Haas, mit sehr großem Interesse lese ich Ihre Bücher und die täglichen Engelbotschaften im Engelmagazin. In Ihren Büchern beschreiben Sie Heilgebete, die ich sehr gerne durchführen würde. Kann man mehrere Gebete für verschiedene Angelegenheiten nacheinander am gleichen Tag beten beziehungsweise das eine Gebet dem anderen Gebet anschließen und dies über den gesamten Zeitraum? Oder wäre es sinnvoller, zuerst das erste Gebet neun Wochen lang und dann das zweite Gebet zu beten? Es sind so viele Beispiele in Ihrem Buch vorhanden, die im Moment auf mich zutreffen, und es wäre sehr hilfreich für mich, den genauen Ablauf zu kennen.«

Wenn wir uns mit liebevollem Herzen für etwas entscheiden, sei es wie in diesem Fall für das eine Gebet oder für zwei Gebete gleichzeitig, und wenn wir unsere eigenen Gedanken und liebevollen Gefühle darin zum Ausdruck bringen, so können wir rein gar nichts falsch machen.

Gebete ermöglichen uns auf Erden eine Praxis, wie wir zu Ruhe und Stille gelangen können und dabei Hoffnung und Zuversicht sowie die Verbundenheit und Hilfe der geistigen Welt verspüren. Ich möchte jeden Menschen ermuntern, in sich hineinzulauschen und selbst zu entscheiden, was für ihn richtig ist. Alles ist in Ordnung, du darfst dir selbst vertrauen und deinem Herzen folgen. Es kommt auf die Ehrlichkeit und das emotionale Empfinden während des Gebetes an. Du wirst, während du ein Gebet sprichst, spüren, wie viel Beten dir guttut. Gebete sind dafür gedacht, in die Ruhe und den Frieden kommen zu können und in die geistige Anbindung zu gelangen. Durch die innere Ruhe und die friedvollen Gefühle wirken die Gebete dann wie Heilimpulse auf unsere Gedanken, auf unsere Gefühle und auf unseren Körper.

»Wie kann ich eine heilsame Beziehung zu meinem Körper pflegen?«

Das Körperempfinden ist für jeden Menschen individuell, die einen mögen ihren Körper, die anderen lehnen ihn ab. Eine gute Beziehung zum eigenen Körper ist wichtig, damit wir auch die Sprache unseres Körpers besser verstehen. Denn oftmals drückt unser Körper unsere seelische Anspannung aus. Wenn wir unseren Stress und unsere Angst nicht mehr kompensieren können, dann zeigt sich das in unserem Körper.

Ein verkrampfter Rückenstrecker auf der linken, intuitiven Seite sagt uns: »Gehe ins Vertrauen und gib dich deiner Liebe und deinen Talenten noch mehr hin«, und das wäre dann ein Impuls für den nächsten Schritt. Ein verkrampfter Rückenstrecker auf der rechten, tatkräftigen Seite bedeutet dann eher: »Mache jetzt den Schritt nach außen, verwirkliche deine Projekte, erfahre dich.« Ein Schmerz im Knie deutet oftmals auf eine Angst vor einem konsequenten Schritt hin.

Und deshalb sollten wir unseren Körper nicht ablehnen, sondern in ihm die Körperweisheit sehen. Wir sollten versuchen, ihn zu verstehen, das heißt, ein gutes Bauchgefühl zu entwickeln. Wir sollten über unseren Körper unserer Seele eine gute irdische Heimat schaffen. Wichtig sind meditative Auszeiten, das In-sich-Hineinspüren: »Was braucht mein Körper jetzt?«

Wir haben drei wichtige Gesundheitsquellen:

Bewegung: Finde heraus, welche Bewegungsart du magst. Gehst du zum Beispiel gern spazieren? Oder powerst du dich lieber im Krafttraining aus?

Ernährung: Achte darauf, worauf du Appetit hast, welche Nahrungsmittel dir guttun und welche Menge davon.

Meditation: Du hast geistig, emotional und körperlich viel geleistet. Jetzt muss Entspannung folgen. Finde heraus, was dich entspannt und dich in deiner Spiritualität befriedigt: Meditation, Gebet, Entspannungstechnik wie autogenes Training, bewusstes Atmen, bewusstes Gehen … Der Kreativität sind keine Grenzen gesetzt.

Wichtig ist, dass du dich wohlfühlst mit dem, was du tust. Stresse dich nicht mit Selbstoptimierung. So wirst du lernen, deinen Körper zu mögen.

»Liebe Jana, bei mir wurde eine Innenohrschwerhörigkeit diagnostiziert. Ist das heilbar? Sind bei einer Innenohrschwerhörigkeit und auch bei Kurz- beziehungsweise Weitsichtigkeit Chakren blockiert? Was kann ich mit meiner Heilarbeit tun, um heil zu werden?«

Verschiedene Organe sind sowohl untereinander als auch mit Emotionen energetisch verbunden. Bei Schmerz und Verspannung will uns der Körper etwas mitteilen. Oft spielen bei Krankheiten psychische Aspekte eine ausschlaggebende Rolle. Der sensible Bereich Ohr hat oft etwas mit der Emotion Angst zu tun. Die Angst belastet Nieren, Blase, Knochen, Mandeln und auch das Ohr energetisch. Man muss schauen, wann diese unbewusste oder bewusste Angst entstanden ist und womit sie zusammenhängen kann. Sie könnte mit einem bestimmten Schock zu tun haben oder mit einer Vielzahl von Schocks, die möglicherweise schon in der frühen Kindheit oder sogar bereits im Mutterleib stattgefunden haben. Diese legen sich immer mehr auf diese Körperbereiche, und irgendwann können sie vom Körper nicht mehr kompensiert werden.

Wir sollten wissen, dass Gesundheit etwas Natürliches und Heilung somit immer möglich ist. Deshalb sollten wir diese Irritation in der Zellkommunikation wieder durch Licht, durch Liebe, durch die Selbstannahme, durch Güte und Vergebung in Fluss bringen. Denn ein spiritueller Weg bedeutet, in dieser Selbstannahme Frieden in sich und mit dem, was war, schließen zu können. Somit ist eine heilende Veränderung im Körper grundsätzlich möglich, doch natürlich geht sie auch mit einer grundlegenden Veränderung in der Lebensweise, in den Emotionen, im Gedankengut, manchmal auch im Umfeld einher. Die größte Aufgabe dabei ist es, Frieden mit sich selbst zu schließen.

Wenn durch Emotionen Energien im Organismus blockiert sind, können natürlich auch die Chakren in ihrer Wirkung eingeschränkt sein. Doch das ist nicht das vordergründige Problem. Das Wichtigste ist, dass man sich darauf konzentriert, wie man diese bewusste oder unbewusste Angst loslassen kann. Die Engel sagen: »Wo Angst ist, will die Liebe geboren werden.« Das Ziel sollte sein, die ungesunde (das Leben hindernde) Angst in Liebe umzuwandeln. Dabei sollte es nicht darum gehen, gänzlich angstfrei zu werden, denn es gibt die gesunde Angst, die uns vor Gefahren schützt. Diese sollten wir bewahren. Wenn dies gelingt, schwingen sich die Chakren von allein wieder ein.

Ich möchte dir an dieser Stelle empfehlen, dass du in deiner Heilarbeit noch tiefer in dieses friedvolle Empfinden der Selbstliebe während deiner Meditationen, deiner Gebete eintauchst und immer nur das Beste und Liebevollste von dir denkst und auch empfindest. Und dieses liebevolle In-sich-Hineinspüren mehrmals am Tag führt dann zu diesem inneren heilsamen Fluss, nach dem sich Seele und Körper sehnen.

»Warum steigt mein Blutdruck während einer Meditation? Ein zu hoher Blutdruck fühlt sich ähnlich an wie der Meditationszustand. Nur ist dies im Alltag sehr unangenehm, da man das unsichere Gefühl hat zu schweben. Es macht mich sehr ängstlich.«

Oftmals hängt ein hoher Blutdruck mit einer inneren Spannung durch emotionale Blockaden zusammen. Die Blockaden entstehen durch nicht verarbeitete und nicht losgelassene Schocks. Wenn du nun in der Meditation loslassen kannst, spürst du diese Spannung und diese Unruhe. Durch das Loslassen in der Meditation kommst du in eine natürliche heilsame Schwingung, durch die die Zellen, die Lichtkommunikation, die durch den Schock gestört worden ist, wieder in Fluss kommen wollen. Und dieses unverarbeitete Emotionale hindert diesen Lichtfluss, und es entsteht eine noch größere Unruhe. Das heißt, deine Aufgabe ist es, die Schocks, die Spannung loszulassen.

Und wie lässt man los? Indem man das Ganze nicht überbewertet und indem man dieser Spannung etwas Liebevolles entgegensetzt. Setze dich hin, vertiefe dich in deine Meditation, und sobald du den Druck und eine Angst verspürst, begegne diesen mit Gleichmut. Lasse auch Dankbarkeit aufsteigen. Danke bewusst für alles, was du hast und was du bist. Begegne diesem achtsam mit Ruhe im Herzen, nimm diesen Zustand, der jetzt da ist, friedvoll an. Umso mehr entschärfst du die Spannung, umso mehr gehst du aus dieser Resonanz, aus dieser Anhaftung heraus und stehst in deiner Liebe. Mit einem inneren Lächeln, in dieser Nachsicht, in diesem Gleichmut gelingt auch das innere Loslassen.

Wenn dir die Eigenschaften wie Dankbarkeit, Frieden, Freude nicht schnell genug fruchten, dann unterstütze sie mit einem Gebet, zum Beispiel mit einem Vergebungsgebet. In meinen Büchern arbeite ich mit vielen Gebeten für verschiedene Lebensphasen. Du kannst auch mit einem Gebet arbeiten, das du aus deiner Kindheit kennst, oder mit einem, das du selbst formuliert hast. Schaue einfach, wo deine Resonanz hingeht, auf welches Gebet, auf welche Segnung du positiv reagierst, und nutze es so, wie es dich berührt.

Zusammenfassend kann ich sagen: Lächle alle Emotionen geduldig an, du brauchst keine Angst vor ihnen zu haben, sondern bringe ihnen Verständnis entgegen und stelle die Liebe über alles. Nach und nach wird es immer selbstverständlicher.

»Millionen von Menschen, die alternativ geheilt werden könnten, werden tagtäglich in Krankenhäusern mit kompliziertesten Apparaten und Chemie behandelt. In den ärmsten Ländern der Welt, speziell in asiatischen Ländern, sind Dorfärzte in der Anwendung von alternativen Heilmethoden oft besser ausgebildet als in der westlichen Welt. Was meinst du dazu?«

Alternative Methoden gibt es viele, eine der besten ist, wie ich finde, die Lichtquantenheilmethode, die die heilige Geometrie anwendet. Sie analysiert die Quelle der Krankheiten, die Krankheitsursache in einer der sieben Körper in der Verbindung mit der fünften und sechsten Astralebene (Engel, Erzengel), wo es nur eine Wahrheit gibt, und deswegen ist sie besser als jedes Gerät der Welt. Die meisten Menschen sind noch nicht so weit, dass sie sich mit der Heilkraft Gottes selbst helfen können. Sie benötigen einen Therapeuten, der die Ursache der Krankheit feststellt, die meist im mentalen oder emotionalen Körper zu sehen ist, bevor sie sich im physischen Körper manifestiert. Ist es der mangelnde Gottesglaube heutiger Ärzte, die Macht der Pharmakonzerne, die Gier nach Geld, die die alternativen Heilmethoden in der westlichen Gesellschaft nicht wirklich aufkommen lassen? Was kann unternommen werden, damit sich die alternativen Heilmethoden rasch verbreiten?

Natürlich weiß ich, wovon du sprichst. In meinen Heilerlehrgängen schule ich mit jeder Meditation, mit jedem Handauflegen, mit jeder Engelbotschaft, mit jeder Bewusstseinsübung die Durchlichtung des Körpers auf der Zellebene und die Einheit von Körper, Seele und Geist. Doch wir sollten aufpassen, nicht einseitig zu denken und keine Feindbilder zu erschaffen. Denn viele Menschen wissen einfach nicht, dass sie selbst eine gewisse Verantwortung für ihre Gesundheit tragen. In unserer Zeit haben viele einen unerschütterlichen Glauben an eine Autorität im Außen, wie an einen Gott in Weiß oder an einen Prediger oder Sonstiges, statt einen unerschütterlichen Glauben an sich selbst. Deshalb brauchen diese Menschen diese Institutionen, und somit haben sie auch ihre Daseinsberechtigung. Wenn die Menschheit einmal so weit entwickelt sein sollte, dass sie diese nicht mehr braucht, wird es sie natürlich auch nicht mehr geben.

Außerdem sollten wir bedenken, dass ein Teil der äußeren Instanz immer notwendig sein wird, wie zum Beispiel die Notfallmedizin. Also hat auch das alles seinen Sinn. Jeder Mensch wirkt und dient da, wo er kann, nach bestem Wissen und Gewissen. Und es ist unsere Aufgabe, den Menschen zu einem liebevollen Glauben, zu einer Hoffnung im tiefen Herzen, zu einem Liebesbewusstsein zu führen, damit er sich selbst erkennt. Damit er seinen Frieden und Zuversicht in sich findet und durch diese Eigenschaften dann seine Selbstheilungskräfte in sich aktiviert und dieses »Heilsein« auch in die Welt hinausträgt. Und somit sollten wir alles mit dem sinnerfüllten Blick des Verständnisses und der Liebe betrachten. In diesem Entwicklungsprozess finden Naturheilkunde, alternative Medizin und geistheilerische Orientierung ihren gesunden Platz. Wir dürfen mit Vertrauen und Zuversicht souverän voranschreiten, jeder in seinem So-Sein, in seinem eigenen, heilenden Licht.

»Liebe Jana, ein Thema kommt mir als Frage immer wieder in den Sinn: Ich bin davon überzeugt, dass alles möglich ist. Beispielsweise, dass die lichtvolle geistige Welt uns Menschen vor geomantischen Störungen, Auswirkungen der Umweltverschmutzung oder dergleichen und auch vor allem Lieblosen schützen kann, wenn wir sie darum bitten und fest daran glauben, dass dieser Schutz möglich ist und gewährt wird. Denn es heißt ja ›Dir geschehe nach deinem Glauben‹. Trotz meiner Überzeugung gibt es einen Teil in mir, der dies hinterfragt, insbesondere im Hinblick auf den Seelenplan. Mögen Sie Ihre Sicht dazu mit uns teilen?«

In esoterischem Gedankengut kann es schnell passieren, dass man das Irdische unbewusst mit geistig-seelischen Gesetzmäßigkeiten vermischt. Ich sehe deutlich, dass die Dinge, die vom

Menschen entstanden sind (Technologie, Umweltverschmutzung etc.) auch vom Menschen auf grobstofflicher Ebene gelöst werden müssen. Und so verhält es sich auch mit den Erdstrahlen. Das ist die Aufgabe des Menschen in seinem freien Willen und nicht der geistigen Welt.

Denn die Engel sind feinstoffliche Schwingungen der Liebe und begleiten somit unseren seelischen Prozess. Die Engel wirken auf dieser feinstofflichen Ebene in unserer Liebe, in unseren liebevollen Gedanken, liebevollen Gefühlen und liebevollen Handlungen. Sie unterstützen uns durch innere, liebevolle Lebensphilosophie. Eine bewusste Ausrichtung unserer klaren Gedanken, liebevollen Gefühle und vertrauenswürdigen Handlungen spiegelt unsere spirituelle Natur wider.

Der Mensch strebt in seinem Bewusstseinsprozess zum höheren Wissen, zu Weisheit und edleren Handlungen. So schützt Unwissenheit vor Folgen nicht. Demnach müssen wir gewisse Folgen unserer Handlungen erfahren, denn nur so kann sich eine Erkenntnis vollziehen und ein Lernprozess vonstattengehen. Wissen aus diesem eigenen Schöpferpotenzial zu ziehen gehört zu unserem Entwicklungsprozess.

Deshalb sage ich zum Beispiel auch in meinen Heilerlehrgängen: Nicht alles ist nur Geist. Beim Menschen gibt es Krankheitsursachen, die von außen kommen. Dies können zum Beispiel Erreger sein, aber auch Belastungen durch Schwermetalle. Diese müssen, ganz gleich, um welche Diagnose es sich dabei handelt, auch von außen gelöst werden. Dies bedeutet Zahnsanierung, Knieoperation, Ausleitung von Giftstoffen etc.

Dabei können und sollen wir natürlich unsere Selbstheilungskräfte auf der mentalen, emotionalen und feingeistigen Ebene nutzen, jedoch auch die Grenzen erkennen. Meditation,

Energiearbeit, liebevolle Philosophie und liebevolle Ausrichtung bieten dabei eine großartige Unterstützung, sodass wir dadurch schneller gesunden können. So sollten wir uns stets die Erforschung der Ursachen vor Augen halten und gleichzeitig mit den kosmischen Kräften verbunden sein. Dadurch kann der klare Verstand mit liebevollem Herzen in Einklang sein und zu gesundheitsfördernden Handlungen beitragen. Deshalb erinnere ich die Teilnehmer in all meinen Kursen stets daran, dass wir nicht einfach nur an etwas glauben sollen, sondern alle Gedanken und Aussagen nach ihrer Nachvollziehbarkeit, Umsetzbarkeit und Vertrauenswürdigkeit prüfen. Dieses wache Bewusstsein macht eine reife Persönlichkeit und innere, mentale Stärke aus.

»Liebe Jana, was halten Sie von Tätowierungen und Piercings, ist das wirklich so schädlich? Ich habe bemerkt, dass Sie keinen Schmuck mehr tragen. Aber ich habe gesehen, dass andere spirituelle Autoren trotz Spiritualität tätowiert sind und dadurch cool wirken. Andere spirituelle Autoren wiederum sind absolut dagegen.«

Diejenigen, die mich kennen, wissen, dass ich die Welt mithilfe der himmlischen Weisheit nie einseitig betrachte. Ich würde nie dogmatisch sagen: »Ja, das ist gut, und das ist schlecht.« Die Wahrheit liegt immer in der Mitte. Diese Mitte ist immer individuell abzuschätzen. Sie hängt davon ab, was einem selbst guttut, was für einen selbst umsetzbar und nachvollziehbar ist. Es geht bei einer individuellen Meinungsbildung stets um ein kreatives und vielseitiges Gedankengut. In dieser inneren, geistigen Freiheit liegt der spirituelle Ansatz.

Wir sollten alles im Leben gelassener und flexibler betrachten und uns von der eigenen Angst möglichst wenig beeinflussen lassen und nicht ins Schwarz-Weiß-Denken verfallen. Dies entspricht einem liebevollen Blick.

Ich mag schöne Dinge, und auch schöner Schmuck gehört dazu. Wenn ich energetisch arbeite wie in der Heilarbeit oder beim Empfangen von Engelbotschaften, dann stehe ich sehr stark im Licht, die Energie fließt enorm, sodass mir die Eigenschwingung des Schmucks oder einer Uhr zu viel wird und ich dann lieber ohne diese arbeite. Ansonsten ist Schmuck natürlich nicht schädlich. Bloß nachts sollte man lieber ohne andere Schwingungen, also auch frei von Schmuck, schlafen, damit der eigene Energiekörper sich in der Nacht erholen und sich sozusagen auf natürliche Weise einschwingen kann.

Auch bei Tätowierungen kann man nicht grundsätzlich sagen, dass sie nur schlecht oder nur gut sind. Denn es kommt vor allem auf die Symbole an. Lichtvolle Symbole wirken eher neutral, doch negative Symbole wie Teufelsfratzen schaffen eine ungesunde Schwingung, ein eigenes Energiefeld und können bei sensiblen Menschen durchaus zu Depressionen oder Aggressionen führen. Weiterhin sollten wir bedenken, dass die Haut ein äußerst sensibles Sinnesorgan ist. Sie reagiert auf äußere Reize, besonders auch auf Lichteinstrahlung. Wir wissen, wie gut die Sonne uns tut, und dass sie sich positiv auf unser Gemüt auswirkt. Die Haut reflektiert die Lichtreize mit jeder einzelnen Hautstelle und beeinflusst damit auch andere Organe, die reflektorisch mit der entsprechenden Hautstelle zusammen schwingen. Das heißt, wenn man Hautstellen mit Tinte tätowiert und damit verschließt, dann wird die Lichteinstrahlung der Sonne eingeschränkt sein. Dabei kann man sich fragen, ob man selbst überhaupt so sensibel ist, dass man es als nachteilig bemerkt. Das muss jeder für sich selbst entscheiden.

Bei Piercings wäre ich als sensibler Mensch auch etwas vorsichtiger. Vor allem Piercings in feuchten Körperregionen wie Mund, Zunge, Genitalien oder Bauchnabel (hier nässt oftmals der Stich) können ungünstige Energieströme zwischen den Metallen im Körper verursachen. Dies kann dann zusätzlich Stress verursachen und Energiesysteme im Körper durcheinanderbringen. Die Frage ist auch hier: Wie sensibel ist dieser Mensch, inwiefern merkt er einen Einfluss und inwiefern stört es ihn? Daher muss es jeder selbst für sich individuell entscheiden, bei sehr sensiblen Menschen würde ich jedoch davon abraten.

»Welche Zusammenhänge gibt es bei Fehlgeburten? Ich hatte mich sehr auf das Kind gefreut, war aber auch sehr verunsichert.«

Fehlgeburten haben viele mögliche Ursachen. Es gibt medizinische Hintergründe, die man abklären sollte, und Ursachen, bei denen man bei der Naturheilkunde besser aufgehoben ist, zum Beispiel bei erblicher Veranlagung, wo Erbnosoden bei einem guten Homöopathen helfen. Eine weitere Ursache für Fehlgeburten könnten Störfelder am Schlafplatz sein, dann braucht man einen guten Geomanten. Diese Themen habe ich in meinem Buch *Heilen mit der göttlichen Kraft* beschrieben.

Fehlgeburten können natürlich auch emotionale Ursachen haben: Die Frau fühlt sich nicht bereit für solch eine Verantwortung, oder die Partnerschaft bietet doch nicht die Sicherheit, die für ein Kind nötig wäre. Möglich ist ebenso, dass eine Seele erkennt, dass sich etwas in ihrem zukünftigen Schicksal plötzlich aufgrund von äußeren Gegebenheiten verändert und dass sie ihren Weg dann zurückgeht. Das kann in bestimmten Schwangerschaftsphasen passieren, wie etwa im dritten und fünften Schwangerschaftsmonat, in dem Moment, wenn die Seele erwacht und noch einmal ihren Seelenplan in sich spürt, wie auch die Gefühle der Mutter, die Entwicklung des Umfeldes. Die Seele könnte erkennen, dass da etwas nicht mehr mit ihrer vorgenommenen Entwicklung stimmt, und sie entscheidet sich dann gegen die Welt. Gerade in diesen Phasen ist es so wichtig, mit tiefstem, unerschütterlichem Vertrauen durch diese Schwangerschaftsphase hindurchzugehen, weil das, was die Mutter emotional durchlebt, das Kind im Mutterleib ebenfalls durchlebt. Und so können beim Fetus gewisse Ängste hochkommen oder umgekehrt eine Geborgenheit entstehen.

Eine Schwangerschaft ist eine höchst sensible und sehr spirituelle Lebensphase. Es ist wichtig, in sich hineinzulauschen und möglichst alles abzuklären, alles zu segnen und aus ganzem Herzen offen zu sein nach dem Motto: »Möge dein Wille durch meinen wirken.« Also, verankere das Vertrauen tief in dir.

»Was wollen mir Menstruationsschmerzen sagen?«

Bei Menstruationsschmerzen spielt die Psyche meist eine untergeordnete Rolle. Die Ursache sollte immer medizinisch abgeklärt werden. Denn oftmals sind Menstruationsschmerzen genetisch bedingt. Es gibt keine saubere Trennung von Uterus- und Eileiterschleimhaut. Dabei ist es natürlich sinnvoll, seine eigenen Selbstheilungskräfte zu nutzen, um damit den Energiefluss im Unterleib zu unterstützen. Je mehr wir auf die Lichtkommunikation in unseren Zellen achten, umso besser können wir verschiedene Einflüsse kompensieren. Stressbewältigung und Entschleunigung sind bei Krämpfen ebenfalls wichtige Themen. Denn je entspannter der Mensch ist, umso weniger tendiert er zu Krämpfen und Schmerzen.

»Viele schreiben, es ist nicht empfehlenswert, Haustiere zu halten wegen der Bakterien und Sonstigem. Ich weiß, dass du einen Hund hast. Wie gehst du damit um?«

Meine Familie und ich haben sehr viel Freude an unserem Hund. Gerade für unsere Tochter ist es gut, mit einem Haustier aufzuwachsen. Dies fördert Mitgefühl, das Sozialverhalten, und körperlich unterstützt es das Immunsystem. Wir haben doch überall Bakterien, an jeder Türklinke, an Produkten im Geschäft usw. Deshalb sollte man hier keine Ängste entwickeln. Wir sollten in unserem Urvertrauen, auch im Vertrauen in unsere eigene Gesundheit das Leben genießen. Nicht umsonst werden gerade Tiere in vielen therapeutischen Bereichen eingesetzt. Denn das Leben mit einem Tier wirkt sich positiv auf die Gesundheit aus. Dies erlebt man zum Beispiel in Therapien mit Kindern und alten Menschen.

»Warum haben in der heutigen Zeit immer mehr Paare Probleme, ein Kind zu bekommen? Und ist es aus geistiger Sicht vertretbar, eine künstliche Befruchtung vorzunehmen? Welche Auswirkungen hat das auf das Kind?«

Nun, wir haben heute viel mehr Umweltbelastungen und auch Belastungen von elektromagnetischen und anderen Strömen. All das, besonders das Handy in der Hosentasche oder am Gürtel, verlangsamt die Spermien und kann auch den Unterleib der Frau sowie die energetische Stärke für die Empfängnis schwächen. Dann gibt es auch noch erbliche Vorbelastungen, die sehr gut von Homöopathen behandelt werden können. Es kommen also viele mögliche Ursachen infrage.

Wenn man sich für eine künstliche Befruchtung entscheidet, ist es ganz wichtig, diese auch zu segnen, und eine Seele, die zu dir und deinem Partner passt, einzuladen. Die Engel bewerten die Art der Befruchtung nicht. Es ist viel wichtiger, wie wir solche Dinge angehen, mit welchen inneren Werten. Und wenn man ein Gebet nach oben schickt mit der Bitte »Liebe lichtvolle, geistige Welt, liebe Engel, bitte unterstützt uns, möge himmlischer Wille durch unseren wirken, der Wille, dass die Seele zu uns den Weg findet, ihr dies guttut und sie zu uns passt«, dann ist es ein gesegneter Prozess, und dann kommt auch die Seele, die wirklich bereit ist, eine Seele, die stark ist für diese Inkarnation. Und somit hat ein Kind, das durch künstliche Befruchtung entsteht, dieselbe Entwicklung wie ein Kind, das auf normalem Weg empfangen wird. Es kann vollkommen gesund und gestärkt sein, es kann aber auch Ängstlichkeit oder gewisse Schwächen mitbringen, wie in anderen Fällen auch.

Ich beobachte allerdings Folgendes: Wenn eine künstliche Befruchtung manchmal ohne besonderes Bewusstsein, ohne diese innere spirituelle Praxis geschieht, können auf der Astralebene, wo sich die Seelen aufhalten, diejenigen Seelen, die noch unsicher sind, ob sie inkarnieren wollen, gewissermaßen eingesaugt werden – sie waren selbst nicht imstande, sich für oder gegen die Inkarnation zu entscheiden, also entscheidet das Schicksal für sie. Dann tragen diese Kinder diese Unsicherheit und Entscheidungsschwierigkeit in sich. Dann braucht man sehr viel Liebe in der Familie und oftmals auch therapeutische Begleitung, um diese Seele, also das Kind, zu stärken. Und unter anderen Umständen, wenn man ganz von Herzen mit dieser göttlichen Gnade arbeitet, fügen sich die Schicksalsfäden auch lichtvoll und sinnvoll, und alles geschieht zum Wohl aller Beteiligten. Ich wünsche allen Menschen viel Segen für sich und ihre Familien.

»Liebe Jana, mich beschäftigt die Frage über Erdstrahlen. Können die geistige Welt, die Engel und Gott helfen, diese Strahlung zu neutralisieren? Ich habe gehört, dass mithilfe der geistigen Welt, den Lichtwesen und Meistern der Lichtenergien alle negativen Strahlenbelastungen aufgehoben werden können. Was meinst du dazu?«

Nun, ich würde sagen, es gibt nichts, was es nicht gibt! Nur würde ich mich nicht allein darauf verlassen. Meine Erfahrung ist, dass irdische Angelegenheiten, wie hier Erdstrahlen, auch irdisch gelöst werden sollten, wie zum Beispiel durch Stellen des Bettes in eine gesunde, störungsfreie Zone. Und geistige Dinge sollten auch geistig angegangen werden. Es ist wichtig, individuell zu betrachten, was funktioniert, was im eigenen Leben umsetzbar ist, was heilt, was uns mit Liebe und Vertrauen erfüllt. Das heißt, bei der Frage nach Erdstrahlen würde ich mich nach einem guten Geomanten umschauen. Das beschreibe ich auch in meinem Buch *Heilen mit der göttlichen Kraft*.

»Wie kann es sein, dass ein spiritueller Mensch früh an Krebs stirbt? Heißt es dann, er war nicht auf seinem Seelenweg oder diesem nicht nahe genug?«

Betrachten wir doch einmal gemeinsam die Definition eines spirituellen Menschen. Sind wir nicht alle spirituelle Wesen? Letztlich tragen wir alle Sanftheit, Liebe und den Wunsch nach Gottes Liebe in uns, auch wenn der eine oder andere nach außen hin hart erscheint.

Spiritualität im engeren Sinn bedeutet ein bewusstes Leben in himmlischer Verbundenheit aus dem Herzen, verbunden mit liebevollen Tugenden. Das ist diese spirituelle Praxis und psychische Tiefe, die ja den Menschen in seiner Spiritualität und Bewusstheit ausmacht. Aber das hat doch nichts damit zu tun, dass man irgendein Übermensch ist oder ein Halbgott, dem nichts passieren darf, der frei von jeglichen menschlichen Leiden ist. Gerade menschliche Leiden, die man überwunden hat, machen einen Menschen zu einer reifen, authentischen Persönlichkeit. Man kennt das gut, was man selbst erlebt und bewältigt hat. Und da ist die Frage: Was kann einem passiert sein – was der Betroffene für sich klären muss –, konnte er all das aufarbeiten in dieser Inkarnation?

Außerdem gibt es ja nicht nur mögliche mentale Ursachen für eine Erkrankung, gerade bei einer Krebserkrankung, sondern auch äußere Ursachen wie ein belasteter Schlafplatz, wobei es wichtig ist, seinen Schlafplatz geomantisch zu klären. Geomanten sagen nicht umsonst: »Kein Krebs ohne Wasserader-Belastung.«

Eine andere Ursache ist zum Beispiel Elektrosmog-Belastung. Wenn diese zu hoch ist, kann eine Zelle mutieren, weil die innere Schwingung gestört ist. Diese Kräfte sind auch dominant. Es gibt Ansteckungen durch Viren, es gibt mögliche Nebenwirkungen im Stoffwechsel, zum Beispiel durch Amalgam-Belastungen. Es wäre ein Fehler zu denken, ein Mensch erkrankt aufgrund seiner mentalen Unzulänglichkeit an Krebs. Vielmehr sollte man ihm helfen, nach den Ursachen zu forschen. Deshalb lehre ich in meiner Heilerausbildung, wie wichtig es ist, Wissen anzuhäufen, Weisheit zu kultivieren und Herz mit Verstand zu verbinden, um kraftvolle, konsequente Handlungen, die zu Gesundheit und Harmonie führen, zu vollziehen. Und dafür ist es auch sehr wichtig, ein Allgemeinwissen über mögliche äußere Krankheitsfaktoren zu besitzen und natürlich auch mögliche innere Krankheitsfaktoren nicht aus den Augen zu verlieren. Je mehr man weiß, je mehr man nutzt, umso mehr ist man auch entlastet in seinem Gesundheitssystem, in seinem Körper und umso mehr können Selbstheilungskräfte wirken. Wir sollten eine ganzheitliche Sicht auf die Dinge haben.

»Können Suchtkrankheiten oder Abhängigkeiten von Menschen mit Karma zusammenhängen?«

Beim Karma handelt es sich um nicht losgelassene Emotionen. Diese alten Emotionen begegnen uns selbstverständlich auch wieder in dieser Inkarnation, da sie ja nicht gelöst wurden. Bei diesen alten Emotionen handelt es sich meist um Enttäuschung und Angst. Deshalb sollten wir verstärkt darauf achten, dass sich unser Leben im Jetzt, in der Gegenwart abspielt. Denn das, was jetzt ist, können wir verändern, was der Vergangenheit angehört, dagegen nicht. Und was die Zukunft bringen wird, ist noch nicht da.

Abhängigkeiten haben immer etwas mit einer Suche zu tun. Und der Mensch sehnt sich und sucht stets nach Liebe und nach Anerkennung. Das ist sein Grundprinzip und sein Recht, denn darin liegt auch sein Glück. Doch wir müssen bedenken, dass wir Liebe und Anerkennung weniger im Außen als vielmehr in uns selbst finden können. Wenn es an Liebe und Anerkennung mangelt, bedeutet dies, dass die Gegenpole, also Angst und Stress, größer sind. Hinter jeder Sucht verbergen sich also unbewusste Angst und unbewusster Stress. Der Mensch sollte eine Sucht als Aufforderung verstehen, sich besser kennen- und lieben zu lernen.

Wenn man zum Beispiel zur Zigarette greift, sollte man sich in innerer Einkehr fragen, welches Bedürfnis man mit dieser Sucht zu befriedigen versucht. Um das festzustellen, kann man beobachten, was passiert, wenn man einen Moment auf die Zigarette verzichtet. Viele werden spüren, wie innere Unruhe aufkommt. Betrachtet man diese Unruhe genauer, kann man zum Beispiel Angst dahinter finden. Und sieht man diese Furcht genauer an, kann man Angst vor Einsamkeit finden. Die Zigarette verhindert in diesem Fall also die schmerzliche Angst vor dem Alleinsein oder Verlassensein – eine Urangst der Menschen. Die Lösung kann nun darin bestehen, dass man mehr unter Menschen geht, Freunde gewinnt, wenn man keine hat, oder sich die Tatsache bewusst macht, dass man bereits Menschen um sich hat. Manchmal sind wir blind in Bezug auf das, was wir bereits haben. Oder aber man macht sich klar, dass man nie allein ist, sondern immer verbunden mit dem Göttlichen.

Ein Mensch, der seine Sucht so ergründet, braucht irgendwann keine Zigarette mehr. Er hat gelernt, seine wahren Bedürfnisse wahrzunehmen, sich liebevoller zu spüren, anstatt vor sich selbst wegzulaufen. Er sucht seine Erfüllung immer mehr in seinem Inneren und weniger im Außen. Unterstützend helfen hier Sport, Entspannungstechniken, Meditationen und Aufenthalte in der Natur.

Wichtig ist, dass ein Mensch sich für seine Sucht nicht verurteilt – er ist gut und willkommen in der Welt, so, wie er ist. Vielmehr sollte er für sich klären, ob es etwas anderes gibt, was ihm und seiner Seelenqualität mehr entspricht, und er kann über sich selbst hinauswachsen.

Was wichtig und gut für einen ist, kann jeder nur für sich selbst entscheiden.

»Liebe Jana, ist dir Pseudologie ein Begriff? Wie kann man mit betroffenen Menschen umgehen und sie unterstützen?«

Pseudologie ist das krankhafte Verlangen eines Menschen zu lügen. Der Betroffene hat sich eine Scheinwelt aufgebaut und hält an dieser fest. Alles, was er erzählt, basiert stets auf Lügen. Dieser Mensch möchte jemanden darstellen, der er nicht ist, und möchte so wahrgenommen werden. Mit seinen Lügen hat er die Kontrolle darüber, was andere über ihn denken. Er möchte sich nicht durchschauen lassen. Dahinter liegt immer ein starkes Bedürfnis nach Geltung und Anerkennung.

Jeder Mensch hat ein Verlangen nach Liebe und Akzeptanz. Wenn er diese überwiegend im Außen sucht, kann es bis ins Krankhafte gehen. Ein solch zwanghaftes Verhalten entsteht aus den unbewussten Blockierungen und Mustern. Diese wiederum basieren meist auf Schocksituationen in der Vergangenheit, zum Beispiel Ablehnung oder gar Gewalt in der Kindheit. So kann sich kein gesundes Selbstwertgefühl entwickeln. Dieses fehlende Selbstwertgefühl kompensiert der Mensch, indem er sich in seinem ungesunden Ego erhöht.

Um solchen Menschen zu helfen, bedarf es Fachleute, da es nahestehende Menschen überfordert. Im Kontakt mit einem Betroffenen sollten wir über das geringe Selbstbewusstsein Bescheid wissen und nichts sagen, was der Betroffene als Bloßstellung erleben könnte. Er leidet ja gerade darunter, dass er angeblich nichts wert sei. Geh am besten gar nicht auf die Lügengeschichten ein, diskutiere nicht mit ihm darüber. Insgesamt solltest du, wie gesagt, nicht von dir erwarten, dass du die Person heilen kannst.

»Wie kann ich mich von meiner Depression befreien?«

Es gibt verschiedene Ursachen für eine Depression. Als biologische Faktoren spielen der Stoffwechsel und die Darmflora eine wichtige Rolle. Aus meiner Erfahrung kann ich sagen, dass zunächst Zucker, Milch und Weizen komplett aus dem Speiseplan gestrichen werden sollten. Dann kann man damit beginnen, die Darmflora positiv zu beeinflussen. Auch ein gesundes Umfeld und ein gesunder Schlafplatz, frei von geomantischen Störungen, sind sehr wichtig.

Die Ursachen der Depression müssen abgeklärt werden, und da ist ein guter Arzt, ein guter Heilpraktiker oder ein guter Psychotherapeut der richtige Ansprechpartner.

Im spirituellen Sinne hat eine Depression mit der Unfähigkeit zu tun, zuversichtlich nach vorne zu schauen. Die Person fühlt sich ohnmächtig. Für so einen Menschen ist es in seiner Lebensaufgabe ganz wichtig zu üben, in die Zukunft zu blicken. Setze dir immer Ziele, vor allem kleine erreichbare Ziele, die deinen Tag strukturieren. Das hilft dir, nach vorne zu sehen, statt in der Schwermut zu verharren.

Eine Depression kann mit alten Schocks zusammenhängen. Die Arbeit mit »dem inneren Kind« ist hier hilfreich. Auch geistige Energiearbeit wie das Handauflegen und die Gebetspraxis ist hilfreich, denn der Geist steht über allem. Und es ist immer wichtig, sich aufzurichten. Vor allem ist es sehr wichtig, dass wir von einem lichtvollen, gesunden Leben durch und durch überzeugt sind. Aber es reicht nicht aus, nur daran zu glauben. Wir sollten uns auch – jeden Tag und kraftvoll – auf die Liebe konzentrieren und in allem, was ist, Liebe und Dankbarkeit spüren. Uns jeden Tag in geistiger Anbindung sagen: »Ich bedanke mich für das Leben. Ich bedanke mich für vollkommene Gesundheit. Und das ist mein Ziel.« Und dieses Ziel richtet uns auf, und da liegt auch unsere große Schöpferkraft.

»Kannst du vielleicht etwas zum Thema Depression und Trauma sagen? Ich habe viel in meinem Leben verändert, um glücklich zu werden, habe den Beruf gewechselt, bin umgezogen, versuche, neue Freunde zu finden, und dennoch geht es mir schlecht. Ich bete, ich meditiere. Scheinbar bleibt da alles beim Alten. Ich wünsche mir eine Familie, bin aber weit entfernt davon, da es mir schwerfällt, Menschen, Männer an mich heranzulassen. Was kann ich tun?«

Wenn ein Mensch sein Herz verschlossen hat, kein Vertrauen spürt, meditiert er eher aus dem Kopf, aus der Vorstellung heraus, anstatt aus diesem tiefen Empfinden von Frieden, Vertrauen, Liebe und innerer Geborgenheit. Und wenn das Herz nicht strahlt, kann er diese emotionale Fülle nicht leben und fühlt eine Enge, eine Angst, und eine Wandlung kann nicht stattfinden – weder im Inneren noch im Außen. Diese Vertrauensthematik ist natürlich ein sehr großes Thema. In einer solchen Situation ist es absolut wichtig, nicht aufzugeben, sondern weiterhin an der eigenen liebevollen Lebensphilosophie zu arbeiten und in allem immer verstärkt liebevolle Tugenden an den Tag zu legen und Liebevolles zu sehen. Sich stets ins Licht stellen und weiterhin seiner spirituellen Praxis nachgehen, ganz gleich, wie intensiv sie verspürt wird, und weiterhin Liebe und Achtsamkeit im Tagesverlauf zu entfalten.

Dass du umgezogen bist und andere Veränderungen vorgenommen hast, könnte bedeuten, dass du dein Leben so veränderst, wie es für dich passend ist. Es kann aber auch bedeuten, dass du vor etwas wegläufst. Ich empfehle dir, nicht weiterhin umzuziehen oder andere Veränderungen im Außen vorzunehmen. Der Schlüssel liegt im Inneren, in der eigenen Emotionalität. Und bei so einer festgefahrenen Situation, aus der man allein schlecht herausfindet, ist eine liebevolle, gute psychotherapeutische Begleitung sehr ratsam. In der Psychotherapie kannst du deine Traumata, die den Depressionen häufig zugrunde liegen, bearbeiten.

Es ist wichtig, Hilfe annehmen zu können, und es ist ebenso wichtig, vermeintliche »Schwächen« zu erkennen, damit daraus wundervolle, große, liebevolle Stärken werden dürfen. Wir sollten auch nicht vergessen, uns liebevoll und voller Mitgefühl zu behandeln. Denn Hilfe annehmen zu können ist ein Zeichen der Selbstliebe und daher ein guter Weg. Und auch wenn wir in der Enge unserer Angst die Engel nicht spüren und uns einsam fühlen, ist es umso wichtiger, sich immer klarzumachen, dass die Engel trotzdem da sind und uns weiterhin behüten. Allein durch dieses Erinnern verschärft sich die Achtsamkeit, wenn auch langsam und zögerlich. Im Nachhinein kann man jedoch sehen, dass der Weg geführt war und dass man immer geliebt wurde und geliebt wird, und es weiterhin ein liebevoller Weg sein wird.

»Seit der Geburt meiner beiden Kinder, die mittlerweile zehn und acht Jahre alt sind, leide ich unter Depressionen. Seit nun acht Jahren nehme ich Antidepressiva ein. Als ich elf war, starb meine Mutter an Krebs. Ich wusste, dass sie krank war, nie aber rechnete ich mit ihrem Tod. Von da an verdrängte ich alle meine Gefühle, um zu überleben, und übernahm die Mutterrolle für meinen damals dreijährigen Bruder. Dazu kamen sexuelle Handlungen vonseiten meines Vaters. Wie kann ich aus dieser Spirale des Schmerzes herauskommen und mich endlich lebendig fühlen?«

Bei so einem dramatischen Schicksal ist es ganz wichtig, Schuld- und Schamgefühle loszuwerden. Bei dir sieht man den Ursprung der Depression: eine große Trauer und ein großes Leid aus der Kindheit. Es ist jetzt wichtig, sich selbst keinerlei Schuld an den früheren Geschehnissen zu geben, denn wir müssen uns bewusst machen: So etwas ist nicht im Seelenplan vorgenommen, du hast es also nicht karmisch verdient wie auch niemand sonst. Das sexuelle Fehlverhalten deines Vaters musst du ihm überlassen und dir klarmachen, dass du liebevoll und liebenswert bist und niemals versagt hast. Es ist auch wichtig, das Positive in deinem Leben zu betrachten und ein Fazit daraus zu ziehen: Mache dir bewusst, was du alles geleistet hast, wie viele Gründe du hast, stolz auf dich zu sein, wie du es zum Beispiel geschafft hast, deinen Bruder großzuziehen. Möge all das dir helfen, verzeihen zu können. Wie heißt es so schön: »Vergib ihnen, denn sie wissen nicht, was sie tun.«

Lasse die Liebe in dir immer mehr zu, Liebe in Form von Frieden, von Stille, in der Wahrnehmung der Freude deiner Kinder, und wenn du einen Partner hast, auch in der Wahrnehmung der Liebe deines Partners. So kommst du immer mehr in eine liebevolle Resonanz hinein. Stärke deine Selbstliebe in dir und übe Dankbarkeit für alles, was du hast. Es ist wichtig, dass sich dein Unterbewusstsein an diese innere Sicherheit und Geborgenheit gewöhnt. Mache dir bewusst, dass du heute auf dich selbst aufpassen kannst, heute kannst du für dich selbst sorgen, dir passiert so etwas nie wieder, heute hast du die Kraft, Nein zu sagen zu Dingen, die du nicht magst.

Mache dreimal am Tag, morgens, mittags und abends, ein kleines Ritual, atme durch und sage dir: »Ich bin liebevoll, ich bin liebenswert, ich habe nie versagt.« Das gibt dir Frieden und Kraft. Völlig frei von jeglicher Schuldvorstellung wird deine göttliche Seele wieder erstrahlen. Ich sehe mental deinen Schutzengel. Er umarmt dich, und in seiner Umarmung sagt er dir genau das: »Du bist pure Liebe.« Alles, alles Gute wünsche ich dir und deinen Kindern!

»Meine Tochter ist 14 Jahre alt und hat schon lange Depressionen. Sie wollte nie in die Schule, und obwohl sie in einer freien Schule ist, kommt sie mit dem ständig Angeleitet- und Beschäftigtwerden nicht klar. Sie meint, sie sei nur Durchschnitt, nichts Besonderes, und sie habe keine Fähigkeiten, könne nichts. Wie kann ich meinem Kind helfen?«

In meinem Buch *Heilen mit der göttlichen Kraft* beschreibe ich, wie wichtig es für die körperliche und seelische Gesundheit ist, nach der Ursache der Krankheit zu forschen. Depressionen können genetisch bedingt sein, sie können aber auch äußere Ursachen haben. Auf Körperebene kann es ein gestörter Schlafplatz sein: Das Kind liegt über einen langen Zeitraum über Strömen und kann nicht zur Ruhe kommen, was seine Nerven überreizt und es somit empfindlich macht. Die Ernährung und das Darmmilieu müssen ebenfalls betrachtet werden. Es können auch Irritation durch Impfungen auftreten, weil der Impfstoff, laut Dokumentationen von Dr. Buchwald, das Gehirn oftmals etwas aufquellen lässt und somit die Nerven in Stress versetzt werden, was sich auf das Gemütsleben auswirken kann. Auf seelischer Ebene können Traumata die Depressionen verursacht haben. Die Ursachen sind also vielfältig. Es ist ratsam herauszufinden, was der Depression zugrunde liegt. Helfen können Psychotherapeuten, Heilpraktiker, Ernährungsberater und Geomanten, die den Schlafplatz prüfen.

Im Kontakt zu deiner Tochter kannst du alles tun, was ihren Selbstwert stärkt. Sage ihr, dass sie wertvoll und liebenswürdig ist, unabhängig davon, was sie leistet. Allein ihre Existenz begründet ihren Wert. Bleibe du selbst ruhig, gerate nicht zu sehr in Sorge. Ganz gleich, wo die Ursachen liegen, in äußeren Faktoren oder inneren Prägungen, die Engel sind immer da. Du kannst das deiner Tochter vermitteln. Möge sie Liebe in sich zulassen, achtsam sein und ihr Vertrauen stärken. Allein das kann eine Linderung bringen. Gebete und Aufenthalte in der Natur, was die Selbstheilungskräfte zusätzlich stärkt, sind ebenfalls sehr hilfreich. Gute Besserung und viel Segen wünsche ich deiner Tochter und deiner Familie.

»Wie kann ich ein Burn-out vermeiden?«

Burn-out heißt, man »brennt aus«, man spürt die Liebe in sich nicht mehr, sondern fühlt sich von der Pflicht getrieben. Die Person arbeitet unentwegt, weil sie überzeugt ist, ohne etwas zu leisten sei sie nichts wert und nicht liebenswürdig. Ein Burn-out zeigt also die Suche nach Liebe und Anerkennung im Außen an. Viele von uns haben gelernt, dass wir uns unsere Liebe verdienen müssen. Dabei werden wir um unser selbst willen geliebt und sind wertvoll, auch wenn wir nichts leisten.

Wenn wir eine liebevolle Lebensphilosophie entwickeln, sind wir eher bereit, aus dem Herzen zu leben. Das ist die beste Prävention gegen Burn-out. Wir schaffen eine Balance zwischen Privatleben, das uns stärkt und erdet, und einem leistungsorientierten beruflichen Leben, das einen fordert und fördert. Diese Balance ist wichtig, denn nach jeder Anspannung muss auch Entspannung kommen, nach jedem Energieverbrauch braucht es Zeit, neue Energie zu schöpfen. Wir sollen auch unsere Erfolge erkennen und feiern, uns die Zeit lassen, sie zu genießen, um daraus Erkenntnisse, Reife und Kraft zu schöpfen.

Gerade in einem sehr aktiven Leben sollten wir als Gegenpol zu Computer und Fernsehen regelmäßig Entspannungstechniken nutzen. Nichts gegen Fernsehen, doch überdrehte Menschen meinen, vor dem Fernseher entspannen zu können, in Wirklichkeit versetzt der Fernseher das Gehirn allerdings in Stress, und man schläft nicht tief, was für die Erholung so wichtig ist. Hilfreich sind auch regelmäßige Aufenthalte in der Natur, um Kraft aus dieser zu schöpfen. Atemtechniken mehrmals am Tag helfen durchzuatmen.

Besinne dich auf die Liebe, sieh damit die wirkliche Fülle. Blicke vor allem auf das, was du schon geleistet hast, und nicht nur das, was noch zu leisten ist. Und so entwickelt sich aus dieser inneren Fülle der Liebe auch ein Blick auf die Fülle und Schönheit im Außen. Du genießt dann dich und deine freie Zeit, anstatt das oberflächliche Äußere über alles zu stellen, indem du dein eigener Mittelpunkt wirst und die Freude zulässt.

»Früher war ich abenteuerlustig, doch plötzlich kam die Angst, und heute traue ich mir gar nichts mehr zu. Wie kann ich meine Panikattacken überwinden und mich mehr trauen?«

Solche scheinbar grundlosen Panikattacken stehen oft mit unseren Urängsten in Verbindung. Einem sensiblen Menschen kann es passieren, dass er von der Gesellschaft, von der Schnelllebigkeit, von der Überreizung, von all den vielen Aspekten in unserem alltäglichen Leben überfordert ist und einen solchen Zusammenbruch erlebt. Dabei ist es wichtig, ganz gleich, was einen bedrückt oder wie man sich fühlt, niemals sein lichtvolles Ziel der vollkommenen Gesundheit aus den Augen zu verlieren, sondern stets nach vorne zu schauen, von einer lichtvollen

Zukunft und absoluter Gesundheit überzeugt zu sein. Durch diese Resonanz entsteht auch ein lichtvoller Weg dorthin, und es fallen einem Ideen und Lösungen ein. Menschen, die einem helfen können, werden zu einem geführt. Das heißt, ganz egal, was die Ängste auslöst, ist es wichtig, weiter und noch bewusster an einer liebevollen Lebensphilosophie zu arbeiten, die Liebe niemals aus den Augen zu verlieren und für sich jeden Tag neu zu entdecken, ob durch einen Spaziergang in der Natur oder durch eine Meditation zu Hause. Dein Zuhause muss dein Kraftort sein und dir Sicherheit bieten.

Lächle dich an und spüre deinen liebevollen Herzschlag. Es geht bei allem, was einem im Leben missfällt, vornehmlich darum, seine unbewusste, ängstliche Lebensphilosophie in eine liebevolle und bewusste Lebensphilosophie zu wandeln. Dabei können kluge und liebevolle Bücher einen Hinweis geben. Vor allem ist es aber wichtig, für dich selbst im Laufe des Tages einen Rhythmus zu entwickeln, der dir hilft, dich wahrzunehmen und zu erkennen, was dir ein neues Urvertrauen gibt. Dies kann zum Beispiel durch emotionales Empfinden in einer Seminargruppe geschehen.

Grundsätzlich solltest du darauf achten, dich nicht zu überfordern, sondern deine Grenzen zu respektieren, denn interessanterweise fangen diese dann an, sich zu weiten. Dies ist Hingabe und Selbstliebe. Ganz, ganz viel Kraft wünsche ich dir auf diesem Weg und ganz viele Engel dabei!

»Seit meiner Kindheit leide ich unter schlimmen Ängsten und seit ca. zwölf Jahren unter lebensbedrohlich hohem Blutdruck. Eine Freundin hat ihren Geistheiler für mich gefragt, und er meint, ich sei ein Opfer der schwarzen Magie. Ich bin sehr verzweifelt und möchte wissen, ob das stimmt und wer mir helfen kann.«

Wenn ich dich mit meinen »geistigen Augen« betrachte, dann sehe ich deinen Schutzengel an deiner rechten Seite in weißem Licht. Tröstend und beschützend umhüllt er dich. Diese Gestik des Engels zeigt deine eigene starke Unsicherheit, aber auch die Liebe und Sicherheit, die er dir vermitteln möchte. Auch wenn du es in deiner Angst nicht spüren kannst, so ist dein Engel stets bei dir und beschützt dich. Du brauchst nichts zu befürchten, ich kann keinen Fluch oder schwarze Magie erkennen. Du bist sehr sensibel, und wahrscheinlich hat es in deiner frühen Kindheit oder gar in vergangenen Leben etwas gegeben, was deine Ängste und Hypertonie verursacht hat. Deine persönliche Angst lässt nun weitere angsterfüllende Gedanken und Gefühle entstehen, sodass ein unglücklicher Kreislauf entstanden ist.

Ich hoffe, dass dir das folgende Gebet zu mehr innerer Ruhe und Urvertrauen verhelfen kann: »Gottes Liebe erfüllt meine Seele, ich gebe voller Vertrauen mein Leben in die Obhut Gottes und fühle mich sicher und geborgen. Mögen die Engel mich behüten. Amen.«

Versagensängste, Prüfungsängste etc. sind keine Ängste, die dich vor existenziellen Gefahren beschützen möchten. Frage dich, was im schlimmsten Fall passieren würde, wenn du eine Prüfung nicht schaffst. Stirbst du dann? Nein. Wenn man erkennt, dass in einer Situation im schlimmsten Fall nicht unser Überleben infrage gestellt ist, dann kann das die ganze Situation entschärfen, sie wächst einem nicht mehr über den Kopf.

Hinter deiner Angst vor Prüfungen kann positiver Stress stecken. Bei positivem Stress sind Geist und Körper aktiv, um eine Aufgabe zu meistern. Die Angst ist also produktiv und unterstützt die Leistungsfähigkeit. Bereite dich gut auf deine Prüfungen vor, aber übertreibe es nicht mit dem Lernen. Das erzeugt Stress. Du solltest ruhig auch mit Mut zur Lücke in eine Prüfung gehen – denn es ist unmöglich, den ganzen Lernstoff perfekt zu beherrschen.

Segne dich und dein Lernen. Zünde eine Kerze dafür an, bitte die Engel, sie mögen viel Licht schicken, und bete: »Möge sich alles lichtvoll entwickeln, so wie es für meine Zukunft gut und gesund ist, und für alle Beteiligten.« Je mehr du mit den geistigen Sphären verbunden bist, je gelassener du in die Situation hineingehst, desto weniger verbissen bist du. Du musst das Ziel nicht zu hundert Prozent erreichen, sondern weniger ist auch okay. Erzeuge ein gesundes Vertrauen und eine gesunde Selbstliebe in dir, sage dir: »So, wie ich das machen werde, so wird es dann auch richtig sein.«

Partnerschaft, Familie, Kinder, Mitmenschen

»Wie kann ich den passenden Partner finden? Seit Ewigkeiten bete ich darum, dass Gott mir den richtigen Partner schickt. Und nichts geschieht! Stattdessen begegne ich immer wieder Männern, die mich in Schwierigkeiten bringen könnten, die ich zurückweisen muss. Und das macht mich sehr traurig.«

Hierbei handelt es sich um eine Frage, die sicherlich vielen aus dem Herzen spricht. Zunächst möchte ich anmerken, dass für die Erfüllung der Partnerschaft und für das Finden eines liebevollen Partners nicht Gott oder die Engel zuständig sind. Die Anziehungskraft auf einen stimmigen, liebevollen Partner hat viel mit dem Vertrauen zu sich selbst zu tun und einer tiefen, liebevollen Selbstwürde. Wichtig dabei ist, es sich von ganzem Herzen wert zu sein, ein harmonisches und glückliches Leben zu führen, und in der Lage zu sein, Harmonie im Inneren zulassen zu können. Und wenn ich diese Frage an die geistige Welt stelle, dann sehe ich Engel der Liebe, in roséfarbenen und lichten Gewändern, die roséfarbene Rosenblüten über den Fragenden streuen. Sie tun dies mit der Botschaft: »Glaube an die Liebe! Für jeden Menschen gibt es die erfüllende Herzensliebe.«

Und gleichzeitig sehe ich in diesem Licht die Botschaft, dass der Mensch dann in der Lage ist, eine liebevolle Beziehung zum Gegenüber zu führen, wenn er in der Beziehung sich selbst gegenüber liebevoll, ehrlich und offen ist.

Und deshalb sollte man sich, gerade wenn eine Beziehung in die Brüche gegangen ist, wenigstens ein Jahr Zeit lassen, um ganz für sich zu sein, um sich selbst zu finden, an der eigenen Selbstliebe zu arbeiten und seinen eigenen Gedanken zu lauschen. Diese Zeit sollte man dafür nutzen, um sich ohne Ablenkung besser kennenzulernen, seine eigene Kraft, Eigenständigkeit und Unabhängigkeit zu kultivieren. Und auch, um seine Empfindungen, seine Wünsche und Bedürfnisse kennenzulernen. Nutze die Zeit dafür, alles zu reflektieren, um am Schmerz der vergangenen Beziehungen reifen zu können. Denn ist die innere Reife da, dann folgen keine Wiederholungen mehr. Die Wiederholungsmuster schwächen sich zusehends ab. So kann die Liebe in unseren Herzen gedeihen, und wir können immer mehr eine innige, glückliche und erfüllende Beziehung zu uns selbst pflegen. Dann sind wir auch offen für eine partnerschaftliche Liebe, wir finden Vertrauen und gleichzeitig dürfen wir wir selbst sein. Aus diesem Erwachsensein heraus entsteht Ebenbürtigkeit, Gleichberechtigung, Respekt und Wertschätzung, und das ist gelebte Liebe. Nun sind wir bereit für die Partnerschaft und ziehen dafür auch den richtigen Menschen an. Möge die Liebe alle Menschen erreichen.

»Wenn ich freier Schöpfer meines Schicksals bin, darf ich frei entscheiden, mit wem ich mein Leben verbringe, oder warte ich, dass meine Seele mir meinen Lebenspartner offenbart? Oder gibt es auch Seelenverträge, in denen bereits vorgesehen ist, mit wem man im Leben zusammenkommt? Ich habe da ein Problem mit meiner Dualseele. Kennen Sie sich damit aus? Ich möchte die Verbindung mit meiner Seele mehr vertiefen, ohne sie mit der anderen Seele zu vertiefen. Sprich, frei vom Außen leben und entscheiden und dem Einfluss des anderen nicht so hilflos ausgeliefert sein. Zudem sehne ich mich nach einer beruflichen Umorientierung.«

Zunächst möchte ich dich in deinem eigenen Schöpferpotenzial fragen: Ist dieser Glaubensansatz für deinen gesunden Menschenverstand nachvollziehbar oder ist er irritierend? Ist das, wovon du ausgehst, woran du glaubst, in deinem Leben liebevoll umsetzbar oder führt es zu Spannungen in dir? Und berührt dich das, woran du glaubst, was du beschreibst, mit friedfertiger Liebe oder mit Unruhe und Unwohlsein? Wenn Nachvollziehbarkeit, Umsetzbarkeit und Liebesempfinden nicht vorhanden sind, dann stimmt mit dem Glaubensansatz etwas nicht, also mit der Einstellung zur Partnerschaft, mit der Einstellung zu sich selbst, ebenso mit der Vorstellung von sogenannten Dualseelen.

Wir sind in uns selbst immer vollkommen frei, wir sind in uns selbst stets eine absolute Einheit, ein vollkommenes Ganzes. Wir sind immer in der Lage, unsere Glaubensgrundsätze, die uns nicht guttun, zu revidieren, und uns das, was anerzogen ist, abzuerziehen. Als Erwachsene können wir selbst für uns sorgen, und wir sollten somit all dem gegenüber offen und aufmerksam sein, was wir empfinden, was wir denken, was wir leben. Das heißt, wir sind stets im Besitz unseres freien Willens. Unsere Prägungen, unsere Vergangenheit formen uns zwar, doch erst unsere Entscheidungen im Hier und Jetzt machen uns zu dem, wer wir sind, und die treffen wir eigenständig. Und genau darin liegt auch die eigene individuelle Entwicklung. Natürlich kann es geistige Absprachen zwischen Partnern geben, doch die sind niemals dermaßen verpflichtend, dass sie die eigene Entwicklung blockieren.

In einer Partnerschaft sollten sich die Partner gegenseitig unterstützen und in ihrer Entwicklung fördern. Oftmals beobachte ich, dass sich die Menschen hinter der Vorstellung von »Dualseelen« und »Seelenverträgen« verstecken und so keine tief greifende Entscheidung im Leben treffen können. Das ist eine Form von Selbstsabotage, um nicht frei zu werden. Das geschieht ganz unbewusst und wirkt wie eine angezogene Handbremse. Je mehr man sich durch geistiges Wissen und liebevolle Weisheit selbst erkennt, sich zu seiner Selbstliebe entwickelt, umso mehr spürt man sich, umso mehr Selbstwertgefühl hat man, umso mehr übernimmt man Verantwortung für sich, ohne andere dafür verantwortlich zu machen, und man lässt diese angezogene Handbremse immer mehr los. Man traut sich, neue Entscheidungen zu treffen, seine Komfortzone zu verlassen und sich dem neuen gütigen Lebensbejahenden zu stellen. Und dann zieht man natürlich durch seine eigene Liebesfähigkeit auch liebevolle Menschen in sein Umfeld.

Wenn man bereit ist für das Neue, ergibt sich eine berufliche Umorientierung von allein. Die Wurzel aller Fragen und Probleme ist Angst, und alle Antworten finden sich stets in der Selbstliebe. Und der Weg dorthin, vom Ursprung der Angst zur Lösung durch die Selbstliebe, führt über die Brücke der liebevollen Tugenden, die natürlich durch Achtsamkeit, Klarheit, durch Liebesfähigkeit, durch konsequentes Verhalten im Hier und Jetzt gelebt werden müssen. Und das ist die bodenständige, lebensbejahende Spiritualität, die ich vermittle, denn Vertrauen bedeutet nicht, irgendeine »Dualseele« abzusitzen, sondern Vertrauen bedeutet, sich dem Leben zu stellen. Und in diesem Mut wünsche ich allen großen Segen, viel Freude und Stärke, um ihrem inneren Ruf als dem Weg der Liebe zu folgen, zum Wohl sich selbst gegenüber und zum Wohl aller Beteiligten.

»Ich wünsche mir einen Partner. Inzwischen bin ich 34 Jahre alt, und ich hatte noch nie einen Freund. Ich mache mir viele Gedanken dazu. Möchte überhaupt jemand eine Frau, die noch völlig unerfahren ist? Eine eigene Familie mit Kindern war immer mein Wunsch, allerdings möchte ich auch nicht zu alt sein dafür. Meine biologische Uhr tickt und macht mir noch zusätzlich Druck. Woher weiß ich, ob Partnerschaft/Kinder in meinem Leben vorgesehen sind? Hätte ich denn diesen Wunsch, wenn es nicht so wäre, und was hindert mich daran, diesen zu erfüllen? Habe ich umsonst gelebt, wenn ich allein bleibe? Ich versuche, mich selbst anzunehmen und zu lieben, wie du in deinen Videos oft betonst, aber dennoch geht es nicht weiter. Es fühlt sich an wie ein Vakuum, und ich bin manchmal sehr traurig über diese Situation. Kannst du mir einen Rat geben?«

Der Mensch ist ein Rudelwesen, und eines seiner Grundbedürfnisse ist ein soziales Netz, also ein Familienverbund, worin er seine Sicherheit spürt. Doch das bedeutet nicht, dass man nur in einer Familie glücklich sein und seine Lebensaufgabe erfüllen kann. Damit sollte man sich nicht unter Druck setzen, nichts erzwingen. Wie ich in meinem Buch *Das Geheimnis einer erfüllten Partnerschaft* beschreibe, ist es ganz egal, wie man mit dem

Thema Beziehungen umgeht, es ist in allen Fällen aber wichtig, überhaupt Nähe zulassen zu können. Wenn du bis jetzt diese Nähe nicht zulassen konntest, dann solltest du schauen, womit es zusammenhängen kann.

Oftmals beobachte ich, dass Blockaden durch eine noch vorhandene Abhängigkeit von der eigenen Mutter bestehen können. Denn wenn man sich von der Mutter nicht abgenabelt hat, hat man auch Schwierigkeiten, quasi seine Komfortzonen zu verlassen, sich auf jemand anderen einzulassen, und man hat auch Angst, Verantwortung zu übernehmen und damit erwachsen sein zu müssen. Man möchte immer geschützt sein, man ist wie ein Kind. Es ist wichtig, sich bewusst zu machen, dass Verantwortung keine Bürde ist, sondern auch Freiheit. Freiheit, wählen zu können, Freiheit, für sich selbst entscheiden zu können, Freiheit, für sich genießen zu können ohne Bewertung oder Erlaubnis anderer.

Wenn du ein Bedürfnis nach einer Partnerschaft spürst, dann segne deine Zukunft, segne auch deinen Wunsch nach der Partnerschaft mit der Bitte: »Möge der Mensch den Weg zu mir finden, möge die Beziehung sinn- und lichtvoll sein und mir guttun. Möge sich in meinem Schicksal alles so fügen, wie es für mich und alle Beteiligten gesund, sinn- und liebevoll ist.« Dann richte dich in dieser Offenheit würdevoll auf, sei in Achtsamkeit und vor allem in der Selbstliebe und im Selbstvertrauen. Das ist dieses Erwachsensein, Unabhängigsein, die Fähigkeit, in seiner Selbstwürde zu ruhen und sich als ein vollkommener Teil in sich wie auch in der Gemeinschaft zu erfahren. Bei der Ausrichtung seines eigenen Lebens, in der Ausrichtung seines eigenen Glücks kann ich jedem nur ganz viel Freude wünschen. In diesem Sinne mögen wir durch unsere Liebe viel Freude und

Licht und Begeisterung und Vertrauen und Nähe in alles, was uns am Herzen liegt, bringen.

»Du hast in einem deiner Videos erwähnt, dass wir Frauen diejenigen Männer anziehen, die in uns ein Gefühl hervorrufen, das wir bereits aus unserer Kindheit von unserem Vater her kennen. So war es auch bei mir. Ich habe meinen Vater sehr bald verloren, und so kam es, dass ich auch meinen Freund wieder loslassen musste. Das ist nun bereits vier Jahre her. Seitdem bin ich keine neue Beziehung mehr eingegangen. Ich habe mich, glaube ich, einfach nicht mehr getraut, mich wieder zu öffnen, andererseits wusste ich, dass ich etwas in mir ändern musste, bevor ich mich wieder auf eine neue Beziehung einlassen konnte. Oft rufe ich in meinem Inneren eine Situation mit meinem Exfreund hervor, wenn ich die Liebe in mir spüren, wenn ich mich geliebt fühlen möchte. Die Momente waren immer so intensiv und voller Liebe, dass es mir sogar jetzt nach vier Jahren immer noch leichtfällt, in die Resonanz der Liebe zu kommen. Nun frage ich mich jedoch, ob diese Art der Liebesaktivierung in mir gut ist. Oder ob sie mich nur noch mehr an einen Mann bindet, der der Vergangenheit angehört. Sollte ich lernen, die Liebe auch ohne die gelebte Liebeserfahrung mit meinem Exfreund hervorzurufen? Oder darf ich weiterhin meine intensiv erlebten Gefühle mit diesem Mann verwenden, um die Liebe in mir zu spüren?«

Eine Form von Vaterbeziehung, die sich auf die Partnerschaft zu anderen Männern auswirkt, die ich in einem Video wie auch im Buch *Das Geheimnis einer erfüllten Partnerschaft* beschrieben habe, ist etwas anderes als das, was du als dein Problem schilderst. Du hast deinen Vater in jungen Jahren verloren. Daraus resultiert oftmals eine starke Verlustangst, die einen dann in Beziehungen zu anderen Menschen blockiert. Dies verstärkt sich noch, wenn sich der Verlust in einer engen Beziehung wiederholt. Denn das Unterbewusstsein denkt: »Wenn ich mich wieder öffne für eine Beziehung, gehe ich das Risiko ein, dass ich den anderen verliere«, und es möchte dich vor neuem Schmerz bewahren.

Diese Verlustangst arbeitet unbewusst ständig gegen eine neue Partnerschaft. Es ist deshalb ganz wichtig, sich diesen unbewusst ablaufenden Mechanismus vor Augen zu führen und sein »inneres Kind« zu beruhigen. Die Liebesaktivierung durch Denken an die Momente mit deinem Exfreund bringt dich nicht weiter, sondern hält dich eher in einer Zeitschleife gefangen. Es ist eine Sehnsucht, die sich in dir immer wieder meldet, die Sehnsucht nach Liebe, aber nicht die Sehnsucht nach gerade diesem Menschen. Dieser Mensch ist nur ein Symbol für dieses Gefühl des Wunsches, geliebt zu werden und lieben zu können, der Wunsch nach partnerschaftlichem Austausch.

Du solltest deine Zukunft nicht weiter blockieren, indem du dich auf diesen Expartner fokussierst. Erkenne das Geschehen in deinem Unterbewusstsein und überwinde die Verlustangst. Stelle dich in den Mittelpunkt aller Geschehnisse. Sei achtsam mit deinen Gedanken und deinen Gefühlen. Gehe mindestens dreimal am Tag ganz bewusst in deine Selbstliebe hinein, indem du mit jedem Atemzug ein Gefühl der Sanftheit, der Liebe und der Stille in dir zulässt durch tiefen Atem, durch Klarheit der Gedanken, durch sanftes und liebevolles Empfinden im Herzen. Denn je mehr du dich selbst und die Liebe zu dir spürst, umso mehr wächst auch dein Selbstvertrauen und umso mehr versteht dein Unterbewusstsein, dass der Verlust deines Vaters, den du als Kind erlebt hast, nie wieder geschehen wird, weil du heute erwachsen bist, dich auf dich selbst verlassen und für dich selbst sorgen kannst. Also segne dich und deine lichtvolle Zukunft jeden Tag mit dem Bewusstsein: »Mögen die Menschen in mein Leben eintreten, die mir wohlgesinnt sind, die mir guttun, die sinnvoll und liebevoll sind.« Sei stets offen für das Wunder der Liebe.

»Wie kann ich eine Beziehung heilen?«

Das ist eine sehr allgemein gehaltene Frage, denn jede Beziehung ist ja individuell, jeder Mensch ist individuell, und jede Beziehung besteht aus Gefühlen. Und der Mensch verliert sich immer wieder in seinen Emotionen, er schwankt zwischen Angst und Liebe.

Der Beginn jeder Heilung findet in der Erkenntnis statt. Wichtig ist die Erkenntnis darüber: »Wo stehe ich heute, was ist mein Beitrag in der Beziehung, wie möchte ich mich fühlen, wie möchte ich sein?« Wenn man für sich Verantwortung übernommen hat, indem man in sich hineinhört, dann fängt man an, sich selbst besser zu erkennen und zu verstehen, und dann kann auch immer mehr Mitgefühl und Verständnis für den anderen entstehen. Und daraus können sich auch Vergebung und neues Vertrauen entwickeln. Aus diesem neuen Vertrauen erwachsen Ruhe und Frieden. Es entstehen Eigenliebe und Mut, sich noch mehr auf den anderen einzulassen, die eigenen Bedürfnisse noch mehr zu äußern und auch dem eigenen Weg mehr zu folgen. So kann etwas ganz Neues in der Beziehung zum Vorschein kommen. Alte Scham- und Schuldgefühle können losgelassen werden, und durch innere Reife kann ein neues Liebesbewusstsein entstehen.

Es ist so wichtig, dass man sich in einer Beziehung nicht verliert, sondern sich immer als ein vollwertiger, vollkommener Teil einer Gemeinschaft betrachtet, sich als solcher positioniert und äußert. Durch diese innere Haltung, durch diese liebevolle Lebensphilosophie kannst du dann deine Beziehung segnen. Segnen geschieht frei vom eigenen Ego, das heißt, wünsche nicht, wie der andere sein soll, sondern segne mit den Worten: »Möge sich alles zu meinem lichtvollen Wohl wie auch zum Wohl aller Beteiligten entwickeln.« Ein solches Segnen ermöglicht das Freilassen. Die berühmte »Faust in der Tasche« kann sich zunehmend lösen, man wirft nichts fort, sondern man segnet es und lässt dem Ganzen Freiraum zum Gedeihen. Dann können neue Begegnungen stattfinden und Missverständnisse behoben werden. Erkenne deine Selbstwürde.

»Ich möchte mit meinem Freund eine ernsthafte Beziehung haben und eine Familie gründen. Doch ich weiß nicht, wie ich mit ihm umgehen soll. Er hat mich sehr lieb und träumt auch von einem Kind, aber leidet oft unter Platzängsten, die für unsere Beziehung nicht ohne Einfluss bleiben. Er mag zum Beispiel nicht mit mir in einem Bett schlafen oder zu lange oder zu stark von mir gedrückt werden, auch wenn das nur liebevoll gemeint ist. Er ist auch Diabetiker. Haben diese Panikattacken aus Platzmangel auch etwas mit Diabetes zu tun? Er hat auch Angst davor, sich festzulegen, was für ihn eine Familiengründung blockiert. Wie kann ich ihn unterstützen und ihm näherkommen?«

Seine Ängste haben sicher nichts mit seinem Diabetes zu tun, sondern das scheinen Irritationen aus frühester Kindheit zu sein. Seine Lebensaufgabe wird wohl sein, Vertrauen zulassen zu können, Vertrauen zu sich, Vertrauen zu anderen, Vertrauen in die Welt.

Für dich als Partnerin ist es am besten, ihm Zeit zu lassen und diese Situation zu akzeptieren. Lebe ihm Liebe und Geduld vor, zeige ihm Verständnis, dann kann er immer mehr spüren, dass er geliebt wird, und sein Unterbewusstsein wird das auch immer mehr begreifen. Das wird ihm helfen, seinen eigenen Weg des Vertrauens gehen zu können. Und es ist für dich als Partnerin natürlich wichtig, dich darin nicht aufzureiben oder aufzuopfern, sondern für ihn, aber auch für dich, wie ein Fels in der Brandung zu sein und aus deiner Selbstliebe stets deine eigene Kraft zu schöpfen. Also in dir selbst zu ruhen, Vertrauen auszustrahlen und peu à peu den Weg zu Nähe und Vertrauen zu gehen. Ich wünsche euch beiden viel Segen und Gesundheit.

»Liebe Jana, ich werde schon seit längerer Zeit einen verheirateten Mann nicht los, der meint, er hätte sich in mich verliebt. Ich empfinde es nicht so und will in Ruhe gelassen werden. Könntest du die Engel für mich anrufen, dass sie ihn von mir fernhalten und dass alles gut wird? Ich weiß, es ist keine Frage, aber ich fühle mich hilflos und wollte dich um seelische Unterstützung bitten. Ich muss dazusagen, dass ich den Kontakt zu ihm leider nicht ganz abbrechen kann.«

Es gehört nicht zu den Aufgaben der Engel, einem Menschen einen anderen vom Leib zu halten. Es ist vielmehr die Aufgabe der Menschen, eindeutig Stellung zu beziehen und ihre Meinung ganz klar auszudrücken. Ein deutliches, durchaus liebevolles, aber bestimmendes Nein gehört auch zur Liebe, zum Respekt sich selbst gegenüber. Das Nein ist wichtig für den Schutz der eigenen persönlichen Grenzen. Eine ehrliche und deutliche Antwort ist auch aus Respekt dem Menschen gegenüber nötig, da dieser ja offensichtlich in seinen Gefühlen verwirrt ist.

Ich empfehle dir, die Situation zu segnen und die Engel um Unterstützung zu bitten, damit sie sich für beide Seiten gut löst. Und überlege dir, wie du die Angelegenheit lichtvoll und liebevoll gelöst haben willst. Tritt dann mit Stolz, Würde und Selbstsicherheit vor diesen Menschen, strahle deine Wahrheit und Überzeugung von innen aus, sage das, was du wirklich denkst und fühlst. Der Mann wird das spüren, auch wenn er es zunächst vielleicht noch ignorieren möchte. Ein klärendes Gespräch kann die Fronten klären und Abgrenzung bringen.

»Wie kann ich eine liebevolle neue Beziehung anziehen?«

Viele Menschen sind einsam und wünschen sich eine Beziehung. Doch es will dann oft nicht klappen. Das hat natürlich einen Grund. Sinnerfüllte Dinge geschehen, wenn der Zeitpunkt und damit auch die Umstände reif sind und vor allem die innere Reife und Bereitschaft vorhanden sind. Wenn diese drei Komponenten gegeben sind, dann können Wunder geschehen.

Wenn eine Partnerschaft vorbei ist, ist es oft sinnvoll, sich erst einmal Zeit für sich zu nehmen, für eine Beziehung zu sich selbst. In dieser Zeit kannst du darüber reflektieren, was warum geschah, was dir an der Beziehung nicht gutgetan hat, wie die Beziehung dich weitergebracht hat, was du daraus gelernt hast. Erst wenn wir wirklich etwas aus unserem Verhalten und dem Verhalten anderer lernen und daran reifen, hören auch ungesunde Wiederholungen auf. Denn die Dinge wiederholen sich, bis wir es verstanden haben. Und manchmal brauchen wir entsprechend häufige Anläufe.

Wenn wir diese innere Reife in uns spüren, und so auch unsere Herzensfreude, unsere Offenheit, dann strahlen wir diese Information aus, dann können wir unsere Zukunft segnen mit der Bitte: »Liebe lichtvolle geistige Welt, ich bitte um Segen für mein Leben, für meinen Weg, und mögen die Menschen mir begegnen, die in reiner Absicht sind, die mir guttun, und möge sich für uns alle alles lichtvoll erfüllen.« Schreite in dieser Offenheit, in dieser geistigen Anbindung voran. Und höre in den Begegnungen gut auf dein Herz: Wie fühlst du dich im Kontakt mit diesem Menschen? Fühlst du dich gut? Fühlst du inneren Frieden und Ruhe in dir? Dann ist das ein gutes Zeichen.

»Kann ich mit fast jedem Menschen eine erfüllte Beziehung leben, wenn ich ihn bedingungslos annehme?«

Wenn man seine inneren Verletzungen wirklich so ausbalancieren kann, dass man in tiefer friedvoller Liebe zu sich selbst ist und in sich ruht, kann man stets über allen Dingen stehen, auch über den Seiten des Partners, die einem nicht so gefallen.

Mit welchem Menschen man sich auf eine tiefer gehende Beziehung einlässt, ist natürlich eine persönliche Frage. Das Gelingen einer Paarbeziehung, auf die unser Leben aufbaut, hängt sehr stark von einem gemeinsamen Zukunftsblick, von gemeinsamen ethischen Werten, vom Respekt und Interesse füreinander ab. Und diese besondere Beziehung ist nicht unbedingt mit jedem Menschen möglich, sondern eben vorwiegend mit bestimmten Menschen. Harmonische Beziehungen zu pflegen ist unser aller Wunsch und auch sehr wertvoll. Grundsätzlich ist ein liebevoller und verständnisvoller Umgang mit allen Menschen und somit auch anderen Formen von Beziehungen möglich. Ein liebe- und verständnisvoller Umgang bedeutet nicht, dass man immer gleicher Meinung sein muss, und auch nicht, nur dem anderen nach dem Mund zu reden. Zu einer Beziehung gehört ebenso, einmal Nein zu sagen. Denn die Grenzen eines jeden müssen gewahrt bleiben. Auch das muss eine Beziehung dann vertragen können – in Würde, Respekt und Klarheit.

»Wie kann ich mich davor schützen, mich in einer Beziehung zu verlieren?«

Indem du in deinem Selbstwertgefühl deinen eigenen Interessen weiterhin nachgehst, indem du eine eigenständige Persönlichkeit bleibst, indem du deine eigene Meinung in dir trägst und dich über diese austauschst – und nicht, indem du die Meinung oder Interessen deines Partners blind übernimmst. Partner dürfen unterschiedlich sein, sie sind ja einzelne Individuen. Sie dürfen nicht so weit verschmelzen, dass sie zum Neutrum werden und dann ohne Abgrenzung in ein ungesundes »Wir« hineinschwingen. Denn je mehr man sich verliert, desto unsicherer und abhängiger wird man, und Irritationen sind vorprogrammiert. Deshalb solltest du darauf achten, dass du jeden Tag immer wieder Momente der Ruhe findest, um dich zu spüren, das stärkt dich. So kannst du einen neuen Impuls in deine Beziehung hineinbringen und von deinem Partner als eigenständiges Wesen wahrgenommen werden. Denn wenn man dem anderen nur nach dem Mund redet und sich zurücknimmt, wird man gesichtslos. Deshalb empfehle ich, in Achtsamkeit durchs Leben zu gehen und stets an der Selbstliebe zu arbeiten.

»Wie komme ich aus der Rolle der Geliebten heraus? Warum funktionieren meine Beziehungen zu Männern nicht?«

Es ist immer interessant zu sehen, wie wirksam Anziehungskräfte sind. Warum können bei einer Frau, die immer irgendwie Pech mit den Männern hat, zehn wunderbare Männer vor ihr stehen, neun davon durch und durch harmoniefähig, beziehungsfähig, und der eine, der nicht harmonie- und beziehungsfähig ist, wie eben auch ein Teil in ihr, wirkt dabei auf sie besonders anziehend, und ein besonderes Spannungsfeld, ein besonderer Reiz entsteht dabei? Alle anderen wirken dagegen eher langweilig. Doch der Mensch merkt ein solch unbewusstes Verhalten selbst zunächst nicht, sondern erst im Nachhinein. Im eigenen Unterbewusstsein sitzt mangelndes Vertrauen. Dieser Mensch muss eine entsprechende Erfahrung in der Vergangenheit, meist in der Kindheit, durchgemacht haben. Er hat vermutlich unbewusst gelernt: »Vertraue den Männern nicht.« Um sich zu schützen, um nicht zu tief ins Vertrauen hineinzugehen, verliebt sich eine Frau oft unbewusst in denjenigen, mit dem eine echte Partnerschaft nicht möglich ist, der zum Beispiel verheiratet, nicht frei ist. Das macht zwar nicht glücklich, aber das Unterbewusstsein weiß: »Er kommt mir nicht zu nahe, ich muss mich nicht öffnen, somit kann ich auch nicht verletzt werden.«

Wenn im Leben Wiederholungen stattfinden, sollte man versuchen, den Ursprung zu erforschen. Woran erinnert es einen, was war in der Kindheit ähnlich? Und je mehr man versteht, was einen blockiert, je mehr man hinterfragt, umso mehr kann man auch erkennen und vergeben und ins Vertrauen gehen und seine Gefühls- und Verhaltensmuster wandeln. Der Schlüsselbegriff ist immer Vertrauen.

Frage dich: Wann ist dieses Gefühl in den Beziehungen schon einmal vorgekommen, wann ist es mir in der Kindheit begegnet? Versuche zu verstehen, dass das mit dem Heute nichts zu tun hat. Beobachte deine Gefühle: Was machen sie mit dir, warum sind sie da? Und entscheide dich erst dann, ob du dich auf die Situation einlässt oder nicht. So entwickelst du Mut für neues Verhalten und dafür, dich immer mehr für dich und für andere zu öffnen. Je mehr Harmonie im Inneren vorhanden ist, umso mehr geht man auch mit Menschen in Resonanz, die in Harmonie tatsächlich auch beheimatet sind und gute Absichten haben. Unser Umfeld ist ja ein großes Lernfeld, und so sollten wir das auch betrachten und nicht überbewerten, sondern uns stets aus all dem, was nicht mehr zu uns passt, herausentwickeln – mit Weisheit und mit viel Geduld.

»Warum ziehe ich Männer an, die Geldprobleme haben?«

Hierbei handelt es sich um ein sehr auffälliges und interessantes Wiederholungsmuster. Frage dich zunächst, inwiefern dieses Muster mit dir selbst zu tun hat. Das kann viel mit deiner persönlichen Enge, eventuell mit einer Existenzangst zu tun haben. Es kann sein, dass du zum Beispiel einen Mangel in der Kindheit erlebt oder den Umgang mit Geld von deinen Eltern abgeschaut hast, die einen Mangel hatten. Im eigenen Selbst- und Weltbild schwingt unterbewusst ein Mangel mit. Es besteht unbewusst ein Mangelgedanke, und man zieht Menschen mit Mangel an. Solange du deine innere Fülle – auch in Form von Lebensfreude, Begeisterung und Großzügigkeit – nicht wahrnimmst, so lange wirst du Menschen in deiner Resonanz anziehen.

Beim Thema Geld beziehungsweise Geldfluss handelt es sich um einen männlichen Aspekt in uns. Das bedeutet, Geld spiegelt unsere eigene Fähigkeit wider, uns durchsetzen, Ideen umsetzen und uns mitteilen zu können. Der Umgang mit Geld ist ein wichtiger Aspekt im Leben. Geld verdirbt nicht den Charakter, sondern es zeigt erst den Charakter. Wenn wir in liebevoller Kraft die Fülle und den Fluss in allem sehen und Fülle und Fluss für uns und für jeden anderen Menschen wünschen, beginnen wir damit, diesen Konflikt zu heilen. Wir heilen diesen Konflikt auch, wenn wir darüber reflektieren, wie wir zu unserem Mangeldenken gekommen sind, ob wir es uns zum Beispiel von den Eltern abgeschaut haben, und wenn wir dies aufarbeiten. Wir müssen uns davon verabschieden, indem wir uns klarmachen, dass wir diese Enge nicht mehr wollen. So können wir uns auf den Weg machen, unsere Ziele zu erreichen, dem inneren Ruf zu folgen.

Zum finanziellen Erfolg gehört Großzügigkeit. Wenn man zum Beispiel jemandem etwas schenkt, muss es selbstverständlich und bedingungslos sein. Man erfreut sich an der Freude des anderen. Das ist Großzügigkeit. Wenn man dagegen eng und kleinlich denkt, für seine Gaben etwas erwartet, dann bleibt man immer im Mangel. Wenn man in Großzügigkeit Geld ausgibt, dann kommt es doppelt zurück. Anders verhält es sich, wenn man denkt, dass es sich auch lohnen muss. Der Fluss geschieht stets aus einer inneren, freien und lichtvollen Haltung heraus, nicht aus einer ängstlich geprägten Einstellung.

So kann man schnell erkennen, warum man immer Partner anzieht, die Geldprobleme haben. Wandle deinen inneren Mangel in Gedanken lichtvoll in Fülle um, gönne dir etwas, liebe dich selbst, schätze dich und den Wert deiner Leistung wie auch die anderer. Dann schwingst du licht- und liebevoller und souveräner und ziehst durch deine Lebensfreude auch andere Menschen mit ähnlicher Weltanschauung an, oder du hast dann auch mehr Verständnis für denjenigen, der Geldprobleme hat, und ihr könnt gemeinsam nach Lösungen suchen. Kläre für dich, was deine innere Wahrheit ist, und dieses Problem im Außen wird sich wandeln.

»Wieso gibt es so viel Streit in meinen Beziehungen?«

Beim Thema Streit müssen wir zunächst bedenken, dass die Erwachsenen niemals streiten, es sind immer die »inneren Kinder« in uns, die in Streit geraten. Das heißt, in unserem Inneren gibt es eine unbewusste Kraft, die von Verletzungen, von fehlender Liebe und Annahme in der Kindheit herrühren. Die Sehnsucht nach Liebe und Annahme bleibt im Erwachsenenalter bestehen. Der Mensch sucht sie dann in seiner Partnerschaft, in seinen Beziehungen zu seinen Mitmenschen. Da der Partner oder die Mitmenschen so eine kindliche tief greifende Sehnsucht nie erfüllen können, führt das zwangsläufig zu Enttäuschungen, zu Missverständnissen, zu Schuldzuweisungen. Diese inneren Verletzungen der Partner treffen aufeinander, und sie geraten in Streit.

Beobachte im Moment des Streits, was genau deine Bedürfnisse sind und was du vom Partner wünschst, zum Beispiel dass er mehr Zeit für dich hat. Frage dich, ob dein Wunsch nicht aus frühen Versagungen herrührt. Dein Partner widmet dir so viel Zeit, wie er dir Zeit widmen möchte. Es ist nicht seine Pflicht, darüber hinauszugehen. Genauso musst du für ihn nicht Dinge tun, die du nicht tun willst.

Deshalb ist es sehr wichtig, dass jeder Partner die Liebe und Anerkennung, die er braucht, erst einmal sich selbst gegenüber aufbringt, damit er vom Geben des anderen nicht mehr so stark abhängig ist. Dann können beide ihr Gegenüber so lassen, wie es ist. Respektiere die Freiräume deines Partners und bitte ihn, dass auch er deine Freiräume respektiert. Erst dann ist Raum für gegenseitige Liebe und Zuneigung. Die Liebe ist unser größter Schatz und gleichzeitig der größte Schutz. In Liebe ist der Mensch in seiner inneren Fülle, dann kann er auch seinen Partner in dessen So-Sein lassen. Und deshalb ist das Thema »Beziehung« zunächst das Thema Beziehung zu uns selbst, wie auch das Thema unseres sozialen Umfeldes. Ein Aspekt der wahren inneren Reife.

»Wie schaffe ich den Ausgleich zwischen Distanz und Nähe in meinen Beziehungen?«

Es ist wichtig, dass dieser Ausgleich vorhanden ist, denn eine Partnerschaft lebt von der Liebe und von der Polarität. Es ist nicht gesund, wenn zwei Menschen in einer Partnerschaft plötzlich wie zum Neutrum werden, ihre Identität aufgeben und zu sehr zu einem gemeinsamen »Wir« werden. Auch in einer Partnerschaft ist es wichtig, dass sich jeder Einzelne die Ich-Kraft bewahrt und gleichzeitig die individuelle Kraft des anderen erkennt und respektiert. Es ist selbstverständlich, dass jeder Partner anders denkt, anders fühlt und manchmal auch anders handelt, weil er eine andere Individualität ist. Durch gemeinsame Ziele, durch gemeinsame Rituale, Tagesabläufe, durch gemeinsame Interessen, durch gemeinsames Miteinanderleben entsteht intensive Nähe. Und doch braucht man auch Abstand, um sich selbst zu spüren, um persönlich zu reifen.

Da du diese Frage stellst, vermute ich, dass du Probleme mit Grenzen hast. Nimm dir Zeit für dich, konzentriere dich auf dich. Versuche dir klarzumachen, dass du ein eigenständiger Mensch mit eigenen Grenzen bist. Ebenso ist dein Partner ein eigenständiger Mensch mit eigenen Grenzen. Ihr dürft eure Grenzen nicht verletzen. Wenn dein Partner zum Beispiel einem Hobby allein nachgehen möchte, gestatte ihm das. Und wenn du etwas allein machen willst und dein Partner dies nicht mag, dann erlaube ihm nicht, diese Grenze von dir zu verletzen. Mit Respekt vor dem So-Sein des anderen, mit Liebe und Vertrauen kann eine Partnerschaft eine lichtvolle Zukunft haben.

»Was bedeutet Sexualität für eine Partnerschaft?«

Bei der Sexualität handelt es sich um ein individuelles intimes Empfinden. Jeder Mensch erlebt es anders. Man kann die Sexualität deshalb nicht pauschalisieren.

Sexualität kann problematisch werden, wenn man zu hohe Erwartungen daran knüpft. Sie muss uns nicht zwangsläufig glücklich machen, sie ist im Ursprung nicht fürs Glücklichsein zuständig (dafür sind wir selbst zuständig), sondern für die Fortpflanzung. Doch durch die Sexualität kann eine große Nähe zum anderen entstehen. Gerade durch innigen Hautkontakt ist eine große Nähe möglich wie sonst nirgends. Diese Nähe erfüllt das Herz, sie macht glücklich, schenkt Geborgenheit, Erfüllung und Entspannung. Und diese gelebte Nähe leistet tatsächlich zum großen Teil einen Beitrag für Harmonie in der Partnerschaft. Denn jeder Mensch möchte wahrgenommen, angenommen und geliebt werden.

Wir sollten die Sexualität generell nicht überbewerten, aber auch nicht unterbewerten, sondern liebevoll und seelenvoll betrachten. Wir sollten damit Vertrauen, Nähe und Harmonie verknüpfen. Die Partner selbst müssen auf die Frage, wie wichtig Sexualität für sie ist, eine Antwort finden. Und jeder der Partner sollte für sich wissen, welche Praktiken für ihn in Ordnung sind und welche nicht. Wichtig ist, kein starres Konzept von Sexualität im Kopf zu haben. Aussagen wie »Zu einem gesunden Leben gehört auch Sexualität« ist Unsinn. Wer keine Sexualität leben möchte, ist genauso in Ordnung wie ein anderer, der Sex hat. Jeder soll nach seiner eigenen Fasson glücklich werden.

»Wie kann ich meinem Partner nach einem Vertrauensbruch wieder vertrauen?«

Vertrauen kommt ja nicht von jetzt auf gleich, es entwickelt sich. Daher ist ein Vertrauensbruch sehr schwer zu ertragen.

Man muss viel heilen, viel reflektieren, viel begreifen – für sich wie auch für die Beziehung. Und da ist es wichtig, sich die nötige Zeit zu geben. Mache dir bewusst, dass ein gesunder Zweifel in der Beziehung auch gut ist, denn wenn ein Partner nach einem Vertrauensbruch noch gewisse Zweifel hat, ist das ja ein Zeichen, dass er sich um die Beziehung und um eine Brücke zu einem gelebten Vertrauen bemüht, was aber seine Zeit braucht. Und diesen gesunden Zweifel, die Auseinandersetzungen, die Gespräche muss der andere aushalten. Doch wenn man genug begriffen, reflektiert und sich konsequent für die Beziehung entschieden hat, dann sollte es auch einmal vorbei sein, dann sollte man sich wieder durch und durch fallen lassen können und nicht mehr zurückschauen, sondern sich in Selbstwürde aufrichten und nach vorne blicken, für eine lichtvolle Zukunft. Denn aus einer lichtvollen Gegenwart heraus entsteht eine lichtvolle Zukunft. Deshalb sollte unsere innere Haltung zu den Dingen, die uns bewegen, wirklich geklärt sein. Denn aus dieser inneren Haltung heraus entstehen auch Schicksalsströme für die Entstehung dessen, was auf uns zukommen wird.

»Ich weiß nicht, wie es in meiner Partnerschaft weitergeht. Wie kann ich damit umgehen?«

Zunächst sollten wir aus unserer Selbstliebe heraus betrachten, woran man erkennt, wann eine Partnerschaft zu Ende ist. Dies ist dann der Fall, wenn das, was eine Partnerschaft ausmacht, nicht mehr vorhanden ist, wie zum Beispiel gemeinsame Ziele, gemeinsame Interessen, Mitgefühl und Interesse am anderen, was sich im Austausch, in der gemeinsamen Zeit, in Respekt und Rücksicht aufeinander zeigt. Und dann ist es eben wichtig, daran zu arbeiten, das anzusprechen, was einem missfällt, und das anzugehen. Doch genauso ist es auch wichtig zu spüren: »Wann habe ich genug getan und wann heißt es, den Dingen einfach ihren Lauf zu lassen?«

Zünde eine Kerze an, segne die Situation, die Beziehung, die Mitmenschen und bete: »Liebe lichtvolle geistige Welt, ich bitte um Segen für mich und meinen Partner/meine Partnerin, und ich bitte darum, dass sich alles lichtvoll entwickelt, so wie es gesund für mich und alle Beteiligten ist.« Und lasse dann mit diesem Segen auch die Angst vor der zukünftigen Entwicklung immer mehr los: »Wie könnte sich der Partner entscheiden, für einen oder gegen einen?« Bleibe lieber in deiner Selbstwürde und spüre nach, was du wirklich willst, frage dich: »Warum bin ich mit dem anderen zusammen?« Versuche auch zu verstehen, warum dein Partner mit dir zusammen ist. Jeder Mensch ist ein Individuum und hat seine eigenen Macken, auch wir selbst. Akzeptiere das, dann kann immer mehr Mitgefühl entstehen und auch eine neue gemeinsame Basis, eine neue gemeinsame Begegnung. Je bewusster der Mensch liebt, umso weniger Konflikte entstehen in den Beziehungen. Es ist immer wichtig, gut auf sich zu hören, gut in sich hineinzulauschen. Denn alles, was wir für uns begreifen, bringt uns früher oder später weiter – ob in dieser Beziehung oder in einer anderen.

»Woran erkenne ich, dass eine Beziehung zu Ende ist?«

Eine Beziehung kann einem Kraft geben, einen erheben, sie kann aber auch Kraft rauben. Es ist wichtig, sich die Qualität seiner Beziehungen stets vor Augen zu führen und dabei zu beobachten: Was bewirkt mein eigenes Verhalten? Denn ganz gleich, auf welchem Stand die Beziehung ist, das Wichtigste ist in allen Lebensphasen die Selbstliebe, sich selbst zu spüren, Zeit für sich selbst zu haben, Liebe in sich selbst zu spüren und dem anderen aus liebevollen Werten heraus in Form von Verständnis, Vergebung und Vertrauen zu begegnen. Denn wenn man die Liebe zu sich selbst nicht spürt, hat man übersteigerte Erwartungen an den Partner, denen er nie gerecht werden kann und auf die man auch kein Anrecht hat. Und an solch überhöhten Erwartungen zerbrechen die meisten Beziehungen. Diese Zusammenhänge beschreibe ich in meinem Buch *Das Geheimnis einer erfüllten Partnerschaft*.

Ob eine Beziehung Bestand hat, merkt man daran, dass aufrichtiges gegenseitiges Interesse füreinander da ist, Interesse an der wahren Natur, an den wahren Charakter- und Seelenqualitäten des anderen. Aus diesem Interesse, aus dieser Aufmerksamkeit können dann sehr viele lichtvolle Qualitäten erwachen, und eine Beziehung kann gedeihen. Und wenn man merkt, dass man den anderen gar nicht auf der Herzensebene berühren kann, gar kein wirkliches Interesse am anderen hat, sich gegenseitig nicht mehr bereichert, sich nichts mehr zu sagen hat, dann kommt man auch gemeinsam nicht voran.

Es ist so wichtig, sich in einer Beziehung gegenseitig zu unterstützen, nicht nur im Alltäglichen, sondern auch, wenn man sich persönlich weiterentfaltet. Durch gegenseitige Unterstützung bekommt die Beziehung auch neue Impulse, neue Interessen und neue Fähigkeiten. Durch liebevolle Aufmerksamkeit öffnen sich neue Wege. Eine innere Liebe ist friedensstiftend und beruhigend. Dieses intensive Empfinden zeigt einem dann den Weg. Möge die Liebe, ganz gleich wohin dein Weg geht, dir Großes offenbaren.

»Seit Jahren habe ich eine sehr starke Verbindung zu einem Menschen. Trotz großer Liebe haben wir uns vor einiger Zeit aus familiären Gründen getrennt. Er blockiert jeglichen Kontakt. Ich spüre seine Energien weiterhin, habe Sehnsucht nach ihm. Ich kann mir das nicht erklären, da ich Dinge und Beziehungen sehr gut abschließen kann. Mir wurde mehrmals gesagt, dass er meine Dualseele ist. Eine Seele im Jenseits hat sich gespalten und ist dann in zwei Körper inkarniert, um so schneller und intensiver zu lernen. Gibt es das tatsächlich? Mein Gefühl sagt Ja, aber es übersteigt jegliche Vorstellungskraft. Doch es passt zu dem Gefühl, mich in einer bedingungslosen, absoluten Liebe zu ihm zu befinden, verbunden mit einer starken Sehnsucht. Was natürlich auch von meinem Ego genährt worden sein kann, der Sehnsucht nach etwas nicht Erreichbarem.«

Wie bei allen spirituellen Fragen ist es zunächst wichtig, jegliche Aussage zu prüfen. Es gibt dafür die drei von mir oft beschriebenen Überprüfungsregeln. Eine Aussage beinhaltet dann eine Wahrheit, wenn sie für den gesunden Verstand nachvollziehbar ist, wenn sie im lebendigen Alltag umsetzbar ist und wenn sie einen im Herzen liebevoll berührt. Wenn diese drei Fragen nicht zu bejahen sind, dann ist da eher keine Wahrheit, sondern eine melancholische oder surreale Vorstellung.

Eine Seele spaltet sich nicht im Jenseits auf, um in zwei Körpern zu inkarnieren und sich so schneller zu entwickeln. Allein das kann man gemäß der ersten Überprüfungsregel hinterfragen. Eine Seele ist stets in ihrer Vollkommenheit zu Hause, das heißt, sie ist durch und durch in göttlicher Einheit. Und sie hat ein individuelles Bewusstsein, und in diesem Bewusstsein fokussiert sie sich auf eine Rolle, auf eine Inkarnation und auf ihren Weg ins Seelenheil.

Eine göttliche Seele in ihrem hohen Bewusstsein der Liebe, die in diesem Bewusstsein weder an Raum noch Zeit gebunden ist, sondern in ihrer Vollkommenheit ein Ganzes darstellt und sich auf die irdische Reise zur Selbsterfahrung aufmacht, verzettelt sich nicht und teilt sich weder auf, noch inkarniert sie in mehreren Körpern. Ein wahrer Mystiker hat ein einfaches, ruhiges und nachvollziehbares Gedankengut, er lebt das Leben aus einem friedvollen Herzen. Entscheide für dich, was dir guttut, und das bist sicherlich du selbst in deiner friedvollen Selbstliebe, in deiner Schönheit, in deiner Güte.

Die Sehnsucht, die mit Melancholie und romantischer Vorstellung in Verbindung steht, das heißt die Sehnsucht nach etwas, was man nicht bekommen kann, übt einen besonderen Anreiz aus, das ist ein normaler psychischer Vorgang. Verliere dich nicht in solchen Vorstellungen, sondern blicke auf dein Leben und sei dankbar für all das, was du hast, sei dankbar für diese Begegnung mit dem Menschen, von dem du berichtest, dankbar, dass diese Beziehung dich inspiriert hat, dich wachsen ließ, und sieh darin den Sinn eurer Begegnung, segne sie und lasse los. Akzeptiere seine Entscheidung zu gehen. Und gehe auch du in deiner Selbstwürde deinen Weg der Liebe, deinen Weg der Liebe zu dir selbst. So wird auch der Weg für ein glückliches Leben in der Zukunft und eine neue glückliche Partnerschaft wieder möglich.

»Liebe Jana, ich hatte eine Beziehung, die schon ca. neun Jahre zurückliegt. Sie endete durch eine sehr schmerzhafte Trennung. Ab und zu fühle ich diesen Schmerz immer noch, wenn mir äußere Umstände die Vergangenheit in Erinnerung rufen. Manchmal denke ich, dass ich mit diesem Menschen seelenverwandt bin und wir beide in diesem Leben eine Chance vergeudet haben. Kann es sein, dass es für uns beide keinen anderen, passenderen Partner gibt? Ich habe den Eindruck, wir haben noch etwas aufzuarbeiten, was uns bislang nicht gelungen ist. Andererseits würde ich denselben Schmerz und die Probleme mit ihm nicht nochmals durchstehen wollen!«

Eine solche Frage stellen sich sicherlich viele Menschen. Nur da, wo Liebe ist, ist tatsächliche Wahrheit. Und die Liebe hat nichts mit einer nach außen bezogenen Sehnsucht zu tun, die einem das widerspiegelt, was man nicht haben kann. Wahre Liebe hat mit einem nach innen bezogenen Prozess zu tun, mit dem »Ich-bin-Prozess«. Liebe ist friedvoll, beruhigend und gibt Geborgenheit. Und aus dieser inneren Qualität heraus sollten wir auch unseren Blick auf den anderen Menschen lenken. Das bedeutet, den »Seelenpartner«, mit dem man glaubt, eine echte Chance vergeudet zu haben, nicht überzubewerten. Oftmals, besonders bei Frauen, werden solche Sehnsüchte angeregt durch Personen, die man nicht haben kann, die eine gewisse Gemeinsamkeit mit dem eigenen Vater beziehungsweise mit den eigenen Mustern haben. Es wird also ein Muster berührt, eine Sehnsucht, die vom Vater oder von der Mutter in der Kindheit nicht erfüllt worden ist. Und diese Sehnsucht nach Erfüllung von Liebe und Geborgenheit spiegelt dieser Mensch wider, der etwas Ähnliches in sich trägt, ein ähnliches Muster, eine ähnliche Spannung, etwas Unerreichbares usw. Dieses Muster arbeitet in einem und möchte uns eigentlich sagen, dass jetzt die Zeit gekommen ist, diese Leere loszulassen und selbst zu füllen.

Der Mensch, der nicht erreichbar ist, ist nur ein Symbol dafür, dass man die innere Entwicklung vollziehen möchte, genau jetzt, in diesem Alter, in dieser Lebensphase, in dem Reifungsprozess. Spüre in dich hinein: Welche Sehnsucht wird da angeregt, wo gibt es Parallelen zur Vergangenheit, zur Kindheit, zu den Eltern? Und transformiere das durch die Selbstliebe, indem du jedes Mal, wenn diese Sehnsucht auftaucht, das Thema anlächelst und tiefe Liebe in dir und zu dir verspürst. Bei diesem Thema geht es sozusagen um die Heilung des »inneren Kindes« in uns, um die Arbeit mit dem Unterbewusstsein. Dies ist meist ein langer Weg und man benötigt Unterstützung und Schulung.

Du solltest, immer wenn du an dieses »Unerreichbare« denkst, erkennen, dass es dich eigentlich dazu inspirieren möchte, in deiner Selbstliebe anzukommen und dir selbst die Liebe und Anerkennung zu geben, die vielleicht in der Kindheit nicht so erfüllt werden konnte. Lächle dich an, spüre die wärmende Liebe in dir und spüre Dankbarkeit dafür, dass es dich gibt. Erkenne, wie du in deiner Liebe, Stärke und Schönheit gewachsen bist.

Wir sollten alle vermehrt an unserer Selbstliebe arbeiten und erkennen, dass wir umso glücklicher sein werden, je weniger wir in andere Menschen beziehungsweise in den Partner hineininterpretieren und stattdessen uns selbst in unserer Liebe erkennen. Dies gilt für jede Partnerschaft, die wir führen. Denn nur wenn wir uns selbst lieben, sind wir in der Lage, auch andere zu lieben beziehungsweise deren Liebe in uns aufzunehmen. Hierbei handelt es sich um ein Thema, das viele Menschen bewegt, denn durch unsere Liebesbeziehungen nehmen wir uns selbst auch besonders intensiv wahr.

Mögest du also ganz viel Liebe, ganz viel Würde, ganz viel Güte in dir und zu dir spüren und souverän über allem stehen. Lächle in Dankbarkeit alle Erfahrungen an, denn sie haben uns in unserer Reife unterstützt, uns geprägt und zu dem gemacht, der wir heute sind, wissend und weise.

»Gibt es auch ›heilende Trennungen‹?«

Alle Trennungen sollten immer in Verständnis und Frieden geschehen. Denn wenn wir bei einer Trennung in der Lage sind, den anderen zu segnen und ihm das Beste für seinen Weg zu wünschen, lassen wir ihn los. In dieser Güte, in dieser inneren Gnade findet Heilung statt. So wirkt dann auch die Trennung heilsam. Begriffe wie Trennung oder Ende sollten wir nicht einseitig negativ betrachten, sondern aus der Weisheit heraus eine gute Mitte finden und das Sinnhafte darin erkennen.

Eine liebevolle Lebensphilosophie, liebevolles Gedankengut und eine liebevolle Lebensgestaltung helfen, der Trennung einen lichtvollen Sinn zu geben. Denn alles, was wir im Segen bereit sind loszulassen, bekommt uns letztendlich gut. Damit kann unsere lichtvolle Zukunft stattfinden, und wir müssen nicht durch Gräuel zurückschauen und unfrei sein. Wünsche allen Beteiligten von ganzem Herzen nur das Beste.

»Ist bei einer Trennung auch ein energetisches Ritual nötig und hilfreich?«

Man muss es so betrachten: Die Trennung, die im Außen stattfindet – also räumlich und offiziell –, ist die eine Seite. Die andere Seite ist die innere Trennung. Und die ist die wesentliche für die Gesundheit. Wir sollten diese segnen, und wir sollten vergeben. So können wir das Gute in der vergangenen Beziehung sehen, für diese gemeinsame Zeit Dankbarkeit empfinden und dem anderen alles Gute für seine Zukunft wünschen. Je großzügiger man selbst ist, desto besser geht es einem auch selbst. Das, was wir für andere tun, und die Haltung, die wir in Liebe annehmen, tun wir in Wirklichkeit ja auch für uns selbst.

In manchen Fällen, je nach Tiefe der Erschütterung, kann es sinnvoll sein, ein energetisches Ritual zu vollziehen, indem man zum Beispiel an einen Ort geht, den man mit diesem Menschen verbindet. Oder indem man zu Hause eine Kerze anzündet und ein Gebet spricht, sich beim anderen für die gemeinsame Zeit und für die Fügung bedankt. Wichtig dabei ist es, dass man ganz ins Vergeben geht, indem man den anderen auch segnet und sich ganz auf seine eigene lichtvolle Zukunft einstimmt. Wenn man sich an das Vergangene erinnert und Groll hochkommt, sollte man dieses Gefühl in Liebe transformieren. Eine Verabschiedung sollte immer lichtvoll sein. Man sollte dem anderen für seinen weiteren Lebensweg von Herzen alles Gute wünschen und ihn ganz loslassen. So lässt sich auch für uns die Zukunft lichtvoll gestalten.

Jeder muss für sich selbst spüren, ob die Trennung für ihn abgeschlossen ist, er den »Schalter« umlegen konnte oder, was in vielen Fällen doch hilfreich ist, ob er für sich ein heilsames

Ritual zur Trennung abhalten sollte. Vor allem ist die eigene Liebe in sich und zu sich selbst wichtig.

»Was bedeutet es, beziehungsunfähig zu sein?«

Viele Menschen scheitern erneut in ihren Beziehungen, weil sie nicht hinterfragen, warum vorangegangene Beziehungen nicht geklappt haben. Oftmals denken sie dabei, wenn etwas nicht funktioniert hat, muss es immer mit dem anderen zu tun haben. Doch so wie zu einer Beziehung immer zwei dazugehören, gehören auch zwei zu einem Konflikt dazu. Jemand, der angreift, braucht auch jemanden, der sich angreifen lässt. Dies bedeutet, die Schuld für eine solche Situation einem anderen zu geben, bringt einen nicht weiter, weil man dadurch diesem Menschen auch die Macht über seine eigenen Gefühle, für seine Befindlichkeit gibt. Das ist ein ungesunder Kreislauf.

Wenn du merkst, dass deine Beziehungen nicht klappen, ganz gleich welcher Art – ob Liebesbeziehungen, Freundschaftsbeziehungen –, solltest du zunächst die Beziehungen in deinem Elternhaus betrachten, das, was du in der Kindheit beobachtet und kennengelernt hast, hinterfragen. Wenn Menschen als Kinder erleben mussten, dass ihre Eltern nicht wirklich Vorbilder für sie waren, dass sie nicht bedingungslose Liebe, Achtung und Anerkennung erfuhren, dann tragen sie später dieses Muster in sich und tun sich schwer, sich auf Beziehungen einzulassen. Und aus innerem Misstrauen und Angst heraus geraten sie oftmals über ihre Resonanz wiederholt an ähnlich schwingende Menschen und landen dann in einer Wiederholungsschleife. Es kann daher geschehen, dass bei solchen Menschen eine Beziehung eine Art Verfallsdatum hat, so als ob dabei die Uhr tickt und ein Ende schon vorprogrammiert ist. Denn immer dann, wenn es um mehr Nähe und Tiefe geht, um Wandlung, um konsequent füreinander da zu sein, um lieben und geliebt zu werden, entstehen Fluchtgedanken. Dies sind unterbewusste Verhaltensreaktionen, die Menschen letztendlich beziehungsunfähig machen und Paare in Streit und Konflikt auseinandergehen lassen.

Der Heilungsweg liegt in der Selbsterkenntnis. Alles, was nicht Liebe ist, ist Angst; denn Liebe tut nicht weh. Das ist der erste Schritt in der Selbsterkenntnis. Frage dich: »Welche Lebensphilosophie lebe ich, hinter welcher Lebensphilosophie verschanze ich mich? Wie will ich als individuelle göttliche Seele wirklich leben?« Dann solltest du deine Vorstellungen mit deinen tatsächlichen Handlungen vergleichen. So kannst du zu Erkenntnissen gelangen, die zu einer Verhaltensänderung führen, wie zum Beispiel den anderen nicht dominieren, ihm keine Schuld zuweisen, keine Forderungen stellen, denn Liebe ist freilassend. Und dann kann alles durch neue liebevolle Erfahrungen immer mehr heilen und eine Partnerschaft immer mehr gedeihen. Letztendlich fängt jedes Heilsein, ganz gleich in welchem Lebensbereich, wahrlich bei uns selbst an. In uns ist diese Schöpferkraft.

»Liebe Jana, Loslassen ist bei mir immer wieder ein großes Thema, obschon ich daran arbeite. Was empfiehlst du mir?«

Mit dem Loslassen von alten Anhaftungen, von unerfüllten, ungeklärten Emotionen und Kränkungen haben viele Menschen ein Problem, frei nach dem Motto: Wer lässt schon gerne los?

Loslassen heißt: raus aus dem alten Gedankengut, raus aus ewigem Wiederkäuen und Grübeln. Wir bleiben aber lieber in Spannung, halten am Alten fest. Auch wenn es uns unglücklich macht, denken wir trotzdem ständig daran und fühlen uns verkrampft. Wir wollen mit aller Kraft diesen Menschen, diese Erinnerung, diese Situation nicht loslassen. Das hat etwas mit einem schmerzhaften Verlust zu tun. Ein spirituelles Gedankengut hat immer weise Lösungen, die liebevoll und damit auch sinnstiftend sind. Es lehrt uns, die berühmte Faust in der Tasche, die voller Spannungen und Verurteilungen ist, in einer segnenden Haltung zu öffnen. Loslassen bedeutet, Dinge einmal sein zu lassen, und es bedeutet ebenso, Neues zuzulassen.

Immer wenn du an etwas Belastendes denkst, gehe von der inneren Anspannung in die Offenheit, indem du das Problem anlächelst und es in einem Gebet nach oben an den Himmel übergibst. Das Gebet kann so oder ähnlich lauten: »Liebe lichtvolle geistige Welt, möge sich alles, was mich beschäftigt, liebe-, licht- und sinnvoll für alle Beteiligten entwickeln; in mir sind Liebe, Frieden und Harmonie. Amen.«

So können wir durch innere Güte immer lösungsorientierter denken und in die Zukunft schauen. Dadurch findet automatisch eine innere Transformation statt. Diese immerwährenden Gedanken über alte Verletzungen, die nicht mehr der Gegenwart entsprechen, lösen sich von allein auf, weil du durch diesen offenen Blick bereit bist für neue liebevolle Erfahrungen und Erkenntnisse. In dieser inneren Haltung mit liebevollem Gedankengut und neuen liebevollen Erlebnissen finden neues Berührtsein und Heilung statt. Die neue Lebenserfahrung in Güte und Weisheit öffnet das emotionale Herz noch mehr und führt verstärkt zu Selbstliebe. Selbstliebe ist die Fähigkeit, Frieden zu schließen mit sich, mit dem, was war, und mit dem, was ist. Dieser positive und heilsame Kreislauf vollzieht sich dann von allein. Das heißt, wir können aus der spirituellen Weisheit heraus lernen, alle Geschehnisse und selbstverständlich auch das Loslassen stets mit Liebe zu betrachten. Wir können lernen, diese Liebe möglichst dauerhaft in uns zu spüren beziehungsweise regelmäßig in uns zu aktivieren und mit jeder Erfahrung auch immer mehr zu kultivieren, denn unser wahrer Wesenskern ist die Liebe. Also glaube an dich!

»Meine achtjährige Tochter sieht von allen Menschen die Aura, die Engel. Sie ist hellsichtig. Sie stößt dabei jedoch bei anderen auf Ablehnung. So mancher streng religiöse Mensch sagt sogar, man müsse es ihr austreiben. Das überfordert uns. Wie kann ich sie unterstützen?«

Alle Kinder haben einen sehr starken Bezug zu den lichtvollen Sphären, weil sie noch stark in ihrer Seele, in ihrer Herzlichkeit und Herzenskraft ruhen. Es gibt Kinder, die bis zum Alter von acht Jahren noch viel von vergangenen Leben träumen und sich teilweise sogar daran erinnern. Je mehr die Ratio erwacht, umso stärker konzentrieren sie sich auf das irdische Sein, und das Feingeistige schläft langsam etwas ein. Mit dem weiteren Fortschreiten des Alters nimmt die rationale Betrachtung der Dinge zu, der Mensch wird zunehmend materiegläubig und vernachlässigt seine Gefühlswelt.

Es gibt aber auch Kinder, die in ihrer hohen Sensibilität eine Berufung haben und bei denen die Hellsichtigkeit sehr ausgeprägt ist und erhalten bleibt. Doch das bringt auch Herausforderungen mit sich. Diese Kinder sind oft wie Beobachter in der Welt, sie sehen viele andere Dinge, wirken dadurch verträumt und werden von Erwachsenen und Mitschülern in ihrem So-Sein selten akzeptiert. Die Unterstützung für solche Kinder muss vor allem darin bestehen, in das irdische Geschehen integriert zu werden, um an der Welt um sie herum teilzunehmen und nicht nur das Feinstoffliche im Umfeld zu beobachten. Sie müssen lernen und darin unterstützt werden, dass sie auf ihre Mitschüler und Nachbarskinder zugehen, anstatt sie nur zu beobachten, damit Freundschaften entstehen können. Denn der soziale Kontakt erdet diese Kinder, lässt sie ihre Körperlichkeit wahrnehmen und beschert Gemeinsamkeit und Freude.

Bei solchen Kindern ist es wichtig, ihnen keine spirituellen Fragen zu stellen, sondern ihnen nur auf die Fragen zu antworten, die sie selbst stellen, und diese Fragen sollten selbstverständlich ernst genommen werden. Auch wenn diese Kinder oftmals viel zu bewältigen haben, sollten sie diesen Schatz der Hellsichtigkeit als besonderes Geschenk bewahren. Man muss sie aber darin unterstützen, dass sie nicht davon ausgehen können, dass jeder mit ihrer Fähigkeit umgehen kann – es ist für sie oftmals besser, es nicht jedem zu erzählen.

Solche Kinder sollten auch vermehrt Sportarten ausüben, die helfen, Kontakt mit dem Boden zu haben, bei denen die Kinder also ihre Füße gut wahrnehmen können. Fast alle Meditationsformen, auch Yoga etc., sind für diese Kinder nicht geeignet, da sie sie noch zusätzlich vergeistigen und ein schon vorhandenes Ungleichgewicht verstärken würden. Gebete und das Feiern kultureller und religiöser Feste dagegen sind hilfreich und sinnvoll.

Deine Aufgabe besteht hier vorwiegend darin, deine Tochter in ihrem So-Sein liebevoll zu unterstützen, dich mit ihr auszutauschen, ihr Mut zu machen, sodass sie mit Selbstverständlichkeit und Freude mit ihrer Begabung umzugehen weiß. Stelle deiner Tochter keine spirituellen Fragen, zum Beispiel wie ein Engel oder die Aura des Menschen aussieht.

Auch ich musste diesen Weg gehen. Ich habe in meiner Kindheit wenig Unterstützung und Verständnis erfahren und wurde zunächst auch zu einer Außenseiterin. Heute kann ich in meiner Liebe, Stärke und Reife lichtvoll mit dieser Gabe umgehen und finde meine Erfüllung darin. Wir alle sind von der geistigen Welt behütet, doch es ist sinnvoll, wenn das Kind auch verstärkt die Behütung der Mutter und der Familie erfährt. So kann es seinen lichtvollen Weg durch das Leben gehen und wird seine Gaben sicherlich eines Tages zum Wohl der Menschheit einsetzen können.

»Wir erleben gerade eine Zeit der Spannungen. Wann ist es förderlich, eine Haltung gegen etwas einzunehmen mit einem klaren Nein, und wann nehme ich es besser still in mich hinein und belasse es dabei?«

Es ist notwendig, im Leben Eindrücke zu sammeln, um sich eine klare Meinung zu bilden. Das gibt Sicherheit, und man kann besser mit schwierigen Situationen umgehen.

Ich würde auf diese allgemeine Frage Folgendes empfehlen: Wenn du den Eindruck hast, dass du mit deiner Meinung, mit deiner Handlung, mit deiner Äußerung etwas liebevoll, lichtvoll und friedvoll verändern kannst, dann ist es sinnvoll, dich mit deiner Meinung zu positionieren. Wenn du aber den Eindruck hast, dass du keinen Einfluss auf ein Geschehen nehmen und somit auch darin keine Aufgabe für dich erkennen kannst, dann ist es wahrscheinlich sinnvoller, eine solche Situation zu segnen und sich im eigenen Frieden zurückzunehmen. Es ist besser, den eigenen Frieden für sich zu bewahren und seine Kraft für Aufgaben zu verwenden, für die man auch wirklich gefragt ist. Eine gesunde Intuition aus friedfertigen Absichten heraus ist immer sinnvoll, klug und weise.

»Ich habe keine Gemeinschaft und frage mich, warum das so ist.«

Der Mensch ist im Prinzip ein Rudelwesen und in einer Gemeinschaft fühlt er sich sicher und stark. Ein soziales Miteinander ist ein Grundbedürfnis des Menschen, denn die Liebe will auch im Miteinander erfahren werden.

Wenn sich der Mensch isoliert und in die Einsamkeit gelangt, dann liegt es vorwiegend an seinen Ängsten und an seiner Schüchternheit, die wiederum meist aus Erziehungsmustern entstanden sind. Die Angst macht einen eng. Die eigene Welt wird klein, und man lässt, wenn überhaupt, nur einige wenige Menschen an sich heran.

Die Liebe, als Gegenspieler der Angst, weitet den Horizont, macht uns stark, offen und frei. Deshalb ist es wichtig und sinnvoll, sein Vertrauen zu entfalten und seine Ängste zu überwinden, indem man auf spielerische, freudvolle Weise zum Beispiel seinen Interessen nachgeht und sich in eine Gemeinschaft hineinbegibt. Dies kann ein Verein, eine Benefizaktivität und vieles mehr sein. Denn grundsätzlich möchte jeder Mensch seinem Leben einen Sinn geben und gebraucht werden, denn darüber nimmt er sich auch wahr.

Also sollte sich jeder fragen: Wie möchte ich leben? Was möchte ich erfahren? Wie möchte ich mich wahrnehmen? Wie möchte ich wahrgenommen werden und welche Möglichkeiten habe ich? Was würde mir jetzt guttun und worauf kann ich mich jetzt einlassen, so wie es mir entspricht?

Die spirituelle Weisheit sollte lauten: Ich bin liebevoll und liebenswert, so wie jeder andere Mensch liebevoll und liebenswert ist. Wenn ich andere wertschätze, so schätze ich auch mich selbst als einen vollwertigen Teil der Gemeinschaft. Dann wird es zu einer Selbstverständlichkeit, dass im Miteinander auch interessante Begegnungen möglich sind und dass man sich aneinander erfreuen kann. Die Lebensfreude ist ein sehr wesentliches Lebenselixier. Und so wünsche ich uns allen, dass wir uns noch mit viel mehr Freude auf ein liebevolles Miteinander einlassen können.

»Ich habe einige ›Fehler‹ in meinem bisherigen Leben gemacht. Dinge, die mir hin und wieder ins Bewusstsein treten und das Gefühl der Schuld geben. In der Vergangenheit waren es Unfälle und derzeit ist es vor allem der Umgang mit meinen Kindern. Durch starke emotionale Ausbrüche (ähnlich wie es mein Vater tat) gerate ich immer wieder in einen fehlerhaften Umgang mit ihnen. Danach, wenn ich wieder zur Ruhe komme, tauchen erneut Schuldgefühle auf, und es tut mir so sehr leid, dass ich heulen könnte und um Vergebung bitten möchte. Wie kann ich aus diesem Teufelskreis herauskommen und wie kann ich mich emotional befreien?«

Im Buch *Heilen mit der göttlichen Kraft* beschreibe ich einen bewussten Heilungsweg auch für Emotionen. Und der erste Schritt ist die Erkenntnis, dass etwas schiefläuft, dass etwas nicht aufrichtig geschieht, dass etwas so nicht weitergehen kann. Das ist schon mal ein großer Schritt in die richtige Richtung.

Der zweite Schritt ist Verständnis, warum man so reagiert. Du hast, wie du selbst schon schreibst, von deinem Vater Verhaltensmuster übernommen, das heißt, du hast die Blockaden, die dein Vater dir vorgelebt hat, als deine eigenen übernommen. Jetzt musst du erkennen, dass du so nicht handeln musst, du kannst für dich eine andere Form des Umgangs mit Konflikten entwickeln. Alles, was nicht Liebe ist, entsteht aus Angst: der Angst, etwas falsch zu machen, der Angst, nicht geliebt zu werden, nicht lieben zu können, einer Sache nicht gewachsen zu sein. Diese Angst führt zu Überforderung mitten in Alltagssituationen. In dieser Überforderung entsteht wiederum die Angst, etwas nicht kontrollieren zu können. Diese Angst erzeugt Aggression, denn Aggression ist die größte Form der Angst. Diese Muster, die du vom Vater übernommen hast, gibst du an deine Kinder weiter, denn der Mensch lernt das Menschsein am Menschen. Deshalb ist es nie zu früh, aber auch nicht zu spät, die ungesunden Verhaltensmuster zu verändern.

Also verstehe, dass deine Probleme einen Hintergrund haben, und jetzt kannst du in den dritten Aspekt hineingehen, in die Vergebung. Sprich ein Vergebungsgebet, sprich ein Gebet, das dir guttut. Die Kraft der Vergebung gibt innere Sicherheit und Weisheit und eine Orientierung.

Und das ermöglicht den vierten Bewusstseinsschritt: Vertrauen. Reflektiere deinen Tag, gehe in die Vergebung, und es entsteht ein Vertrauen in dir selbst und auch ein Vertrauen in deine Kinder.

Und dann kommt der fünfte Schritt, nämlich der Mut, anders zu reagieren, anstatt die Nerven zu verlieren, zu erklären oder die Dinge einfach sein zu lassen oder sich in Gelassenheit durchzusetzen. Liebe kann geschehen lassen, Angst will Kontrolle. Segne dich und deine Kinder und bitte die geistige Führung um Unterstützung.

Und je mehr du neue Verhaltensweisen verinnerlichst, umso mehr kommt der sechste Heilungsschritt, nämlich das Loslassen. Diese alte Grundspannung kann nach und nach von dir abfallen, und je mehr du dich so verhältst, wie du wirklich bist, wie du wirklich sein willst, wie es deinem Inneren entspricht, umso mehr erlebst du aus der Reife dieser überwundenen Lebenserfahrung eine noch größere Liebesfähigkeit; Fähigkeit zur Liebe für dich, für deine Kinder und für die Welt.

So kann sich der siebte Bewusstseinsschritt, Liebe, erfüllen. So reift unsere Seele an liebevollen Umgangsformen, an liebevollen Selbsterkenntnissen und erlebt sich als das tatsächliche göttliche Licht. Es ist ein mutiger Weg, konsequent die Liebe zu leben, doch es ist der einzig wahre. Glaube an dich und vergib deinem Vater. Möge jeder in jeder Lebenssituation sich stets auf sein liebevolles Herz berufen.

»Was bedeutet es, wenn ich in Beziehungen häufig das Gefühl habe, dass man mich ausnutzt oder mir zu wenig Wertschätzung entgegenbringt?«

Wie entstehen solche Gefühle? Wann fühlt man sich ausgenutzt in einer Beziehung, wann fühlt man sich wertgeschätzt oder wann nicht? Wenn du ein solches Mangelgefühl empfindest, ist es zunächst einmal unwichtig, ob du tatsächlich im Mangel bist oder nicht, denn es hat immer etwas mit dem Inneren zu tun, mit der eigenen Selbstwertschätzung. Beobachte dich, deine Gedanken, deine Gefühle, dein Verhalten, beobachte vor allem dein Verhalten in Beziehungen. Frage dich, warum du dich so und nicht anders verhältst: Wenn ich etwas für den anderen tue, tue ich es bedingungslos oder knüpfe ich daran Erwartungen, zum Beispiel die Erwartung, dass der andere mich wertschätzt? Das würde der andere spüren und sich zurückziehen. Frage dich auch, wie du mit deinen Grenzen und den Grenzen anderer umgehst. Lässt du andere deine Grenzen verletzen? Dann wirst du es vielleicht unbewusst auch bei anderen tun. Das ist ein weiterer Grund, warum sich Menschen von dem anderen zurückziehen.

In erster Linie solltest du Selbstliebe und Selbstwertschätzung lernen. Denn Menschen, die sich selbst lieben, ruhen in sich und betrachten das Leben gelassen. Solche Menschen werden in der Regel von anderen geschätzt, man sucht ihre Nähe. Wenn du dich also fragst, warum du das Gefühl hast, nicht wertgeschätzt zu werden, dann beobachte dich und dein Verhalten. Frage dich, wie es um deine Selbstliebe und Selbstwertschätzung bestellt ist. Ein spiritueller Weg ist eine gute Möglichkeit, Selbstliebe zu lernen, denn Spiritualität bedeutet zu erkennen, dass man bedingungslos wertvoll und liebenswürdig ist. Du kannst ebenso eine Psychotherapie machen, die dir zu höherer Selbstwertschätzung verhilft.

»Wie kann ich die Beziehung zu meinen Kindern heilen, die den Kontakt abgebrochen haben?«

In einer solchen Situation ist sehr wichtig zu bedenken, dass die Heilung anfängt zu gedeihen, wenn man den Ist-Zustand akzeptiert, nicht gegen die Entscheidung des anderen und auch nicht gegen sich selbst ankämpft.

Segne die Situation lichtvoll und begegne ihr ohne Egoismus. Das bedeutet, dass du jeden so sein lässt, wie er ist, dass du seine Entscheidungen respektierst. Vertraue darauf, dass deine erwachsenen Kinder ihr Leben heilsam meistern, so wie es für sie und ihren Seelenplan sinnvoll, wichtig und richtig ist. Je mehr du dich um dich selbst kümmerst, du deinen eigenen Weg gehst, deine Bedürfnisse selbstverantwortlich befriedigst, umso freier fühlen sich deine Kinder. Sie fühlen sich nicht mehr bevormundet oder mit Zweifeln belegt oder mit falschen Erwartungen und Schuldgefühlen behaftet. In dieser positiven und selbstbewussten, würdevollen Haltung kann Vergebung geschehen. Und so kann eure Beziehung heilen.

»Wie kann ich denn verzeihen?«

Zunächst geht es um die Kultivierung der Eigenliebe! In meinen Büchern gibt es viele Gebete. Besonders das Vergebungsgebet ist sehr intensiv. Du kannst es immer sprechen, wenn du an deinen Kummer denkst und eine heilsame Wandlung wünschst. Du kannst das Verzeihungsgebet dreimal am Tag zum Beispiel drei Wochen lang sprechen und schauen, was sich in dieser Zeit tut. Du kannst es auch sprechen, wenn du gar nicht weißt, warum es dir schlecht geht, auch das fokussiert und öffnet. Dabei kannst du an jemand Bestimmtes denken, doch das musst du nicht. Es tut einfach gut. Bitte lege dabei nicht jedes Wort auf die Goldwaage – das Unterbewusstsein weiß schon, was gemeint ist, und die Engel wissen in allem mitzuarbeiten.

Setze dich bequem hin und atme dreimal tief durch. Sprich in Liebe und Frieden innerlich das Vergebungsgebet:

»Ich vergebe dir für das, was du getan hast, bewusst und unbewusst.
Ich bitte dich, mir zu vergeben, für das, was ich getan habe, bewusst und unbewusst.
Ich bitte alle Menschen, dir zu vergeben für das, was du getan hast, bewusst und unbewusst.
Ich bitte dich, allen Menschen zu vergeben, für das, was sie getan haben, bewusst und unbewusst.
Ich vergebe allen Menschen für das, was sie getan haben, bewusst und unbewusst.
Ich bitte alle Menschen, mir zu vergeben für das, was ich getan habe, bewusst und unbewusst.
Ich bitte Gott, dir zu vergeben, für das, was du getan hast, bewusst und unbewusst.
Ich bitte Gott, mir zu vergeben, für das, was ich getan habe, bewusst und unbewusst.
Und ich vergebe mir selbst für das, was ich getan habe, bewusst und unbewusst.
Amen.«

Atme danach mehrmals tief durch, spüre das erlösende gute Gefühl in deinem Herzen, spüre, wie deine Eigenliebe wächst und betrachte das Leben mit liebevoller Zuversicht. Zaubere ein Lächeln auf deine Lippen.

»Wie kann ich meine Beziehungen in meinem Arbeitsumfeld verbessern?«

Auch Beziehungen zu Arbeitskollegen, Vorgesetzten oder Untergebenen können uns das Leben schwer machen.

Starte den Arbeitstag so, dass du dich schon morgens innerlich sammelst, dich anlächelst und zur Ruhe kommst, so fühlst du dich stabil und ausgeglichen. Segne deine Arbeit und dein Kollegium mit der Bitte, dass sich alles für alle Beteiligten zum Lichtvollen entwickeln möge, dann gehst du in deiner inneren Ausstrahlung auch segensreich voran. Dadurch hast du eine gesunde Intuition dafür, wie du dich im Kontakt zu deinen Kollegen verhalten solltest, ob du dich zum Beispiel in einer Sache besser einbringen oder dich lieber nicht einmischen solltest. Segnen bedeutet, lichtvolle Gedanken zu hegen, es ist eine sehr große Qualität, die uns zur Verfügung steht.

»Wie kann ich meine Liebe zu meinen Geschwistern verbessern?«

Die Beziehung zu Geschwistern sollte erfüllt und heilsam sein, das ist ja unsere große Sehnsucht. Konflikte entstehen immer, wenn man von seinem Gegenüber etwas anderes erwartet als das, was er einem gibt.

Wir sollten jedoch dankbar sein für das, was wir bekommen, und nicht zu viel erwarten. Es ist nicht die Pflicht deiner Schwester oder deines Bruders, sich so oder so zu verhalten. Genauso kann deine Schwester oder dein Bruder von dir nicht erwarten, dass du dieses oder jenes tust.

Oft entstehen Konflikte unter Geschwistern auch dann,

wenn ein Geschwisterteil vom anderen wünscht, dass er ein Leben führt, das man selbst nicht führen kann. Dann kann man zu sehr belehrend und damit manipulativ sein. Lieben bedeutet aber Loslassen, Loslassen der eigenen Vorstellungen und Wünsche. Es ist besser, auf Fähigkeiten und Pläne des anderen zu vertrauen und sein eigenes Leben zu leben.

Unter Geschwistern ist oft auch Neid ein Thema. So haben viele das Gefühl, die Schwester oder der Bruder wurde von den Eltern mehr geliebt und vorgezogen. Wir sollten uns dabei klarmachen, dass dies möglicherweise nur in unserer Fantasie der Fall ist, dass das gar nicht stimmt. Vielleicht sind wir nur liebesbedürftiger, und es kommt uns lediglich so vor, dass der Bruder mehr erhalten hat. Oder der Bruder erhielt tatsächlich mehr Zuwendung, dann sollten wir uns die Liebe und Anerkennung, die wir brauchen, selbst geben.

Wir sollten unsere Geschwister segnen, ihnen das Allerbeste wünschen, sie mit unserem Optimismus begleiten, wohl wissend: Jeder hat seinen lichtvollen Seelenplan. Wir sollten sie nicht dominieren, uns auch von ihnen nicht dominieren lassen, wir sollten sie auch nicht beneiden. Wir sollten sie lieben und unser Leben genießen.

»Wie kann ich Schuldzuweisungen meiner Eltern auflösen? Wie kann ich Frieden schließen mit meinen Eltern?«

Manche Menschen haben das Glück, eine harmonische, liebevolle, zuverlässige Ursprungsfamilie zu haben. Andere Menschen machen diese Erfahrung nicht. Die Dinge sind eben so, wie sie sind, es ist Energieverschwendung, dies zu beurteilen.

Deine Frage, wie du damit umgehen kannst, ist natürlich dennoch berechtigt. Denn die größte, auch spirituelle und psychische Herausforderung kann eben die eigene Ursprungsfamilie sein.

Zunächst ist es wichtig, für sich zu begreifen, dass es einen im Nachhinein nur dann belasten kann, wenn man sich unbewusst wie ein Kind fühlt und Liebe und Anerkennung von den Eltern möchte.

»Der Mensch lernt das Menschsein am Menschen.« Deshalb ist unser Unterbewusstsein an die Eltern, die ja gerade in der Kindheit als Vorbilder wirkten, gebunden, und das Unterbewusstsein wünscht sich die Liebe und Anerkennung und hier eine familiäre Heimat. Doch manchmal muss man lernen, dass die Menschen unterschiedliche Vorstellungen von Liebe haben oder auch gar nicht wirklich lieben können.

Jede Generation hat die Aufgabe, mehr lieben zu können als die vorherige. Unsere Eltern haben ihrerseits erlebt, dass ihre Eltern ganz andere Ereignisse durchlebt haben, die sie vielleicht blockiert und verbittert haben, die ihnen eine andere Moral und vor allem ein Besitzdenken mitgegeben haben. Besitzdenken bedeutet, dass man dem anderen Schuldgefühle vermittelt, wenn er nicht so funktioniert, wie man sich das wünscht. Die Person ist unfähig, ihr Gegenüber als eigenes Wesen zu respektieren. Unsere Eltern hatten es schwerer als wir, weil sie in einer konservativeren Welt mit noch mehr Erwartungen an die Kinder aufgewachsen sind. Dies sollten wir ruhig berücksichtigen.

Wenn wir diese Zusammenhänge verstehen, fällt es uns leichter, uns wie ebenbürtige Erwachsene zu benehmen und nicht wie kleine Kinder, die schnell zu verletzen sind. Dann kann Gleichberechtigung entstehen, und die Gespräche, die Begegnungen verändern sich zum Guten. Unter Erwachsenen kann eine Freundschaft entstehen.

Doch auch das ist nicht immer möglich. Wenn man sieht, dass man in einer Beziehung mit Schuldzuweisungen untergeht, wenn man merkt, dass man es nach bestem Wissen und Gewissen nicht verändern kann, dann kann man nur seine eigene Haltung verändern. Wir können zum Beispiel den Bibelspruch im Neuen Testament zu Hilfe nehmen, wo Jesus, noch als Kind, unter den Weisen sitzt und studiert und seine Eltern zu ihm kommen, um ihn abzuholen. Und er sagt: »Ihr seid nicht meine Eltern, Gott ist meine Heimat.« In diesem Bild ist die Inspiration die wahre Erfüllung.

Die Liebe oder Anerkennung, die man braucht, kann einem in Wirklichkeit keiner geben, auch die eigenen Eltern nicht, weil man die Liebe und Anerkennung, die man wirklich benötigt, ausschließlich in seiner eigenen geistigen, göttlichen, philosophischen Anbindung erfahren kann. Und wenn man in diese Unabhängigkeit hineingeht, dann kann man andere in ihrem So-Sein lassen, man hat einen gesunden Abstand, weil man versteht, dass man ihnen nichts schuldet und somit auch keine Schuldgefühle zu haben braucht. Deine Türen können dann ruhig in Liebe immer offen sein. Doch wenn die Liebe im Leben nicht möglich ist, dann muss man lernen loszulassen, was eine der größten Herausforderungen in der Liebe ist. Dies gelingt, indem man den anderen in Dankbarkeit und Würde alles, alles Gute wünscht, sie segnet und seinen Blick auf sein eigenes Leben richtet, nach vorne schaut und nach seinem besten Wissen und Gewissen handelt, in Liebe und Kraft.

Ich würde gerne noch abschließend die Engel zu dieser Frage um ein Zeichen bitten: Und es erscheint ein Engel vor mir in himmelblauem Licht, der ein großes, roséfarbenes Herz in den Händen hält und folgende Botschaft übermittelt: »In Liebe und Ruhe die Dinge anzuschauen und das Leben zu leben bedeutet, im tiefen Wissen zu verweilen darüber, dass sich früher oder später alles zur höchsten, liebevollen Kraft wenden wird.« Ob im Diesseits, ob im Jenseits, ob im höchsten Licht Gottes, ganz gleich wann – wir sollten in unserer liebevollen Lebensphilosophie wissen: Es wird sich alles lichtvoll fügen.

»Können Beziehungen immer weiter verbessert werden, oder gibt es persönlich bedingte Grenzen?«

Da das Leben im Fluss ist, bedeutet es auch für jede Beziehung, dass sie in weiterer Entfaltung sein muss. Denn solange sich der Mensch entwickelt, so lange findet auch Entfaltung und Veränderung statt. Und das wirkt sich natürlich auch auf die Beziehung aus. Beziehung ist – wie möchten wir das definieren? –, sich liebevoll auf einen bestimmten Menschen zu besinnen und sich mit ihm auszutauschen. Beziehung ist, sich gegenseitig zu inspirieren, sich zu stärken und sich in Zuversicht und Kraft zu begleiten. Und diese Entfaltung sollte keine Grenze haben.

Doch wenn ein Mensch seine geistige Kraft nicht schult, nicht nutzt, sondern immer mehr stagniert und dann meint, dass mit zunehmendem Alter alles vorbei sei, was das Leben ausmacht, und aufgibt, dann stößt er sehr schnell an seine persönlichen Grenzen, wobei er auch in einer Beziehung plötzlich merkt, man hat sich eigentlich nichts zu sagen, man hat keine gemeinsame Zukunftsvisionen mehr, keine gemeinsamen Werte. Wenn man die Beziehung aber auf liebevollen Werten wieder aufbaut und in die Gemeinsamkeit wieder frischen Wind hineinbringt, kann eine Beziehung erneut an Tiefe gewinnen. Es muss immer mit großem Weitblick und damit auch Lebensfreude vorangehen. Und so muss auch jede Beziehung, allem voran immer die Beziehung zu sich selbst, gepflegt werden, damit sie wachsen kann wie eine Blume. So lange wir leben, sollten wir wachsen und reifen.

»Wie kann ich die Angst vor Nähe abbauen?«

Angst vor Nähe zum anderen führt dazu, dass eine Beziehung nicht möglich ist. Dahinter können sich schwerwiegende Traumata verbergen, die zu diesem großen Misstrauen und zum Nichtertragen von Nähe führen, und sie können die Lebensqualität natürlich sehr mindern. Hinter jeder Angst steht der lichtvolle Weg zur Liebe. Die Engel sagen: »Habe keine Angst vor der Angst, das bist ja immer du selbst, und vor sich selbst Angst zu haben macht keinen Sinn.

Mache dir in deiner liebevollen, lösungsorientierten Lebensphilosophie bewusst, dass da, wo Angst ist, Liebe erwachen möchte.« Das heißt, genau das, was dich jetzt beschäftigt, bietet auch eine Chance. Ergreife sie, gehe durch die Angst hindurch, früher oder später müssen wir das alle, für unser Seelenheil und Wohlbefinden.

Wir heilen unsere Ängste, wenn wir uns mit den Dingen auseinandersetzen, wenn wir durch Vergeben die Vergangenheit hinter uns lassen und immer mehr unsere Selbstliebe spüren. Wenn wir ins Vertrauen gehen und den Mut haben, uns auf einen Menschen, auf eine neue Erfahrung einzulassen. Dann fallen alte ungesunde Vorstellungen, Selbstbilder und Weltbilder ab, und durch die Erfahrung entsteht eine neue Tiefe zur Qualität der Liebe. Deshalb lohnt es sich stets, in allem zu wachsen, sich um die Liebe zu bemühen, seine ganze Kraft in jeder Lebenssituation auf die Liebe zu fokussieren. Dann wird auch diese innere Weisheit, was in jedem Menschen gottgegeben ist, erwachen. Nach überstandenen Ängsten und Zweifeln wissen wir dann: Die Erfahrung hatte ihren Wert und ihren Grund. Auch wenn wir sie nicht wiederholen möchten, so hat sie uns stark und reif gemacht und damit auch die Liebesfähigkeit noch mehr erhöht.

»Wie kann ich die Liebe zu meinen Mitmenschen zeigen?«

Durch Interesse am anderen und Empathie. Viele Menschen versuchen, sich die Liebe durch materielle Geschenke zu erkaufen, da sie es nicht anders gelernt haben. Was die Menschen aber brauchen, ist Liebe. Um sich liebevoll einem anderen gegenüber zu öffnen, bedarf es zunächst der Eigenliebe. Denn wer sich selbst nicht liebt, kann den anderen nicht wirklich lieben. Zeige deine Liebe für deine Mitmenschen, indem du Zeit mit ihnen verbringst und ihnen zuhörst, ihre Anliegen ernst nimmst und sie in ihrem So-Sein respektierst. Dann entsteht eine zwischenmenschliche Beziehung, dann beginnt die Liebe zu fließen, dann entsteht ein Miteinander.

Die Liebe zu den Menschen offenbart sich, wenn man ihre Bedürfnisse, ihre Situation nachempfinden kann, wenn man da ist, wenn man gebraucht wird. Wichtig ist dabei, nicht dem Helfersyndrom zu verfallen, also dem anderen nicht um jeden Preis zu helfen. Man muss auch die eigenen Grenzen respektieren. Die Lösung ist eine gute Balance zwischen Nähe und Abstand. Unsere Intuition zeigt uns den Weg. Folge deinem Herzen.

»Ich suche immer nach Harmonie und Kompromissen, ernte aber genau das Gegenteil. Was mache ich falsch?«

Wenn man Harmonie um jeden Preis haben möchte, steckt dahinter eine Angst vor Auseinandersetzungen, vor Konflikten und letztendlich auch eine Angst davor, nicht geliebt und anerkannt zu werden. Und diese Angst stammt meist aus der Kindheit. Wir müssen in einem solchen Fall verstehen, dass wir im Leben nicht weiterkommen können, wenn wir uns unbewusst angstvoll verhalten, so wie kleine Kinder es tun, weil wir dann nicht ernst genommen werden. Wenn ein Mensch immer nur lieb und nett ist, dann wird es für das Gegenüber schwierig zu unterscheiden, ob er aus seiner Würde heraus handelt oder es sich eher um eine Anpassung handelt. Ein Mensch wird dann respektiert, wenn er auch Respekt zu sich selbst spürt; er strahlt dann diese Würde aus und wirkt gereift. Dazu gehört zum Beispiel, seine Meinung selbstbewusst kundzutun.

Deshalb ist es wichtig, sich in solchen Situationen genau zu beobachten. Wie fühlt man sich dabei, wie ist die Körperhaltung, wie wirkt man auf den anderen, wie und wo entstehen Missverständnisse, wie aufgerichtet und souverän stehe ich da und wie gehe ich mit den Dingen um? Und allein diese Selbstreflexion öffnet einem schon sehr stark die Augen für sich und für andere. Dann können sich auch neue Wege zu Lösungen finden und neue Chancen entstehen.

Wenn du mit »ernte aber genau das Gegenteil« meinst, dass Streit entsteht, dann könnte es sein, dass du vordergründig nett bist, aber in Wirklichkeit versuchst, deine Interessen durchzusetzen. Ist das so? Dann solltest du erkennen, dass der andere aus seiner Sicht auch recht haben könnte, und dies akzeptieren. Auf diese Weise lassen sich liebevolle Kompromisse finden.

»Es heißt, Liebe tut nicht weh. Aber was ist es, wenn mein erwachsener Sohn tausend Kilometer von mir entfernt lebt und mir das wehtut?«

Hierbei müssen wir zunächst den Begriff Liebe definieren. Viele verstehen nämlich unter der Liebe fälschlicherweise melancholische Gefühle. Die Melancholie ist in diesem Fall aber ein Gefühl der Einsamkeit, des Nicht-geliebt-Werdens. Wenn etwas wehtut, kann es niemals Liebe sein. Es kann sich dahinter ein latenter Egoismus verstecken. Viele Menschen verwechseln Liebe mit Abhängigkeit und Egoismus, weil sie es nicht anders gelernt haben. Abhängigkeit und egoistisches Verlangen können sehr wehtun. Man fühlt sich dann immer im Mangel, man spürt nicht die Vollkommenheit, Sicherheit und Fülle in sich, da man nicht gelernt hat, sich auf sich selbst zu besinnen, sondern eher den Blick nach außen richtet, auf andere, auf Partner oder Kinder.

Wir dürfen solche Gefühle haben, nur dürfen sie uns nicht dominieren. Die Überwindung der Angst und des Schmerzes sollte mit Freude einhergehen. Wenn du also an deinen Sohn denkst, der jetzt weit von dir entfernt lebt, dann verbinde diese Gedanken mit Positivem, indem du dich darüber freust, dass er erwachsen ist und sein eigenes Leben führen kann. Indem du dich für ihn freust, für alles, was er in seinem Leben erreicht hat, dass er eigenständige Interessen hat, dass er eigenständig denkt und nicht an deinem Rockzipfel hängt. Du kannst stolz auf deine Erziehung und bisherige Begleitung sein. Ich hoffe für dich, dass du so eine große Freude darüber entwickeln kannst, dass dein Kind dich nicht braucht – auch wenn es natürlich schön ist, einmal gebraucht zu werden.

Wenn man aber feststellen kann, dass man nicht mehr ständig gebraucht wird, hat man auch mehr Zeit für sich, für die Beziehung zu sich selbst, plötzlich hat man Raum und Möglichkeiten für eigene Interessen. Das kann etwas Wunderbares sein. Wenn wir es jedoch nicht schaffen, eine Beziehung zu uns selbst zu leben und zu pflegen, stellen wir oftmals Ansprüche an jemand anderen und klammern uns an ihn. Dies ist nicht heilsam, sondern macht letztendlich uns selbst und andere krank. Diese Gefahr besteht gerade bei Kindern, wo so viel Innigkeit und Nähe vorhanden ist. Da sollte man als Elternteil darauf achten, eine Distanz für die eigene Persönlichkeit zu bewahren. Es ist wichtig zu spüren, wann man gefragt ist, und Rat und Sicherheit gibt, und wann man einen gesunden Freiraum lassen muss, damit die Persönlichkeit auch eines erwachsenen Kindes reifen darf.

Deshalb freue dich für dich, segne dein Kind, auch über die Entfernung hinweg, indem du mit einem Lächeln an es denkst, und genieße die Beziehung zu dir selbst, denn je eigenständiger und strahlender die Eltern werden, und somit weniger bedürftig, umso interessanter werden sie auch für ihre erwachsenen Kinder.

Das ist der wesentliche Ansatz beim Thema Liebe, den ich auch in meinem Buch *Das Geheimnis einer erfüllten Partner-*

schaft beschreibe: Wenn man in seiner Liebe, in seinem Frieden ruht, sich selbst genügt, dann strahlt man, ist erfüllt und strahlt die Fülle aus, und dann braucht man den anderen nicht, sondern kann sich von Herzen für sich und für den anderen freuen. Aus dieser inneren Fülle und Zufriedenheit heraus zieht man auch liebevolle Menschen an und erfreut sich an ihrer Anwesenheit.

Das ist es, was eine erfüllte, heilsame Beziehung ausmacht. Die innige Zuversicht: »Mein lieber Partner/mein Kind, es ist schön, dass du da bist, und es ist auch schön, dass ich da bin.« Diese Gleichwertigkeit, diese Würde, dieses Verständnis und diese Offenheit, fernab von jeglichem Kampf, Besitzanspruch und Schuldzuweisungen, heilt die Sehnsucht und erschafft eine innere Nähe. Also, freue dich über dein Leben und mache das Schönste, das Beste daraus. Alles andere ergibt sich dann von allein – licht- und liebevoll.

»Wie kann ich mit meiner Eifersucht umgehen?«

Eifersucht ist ein vergiftendes Empfinden und tut niemandem gut. Man muss sich zunächst fragen: Was suche ich denn im Eifer des Gefechts? Eifersucht hat viel mit Kontroll- und Besitzdenken zu tun. Doch ein Partner gehört uns nicht, so wie auch wir niemandem gehören. Wir können ein Empfinden der Zusammengehörigkeit haben, aber wir gehören niemandem. Eifersucht betrifft immer die Menschen, die in ihrem Selbstwert erschüttert sind. Wenn ich mir meiner selbst sicher bin, wenn ich liebevoll und liebenswert bin, dann ist es in meinem Empfinden selbstverständlich, dass mein Partner mich schätzt, so wie ich ihn schätze. Und wenn man sich darin nicht sicher ist, dann zweifelt man an sich, und automatisch zweifelt man auch an der Liebe des anderen. Damit macht man vieles kaputt, weil sich die Liebe in einem misstrauischen Umfeld natürlich nur schwer entwickeln kann. Und deshalb ist es wichtig, sich die lichtvolle Qualität des Vertrauens immer vor Augen zu halten, Selbstwertgefühl bereits am Morgen zu spüren, dies in seiner Besinnung tief zu empfinden und sich und auch seine Mitmenschen wie auch die Beziehung zu segnen. Segnen mit den Worten: »Liebe lichtvolle geistige Welt, ich bitte um Segen für mich und meine Lieben. Mögen die Engel uns stets behüten und möge alles in unser aller Leben so verlaufen, wie es sinnvoll, lichtvoll und liebevoll für alle Beteiligten ist.« Und dann ist man offen und denkt nicht Dinge wie »Ich muss den haben«, »Er darf nicht ...«. Es ist wichtig, in seinen Gedanken und seinem Empfinden immer frei zu sein.

»Wie kann ich meine Beziehungen zu den Menschen, die bereits verstorben sind, heilen?«

Du kannst deine Beziehung zu diesen Menschen heilen, indem du die Beziehung zu dir selbst heilst. Es ist tatsächlich ein Problem, das mir des Öfteren begegnet, und die Frage ist durchaus berechtigt. Wenn man mit Menschen, zum Beispiel seinen Eltern, einen Konflikt im Leben hat, wird dieser Konflikt sich auch mit deren Tod nicht auflösen, denn der Konflikt besteht ja in unserem Inneren, in der Emotion und wirkt sich auf das Selbstbild und auch auf das Weltbild aus. Unstimmigkeiten, Abhängigkeiten oder Co-Abhängigkeiten, Kummer verbleiben auch nach dem physischen Sterben, und man fühlt sich weiterhin unfrei. Nicht weil der andere einen festhält, sondern weil man seine Gedanken, seine Lebenseinstellung nicht verändert hat und sie auch nicht in einem Dialog lösen konnte. Und selbst wenn der andere an einem festhält, so gehören immer zwei dazu; einer, der sich anklammert, und einer, der sich festhalten lässt. Und somit ist es meist auch eine Form einer unheilsamen Beziehung, die es zu lösen gilt.

Bringe Licht und Liebe in die vergangenen Beziehungen und betrachte alles Gewesene mit liebevollem Blick. Mache dir klar, dass du das, was du zu Lebzeiten deines geliebten Menschen verpasst hast, heute nachholen kannst. Wenn es noch Groll gab zwischen dir und der Person, kannst du ein Vergebungsgebet sprechen. Du kannst auch ein Kerzenritual abhalten. Zünde eine Kerze an, gehe innerlich in ein friedvolles Gefühl, sprich ein letztes Gebet für den anderen und schließe ab mit diesem Teil deiner Lebensgeschichte, schaue nicht mehr zurück, fokussiere dich nur nach vorne. Das Leben geht hier weiter, und die Verstorbenen sollten vom Ballast befreit werden, damit auch für sie das Loslassen und der Aufstieg ins Licht vonstattengehen kann.

Und je besser es dir geht, umso mehr Licht strahlst du aus. Und dieses Licht erreicht die Seele des verstorbenen Menschen im Jenseits. Sie sieht dein Licht. Auch die Blockaden, die sich in uns lösen, lösen sich automatisch bei den Menschen, mit denen wir diesbezüglich in Verbindung standen. Und durch gelebte Vergebung wird es auch für die andere Seele leichter sein, ins Licht zu schauen und noch mehr Licht und Leichtigkeit zuzulassen. Deshalb tut jegliche Heilungsarbeit, die wir für uns tun, jegliches Glück, das wir in uns empfinden, jegliche Freude und

Wertschätzung, die wir durch und durch mit allen Sinnen in unserem Leben erfahren, auch allen anderen gut. Wir sollten die Dinge, die uns beschäftigen, unbedingt in uns klären, in Liebe, Güte und Vergebung. Dann sind wir stark.

»Seit ewiger Zeit belastet mich das Thema: Was können beziehungsweise dürfen Frauen und was Männer? Nachdem ich den Beruf meines Vaters erlernt habe und praktiziere, übernahm ich vor ein paar Jahren den elterlichen mittelständischen Familienbetrieb. Mein Beruf ist unter anderem sehr handwerklich, körperlich und auch technisch. Von meinem privaten wie beruflichen Umfeld bekomme ich jedoch immer wieder gespiegelt, dass mir die Arbeit, die ich täglich verrichte, nicht zugeordnet wird, sondern meinen männlichen Mitarbeitern. Mir werden lediglich die Arten von Arbeit zugetraut, die dem Klischee der Frauenrolle entsprechen. Ich übe aber in der Realität mehr oder weniger die gleiche Tätigkeit aus wie meine Kollegen, kümmere mich außerdem noch um die administrativen Dinge und trage die Verantwortung für das Unternehmen. Ich leide sehr unter dieser Situation. Zudem zweifle ich an mir, Gott und der Welt. Tue ich da etwas, was mir, persönlich oder mir generell als Frau, nicht entspricht und alle anderen wissen es besser als ich, nur ich wollte es jahrelang nicht wahrhaben? Ist das schlimm, wenn man sich als Frau in typisch männliche Berufe hineinbewegt und dafür auch anerkannt werden will? Handelt ›frau‹ damit gegen das Schöpfungsprinzip? Bin ich als Frau ohne Kinder weniger wert oder gar falsch?«

Das sind sehr emotionale Fragen, die sicherlich vielen Frauen aus dem Herzen sprechen und in diesem Bewusstsein der Selbst-

wahrnehmung, des Selbstwertgefühls und der Selbstverwirklichung ja auch so manches anregen. Der Mensch denkt gerne in Rollen: Mann – Frau, richtig – falsch usw. Er denkt nach diesem alten Gedankengut, in dem nur schwarz oder weiß, richtig oder nicht richtig vorkommt. Dabei gibt es im Leben viele Facetten und nicht nur das eine Richtige. Nach dem göttlichen Plan gibt es diesbezüglich keine Unterschiede zwischen Mann und Frau und auch keine Beschränkungen. Solche Rollenmuster werden von Menschen gemacht, und wir müssen diesen nicht folgen.

Es liegt an jedem Einzelnen zu entscheiden, was für ein Leben er leben will, wo seine Talente und Fähigkeiten liegen, wo er sich erkannt fühlt und wo er sich verwirklichen kann. Dann ist es auch richtig so. Wir sollten uns also im spirituellen Sinne wie auch alle anderen Menschen als ganzheitliche individuelle menschliche Wesen betrachten und nicht einseitig: entweder männlich oder weiblich.

Wenn einen negative Reaktionen des Umfelds unglücklich stimmen, steckt dahinter oftmals die Sehnsucht nach Liebe und Anerkennung von außen. Doch diese Sehnsucht nach Liebe und Anerkennung wird nie gestillt werden können, sofern wir sie nicht in uns selbst entwickeln. Das heißt, wir sollten nicht nur nach äußeren Maßstäben denken, sondern wir sollten anfangen, spiritueller zu denken, weiser, in Liebe und Vertrauen von innen heraus, nach innen gerichtet. Wir sollten uns selbst fragen: Wie gefalle ich mir in dem, was ich tue, in meinem Beruf, in meiner Berufung, wo liegen meine Fertigkeiten, was habe ich schon alles geschafft und gemeistert? Dann werden wir Antworten erhalten, die der Wahrheit entsprechen.

Lobe dich täglich selbst, schenke dir Liebe und Anerkennung, dann wirst du Selbstwertgefühl entwickeln und dieses nach außen ausstrahlen. Man wird dir deinen liebevollen Stolz, deine Würde ansehen. So kannst du auch die Wertschätzung von außen erkennen. Denn die Liebe und Wertschätzung können wir im Außen nur in dem Maße erkennen und annehmen, in dem diese bereits in uns selbst angelegt sind. Also innen wie auch außen. Ruhe in deiner Selbstliebe, denn dann kommt die Souveränität, über den Dingen stehen zu können, auch in einem männlichen Umfeld und in einem männlichen Berufsfeld. Diese Souveränität entsteht, wenn man das lebt, was man für sich als das Stimmige empfindet. Und wenn man erkennt, was man alles kann, mit welcher Herzensüberzeugung man hinter den Dingen steht und die Aufgaben meistert, dann ist das, was andere denken, nicht mehr so wichtig. Ist man in Selbstliebe, im Erfüllt-Sein, dann weiß man, sich daran zu erfreuen, ohne vom Lob anderer abhängig zu sein.

An dieser Frage können wir sehr gut erkennen, was spirituelles Denken bedeutet, nämlich nach innen bezogen zu denken, in der inneren Selbstreflexion und Selbstliebe zu ruhen und souverän mit Reaktionen anderer umzugehen. Denn aus diesem inneren, friedvollen Empfinden heraus entsteht auch ein friedvolles Leben im Außen. Das ist Weisheit, und diese Art, von Herzen zu leben, ist eine weibliche Intelligenz. Lebe diese Herzensintelligenz, die wiederum in jedem Menschen, auch im Mann, vorhanden sein sollte. Erfreue dich daran, um so noch mehr Liebe in die Welt zu bringen. Also wünsche ich dir ganz viel Freude in deinem Beruf, ganz viel Erfolg, Muße und Zufriedenheit. Du bist absolut richtig, so, wie du bist!

»Wenn ich mich mit einem Menschen nicht so gut verstehe, mich in seiner Nähe unwohl fühle, sogar körperlich darauf reagiere, darf ich ihm aus dem Weg gehen? Und es so hinnehmen, dass es eben so ist und man sich ja vielleicht nicht mit jedem Menschen gut verstehen kann? Oder sollte ich aus himmlischer Sicht unbedingt nach Lösungen suchen, auch wenn ich es derzeit gar nicht wirklich möchte? Kann ich die Zeit abwarten, bis es in mir reif dafür ist, oder sollte ich mich trotz innerer Abwehr jetzt damit auseinandersetzen und nachgeben? Bei dieser Person handelt es sich um meine Schwiegermutter.«

Wir sollten, schon für unseren eigenen inneren Frieden, immer versuchen, das Verhalten unseres Gegenübers zu analysieren, um es zu verstehen, uns aber niemals unterdrücken lassen, und wir sollten uns niemals zu etwas zwingen. Auch das ist eine Form der Ehrlichkeit und Aufrichtigkeit, sich selbst und somit auch dem anderen gegenüber. Wir sollten die Selbstliebe in allem leben und auch für uns einstehen. Denn sind wir immer ehrlich und aufrichtig, hat eine Beziehung, die vielleicht viele Konflikte birgt, erst eine Chance. Alles andere wäre nur, Konflikte vor sich herzuschieben, und das kostet wahnsinnig viel Kraft, Gesundheit und Erfolgsenergie. Denn deine Schwiegermutter spürt ja trotzdem genau, dass du ein Problem mit ihr hast, und dann entsteht ihrerseits berechtigtes Misstrauen, die Konflikte durch diese energetischen Stauungen häufen sich nur an, und irgendwann knallt es.

Wir sollten uns in erster Linie aus der Selbstliebe und Eigenverantwortung heraus fragen, ob der Konflikt irgendetwas mit der eigenen Resonanz, mit den eigenen Mustern zu tun haben könnte. Hat er vielleicht etwas mit der eigenen Mutterrolle oder mit der eigenen Mutter, mit der eigenen Weiblichkeitsrolle zu tun? Wo fühlen wir uns nicht bestärkt, in unserer Persönlichkeit nicht gesehen, wo sollten wir uns selbst Liebe und Anerkennung schenken, damit Beziehungen gelingen, sofern sie möglich sind? Und deshalb sollten wir versuchen, je nachdem, wie die Beziehung ist, als Nächstes eine Aussprache zu suchen, sofern das möglich ist.

Wenn wir aber merken, es bringt alles gar nichts, und wir schaden uns nur gegenseitig, dann heißt es wirklich: »Wer liebt, lässt los.« Dann kann man den anderen segnen und ihn seinem Weg, seinem Schicksal überlassen und sein eigenes Leben harmonisch gestalten. Es ist wichtig, diese Übung, diese Erfahrung als Lernprozess zu sehen, denn uns begegnet nichts, dem wir nicht gewachsen sind.

Wichtig ist es, sich bewusst zu machen, wie man aus dieser unheilvollen Resonanz herauskommen kann. Denn wirklich erwachte und erwachsene Menschen streiten nicht, weil sie niemandem etwas zu beweisen haben und sich selbst die Liebe und Anerkennung geben, die sie brauchen. Es sind eher die verletzten »inneren Kinder« in uns, die streiten, die immer recht haben wollen. Und in den meisten Beziehungen findet man einen gemeinsamen Nenner und ein gesundes Sozialverhalten. Doch es gibt natürlich auch Beziehungen, in denen man Akzeptanz üben und lernen muss loszulassen, in denen man niemanden belehrt und seinen eigenen Weg geht. Das verrät einem nur das eigene Herz. Man kann ja keine Situation, keine Beziehung, keinen Menschen verallgemeinern. Diese friedensstiftende Liebe weist einem den Weg, auch im Verhalten im Außen.

Weltgeschehen

»Was sind die aktuellen Themen auf der Welt? Worauf sollten wir besonders achten? Was geschieht jetzt? Übergriffe bei uns und überall auf der Welt: Was will uns die geistige Welt sagen? Was sollen wir aus dem Ganzen lernen? Wie können wir mit dem Thema Ohnmacht im globalen Geschehen umgehen? Wo fängt gesunde Abgrenzung an und wo hört sie auf? Wo hört Menschlichkeit auf und wo fängt Naivität an? Werden wir Krieg in Deutschland haben, sind wir in Deutschland noch sicher?«

Die Fragen umfassen zeitaktuelle Geschehen, die viele Ängste beinhalten. Was sind die aktuellen Themen? Während ich diese Frage an die geistige Welt weitergebe, sehe ich über all den Unruhen auf der Welt himmlisches Licht leuchten. Ich sehe über der Erde das Symbol eines maigrünen heilenden Herzens und wie die Engel in ihrer Güte die Erde in weißes Licht einhüllen und in Liebe segnen mit dem tiefen Gefühl: Heilung möge überall stattfinden. Das Licht der Liebe muss uns durchströmen, und alle Menschen sollen die Dinge im Guten da anpacken, wo ihre Möglichkeiten sind. In allen Wandlungen liegen große Chancen. Und es ist wohl Teil des göttlichen Plans, dass die Welt sich global verbindet, dass die Völker, Kulturen und Religionen sich vermischen, damit in naher Zukunft endlich

Frieden einkehren kann. Denn wenn wir uns nicht nur in uns, sondern auch mit der Erde als ein Ganzes empfinden, dann gibt es kein Fremdes und auch keinen puren Egoismus mehr. Und deshalb braucht die Erde Menschen, die sich in unerschütterlichem Glauben an das Gute aufrichten und Gutes vollziehen, die an das Gute glauben, nach dem Guten handeln und sich nicht beirren lassen. Wir sollen durch und durch an unseren liebevollen Werten ansetzen und davon nicht ablassen. Denn Menschen können nur Liebe lernen, wenn ihnen Liebe widerfährt. Menschen können nur Weisheit und liebevolle Werte verinnerlichen, wenn ihnen diese vorgelebt werden. Und deshalb sollten die Menschen, die ihrem Herzen folgen, Vorbilder sein und nicht in Angst erstarren. Wir alle sollen Vorbilder sein, wie Engel auf dieser Erde, wir sollen die Welt aufgerichtet und souverän mitgestalten, unser Glück ausstrahlen und aus dem Herzen heraus leben. Dann wird Frieden in diese Welt einkehren können.

Alle Engel sind fleißig dabei, mögen auch wir Menschen eifrig mithelfen, indem wir unserem inneren Frieden viel Raum geben und diesen in Liebe voller Selbstbewusstsein auch nach außen tragen. Starke Menschen braucht die Welt. Und diese Stärke der Liebe, der Würde, des Mitgefühls kommt von innen, und wir alle tragen sie in uns. Mögen wir jeden Tag in einem liebevollen, sanftmütigen Segen beginnen, so wie die Engel es tun, und genauso auch in Dankbarkeit und tiefster Zuversicht den Tag abschließen. Dann leben wir unseren Lebensweg der All-Liebe, und die Welt wird sich lichtvoll wandeln.

»Hat es bald mal ein Ende mit den Anschlägen? Es wäre so wünschenswert, dass sich die verschiedenen Religionen endlich akzeptieren würden. Wird das einmal der Fall sein?«

In der evolutionären Entwicklung ist es vorgesehen, dass die Menschen, gleich welcher Rasse, Kultur und Religion sie angehören, sich verbinden. Dies zeigt sich auch in der fortschreitenden Globalisierung der Welt. Dieses neue Miteinander fordert von uns neue Bewusstseinskräfte, und ebenso fördert es diese. Auch wenn es vielerorts noch Widerstände gibt, so werden sich die Trennungen in nah und fern, gleich und fremd usw. immer mehr aufheben. Völker, Kulturen und Religionen kommen sich näher und werden sich zukünftig in liebevoller Absicht immer mehr verbinden. Da wir alle miteinander verbunden sind und einander brauchen, wird die evolutionäre Entwicklung sich immer mehr in eine friedvolle Richtung entfalten.

Wir leben jetzt bereits in einem Zeitalter, in dem immer mehr Freigeister und kluge Menschen ethische Grundwerte (Liebe, Vertrauen, Respekt, Selbstverantwortung usw.) über die Religion und über die religiösen Unterschiede stellen und die Menschenwürde in den Fokus rücken. Diese ethischen Werte werden immer mehr an Bedeutung gewinnen.

Wir dürfen uns auf eine lichtvolle Zukunft freuen und an dieser auch liebevoll, konsequent und mutig arbeiten. Jeder ist gefragt in seinem Denken, Fühlen und Handeln. Die Welt braucht großes Mitgefühl, und Mitgefühl ist der Schlüssel zum inneren Frieden wie auch zum Weltfrieden. Über unsere Liebe und über unser Mitgefühl finden die Engel auf der Erde ihren Ausdruck.

»Was meinst du, wie kann es sein, dass so viele Menschen in Gottes Namen töten – kann das ihr Seelenplan sein? Wird dies enden?«

Niemand tötet in Wirklichkeit in Gottes Namen, er tötet vielmehr aus Fanatismus, Egoismus und Aggressivität. Religiöse Schriften beinhalten sowohl friedliche als auch gewaltfordernde Abschnitte. Fanatiker picken sich die Gewaltabschnitte heraus und begründen damit ihr Handeln.

Aber Religion ist nicht Gott. Es handelt sich bei den Religionen immer um menschliche Konstrukte. Gott ist das all-universelle Bewusstsein der Liebe, und jede Religion ist nur eine kulturell bedingte Form und bietet eine Möglichkeit, wie man dieses Bewusstsein der All-Liebe leben kann. Der Mensch kann sich durch seinen freien Willen immer entscheiden, ob er sein Herz für die Liebe und Friedfertigkeit öffnet oder sich für Angst, Aggression und Kampf entscheidet. Er muss sich in seinem Bewusstsein erkennen, sich auf seine wahre Herzensnatur besinnen und aus dem falschen Ego und den Machtgedanken aussteigen.

Man muss immer unterscheiden, was göttliches Wirken und was ein rein menschliches Konstrukt ist. Hass, Aggression und Töten liegen niemals im göttlichen Plan und auch nicht in einem menschlichen Seelenplan. Denn Gottes Plan ist die Liebe und der Seelenplan der Weg dorthin. Das bedeutet, die Lebensaufgaben eines jeden Menschen auf diesem Weg sind emotionaler Natur und erfordern für die Verwirklichung liebevolle ethische Werte. Wenn der Mensch seine Unwissenheit und Unbewusstheit überwindet, indem er sich immer mehr auf liebevolle Werte konzentriert und somit die Angst positiv nutzt und nicht verbrecherisch, umso mehr erwacht er und wird in seiner göttlichen Seele präsent. Das ist ein evolutionärer Prozess, der jeden Menschen betrifft. Jeder Mensch kommt als lichtvolles und liebevolles Wesen zur Welt. Doch schlimme Ereignisse in seinem Leben lassen ihn verhärten und sein Herz verschließen. Aus dieser Herzlosigkeit findet das Töten statt.

Auf die Frage, ob das Töten im Namen Gottes enden wird, kann ich klar sagen: Ja, das wird aufhören. Die Menschen werden Schwestern und Brüder in dieser Welt.

»Wenn man die Menschheit beobachtet, ist es so, als lebe man in einer Zeit, in der die Menschen wie Maschinen, wie Roboter funktionieren. Auch Kinder werden zu Maschinen gemacht. Es geht sehr viel verloren, was mit Seele und mit Gottes Weg zu tun hat. Wie siehst du die Zukunft unserer Kinder? Gibt es Hoffnung aus diesem Chaos, in dem die Menschen leben? Hat die Menschheit noch eine Zukunft ohne Krieg und Hass auf dieser Erde?«

Wenn ich zu diesem Thema die Engel befrage, so erhalte ich die Antwort, dass sich der Mensch in seiner evolutionären Entwicklung stets zum Guten hin entwickeln wird. Dies geschieht unabhängig davon, wie weit sich die Menschheit gegenwärtig von ihrer inneren Heimat durch Materiegläubigkeit und Technik entfernt hat. Um sich in sich wohlzufühlen, um zu einer seelischen Lebensqualität zu finden, um auch emotional erfüllt zu sein, wird sich die Menschheit irgendwann wieder auf das Wesentliche und die Wahrheit besinnen.

Die Engel zweifeln niemals an der göttlichen Natur des Menschen, die er in seinem Inneren immer bewahren wird. Unsere lichtvollen Seelenqualitäten, unsere Fähigkeit zu staunen, unser Offensein gegenüber den Wundern und neuen Entwicklungen sollten wir uns stets bewahren. Unsere Aufgabe als Erwachsene liegt darin, auch unseren Kindern den Umgang mit der neuen Welt beizubringen, und zwar so, dass die Kreativität wie auch die Eigenverantwortung bewahrt werden. Und da gibt es sicher viele Herausforderungen, doch uns wird immer etwas Sinnvolles einfallen. In der Liebe finden sich die Lösungen.

»Was sagen die Engel zu den unsäglichen globalen Übergriffen auf Frauen? Wie können wir mit der Angst vor männlicher Gewalt umgehen?«

Als Frau kann ich diese Ängste vor Gewalt natürlich sehr gut verstehen. Doch Angst ist nie ein guter Berater. Wir müssen die Angst positiv nutzen, wir müssen aufmerksamer sein und in dieser inneren Kraft der Achtsamkeit noch klarer auf die Welt schauen und weiser sein.

Übergriffe auf Frauen hat es leider schon zu allen Zeiten gegeben. Letztendlich ist es so, dass Männer, die die Frau unterdrücken, in Wirklichkeit auch den weiblichen Anteil in sich selbst unterdrücken. Der weibliche Anteil – die Fähigkeit zu Liebe, Hingabe, Sanftmut und Vertrauen – ist ja weniger vom biologischen Geschlecht abhängig, sondern vielmehr von der Seelenqualität. Männer und Frauen haben männliche und weibliche Anteile in sich.

Für den Menschen, der Gewalt ausübt, sind Härte und Angst oft bekannter und selbstverständlicher als Sanftmut und Liebe. Diese beiden Qualitäten lösen Angst in ihnen aus, und aus dieser Angst erwächst Aggression. Solche Menschen wurden autoritär und in Härte erzogen. Bedenken wir dabei, dass Missbrauch neuen Missbrauch erschafft. Denn der Mensch lernt das Menschsein ja nur am Menschen. Eine Generation nach der anderen hat die Aufgabe, noch mehr lieben zu können.

Zum Glück leben wir in einer Zeit, in der die Männer auch zunehmend sanfter sein dürfen. Dem Mann werden nun auch Tränen zugestanden, er darf seine weiche Seite zeigen, anstatt sie unterdrücken zu müssen. Doch ist dies weiterhin nicht überall selbstverständlich. Die geschlechtstypischen Rollen existieren noch immer in weiten Teilen der Welt.

Alle Menschen sollten erkennen, welch große Stärke im weiblichen Naturell liegt. Es ist eine immense Kraft, die Frieden schafft und letztendlich auch zum Weltfrieden führen wird. Der weibliche Anteil im Menschen besteht aus Liebe, Weisheit, Harmonie und Mitgefühl. Diese Tugenden sollten die Frauen lichtvoll nach außen symbolisieren. Wir sollten uns gerade in dieser Herausforderung aufrichten und in unserer inneren Schönheit, in unserem Selbstbewusstsein erstrahlen und uns unserer Aufgabe auf dieser Erde bewusst sein. Sensitivität, Sensibilität und Sanftmut sind Stärken und keine Schwächen; denn auf dieser Ebene wird der Weltfrieden geboren.

»Wie können wir unserer Erde und dem Universum bei ihrem jetzigen Quantensprung am besten helfen?«

Einen »Quantensprung« in dem Sinne, dass sich die Welt plötzlich vollkommen verändert, kann und wird es nicht geben. Denn zu allen Zeiten brauchten Mensch und Erde in ihrer evolutionären Entwicklung eine gewisse Zeit. Doch da der Mensch durch seine evolutionäre Entwicklung und die stetige Zunahme des Bewusstseins jetzt weiser und bewusster geworden ist, entwickeln er und das Weltgeschehen sich tatsächlich schneller.

Und wenn ich den Himmel frage, was wir selbst dazu beitragen können, dann sagen uns die Engel dazu Folgendes: »Lebe du dein Glück, deine Freude, strahle in Liebe und Kraft. Dann erfreust du die Schöpfung und die Welt!« Deshalb ist es sinnvoll, dass wir unser ethisches Verhalten hinterfragen und achtsam betrachten, ob wir das Leben genießen, uns daran voller Dankbarkeit erfreuen und Gott und die Schöpfung achten. Es gilt auch zu hinterfragen, wo ich selbst durch meine innere Einstellung (zum Beispiel zu meinem Konsum) der Welt mehr Gutes tun kann. Je optimistischer wir sind, desto mehr strahlen wir nach außen, und wir verbinden uns über das morphische Feld mit allen anderen strahlenden, liebevollen Menschen in Resonanz und unterstützen die Energie des Friedens auf der Welt.

Wir alle können als große Schöpfer am Weltgeschehen teilhaben, wenn die Macht unserer Gedanken und Gefühle und auch unserer Handlungen und somit die Folgen unseres Seins bewusst werden. Gottes Licht strömt durch uns, und in diesem Licht mögen wir selbst gnädig, nachsichtig, liebevoll, vor allem aber fröhlich sein. Dann wird sich jegliche Entwicklung auf Dauer zum Guten wenden.

»Ich würde gerne wissen, was man machen kann, damit endlich Frieden auf der Welt herrscht und es keine Gewalt mehr gibt.«

Diese Frage ist nicht einfach zu beantworten, denn die Hintergründe für Unfrieden sind sehr vielschichtig. Seit Anbeginn der

Menschheit gibt es Machtstrukturen, Auseinandersetzungen und Krieg.

Wenn ich die Engel frage, so teilen sie mir mit, dass jeder Mensch ein Teil der Schöpfung ist und mit seiner Liebe und seinem Frieden seinen Beitrag zum Glück der Gesamtheit leisten soll. Dies bedeutet, je mehr wir uns auf unsere friedvollen Gedanken, Gefühle und Handlungen besinnen, im Kleinen wie auch im Großen, desto mehr verbinden wir uns über das morphische Feld mit allen Menschen, die ebenfalls friedvoll schwingen. Je unerschütterlicher wir an das Gute im Menschen glauben – anstatt Feindbilder aufzubauen –, desto mehr erhöht sich das gemeinsame Energiefeld, und über die Gemeinsamkeit können sich Liebe und Frieden über die Welt ausbreiten. Frieden fängt immer in uns selbst an. Es ist deshalb sinnvoll, jeden Tag in einer Meditation in eine liebevolle und friedvolle Stimmung hineinzugehen und sich, seine Familie, die Mitmenschen und somit auch die Welt zu segnen, denn die Welt braucht liebevolle, friedvolle, weise und mutige Menschen.

»Sollten wir Angst vor der Islamisierung in deutschsprachigen Ländern haben?«

Dafür gibt es nicht den geringsten Grund, denn jede Religion trägt ja im Kern die Liebe in sich, und das gilt auch für den Islam. Extremisten, die eine Religion in den Schmutz ziehen, die ethische Werte und Menschenrechte nicht würdigen, gab es in jeder Religion, zu jeder Zeit, und es gibt sie leider immer noch. Es gibt aber auch Gläubige, die mit anderen Gläubigen sehr wohl in Frieden leben, doch melden uns die Medien viel häufiger die schlechten Nachrichten. Richten wir unsere Aufmerksamkeit also nicht allein auf die schlechten Ereignisse. Wie gesagt: Es gibt keinen Grund zur Angst vor einer Islamisierung. Die Engel, die ich befrage, zeigen mir Licht über allen Menschen. Es wird keine Islamisierung stattfinden, sondern die Menschen werden sich verbrüdern.

Wir können auch selbst etwas gegen die Sorge und das Misstrauen tun. Wir sollten aufrichtiges Interesse an einem liebevollen Miteinander mit Menschen aus anderen Kulturen aufbringen, das nimmt uns die Angst. Gerade in unruhigen Zeiten ist es besonders wichtig, sich auf seine Mitte, auf Vertrauen und Selbstliebe zu besinnen und auf seine grundlegende Wahrheit. Und was ist deine grundlegende Wahrheit? Ist es die Liebe, die verbindet, oder ist es die unbewusste Angst? Wie reagiert man im Alltag?

Mögen wir uns alle ganz auf die Kraft der Liebe besinnen. In der liebevollen Stärke finden wir immer sinnvolle und lichtvolle Lösungen und ein liebevolles Miteinander.

»Wie gehen wir damit um, wenn sich einige Flüchtlinge, die in unser Land kommen, nicht integrieren wollen, und das in einer Art und Weise, die uns allen Angst macht? Es treffen ja dann verschiedene Kulturen aufeinander. Ist es wirklich der Plan der Weltmächte, Deutschland zu destabilisieren?«

Integration findet nicht im Verurteilen statt, sondern darin, dass wir aufeinander zugehen, also im Miteinander. Wenn wir wollen, dass unsere ethischen Werte und Menschenrechte respektiert werden, dann müssen wir auch die Werte und Rechte der anderen respektieren. Dass Kulturen sich vermischen, gab es auch zu anderen Zeiten. In der Neuen Zeit scheint dies sogar in Gottes Plan vorgesehen zu sein. Wir finden solche Prophezeiungen für dieses Zeitalter bereits in den vedischen Schriften, und auch Rudolf Steiner sprach davon, dass sich die Rassen in der Neuen Zeit vermischen werden. Dies geschieht jetzt allerdings sehr schnell und mit großer Wucht und kann durchaus zu gewissen Verunsicherungen führen. Wir leben am Beginn eines Neuen Zeitalters und erleben gerade einen gigantischen globalen Umbruch, der sicherlich noch einige Generationen dauern wird. Hier sind wir aufgefordert, auf unser liebevolles Herz zu hören und unserer geistigen Führung zu vertrauen.

Bedenken wir, dass es in der ganzen Weltordnung auf Dauer keine absolute Isolation geben kann, da sonst keine Entwicklung stattfinden könnte. Wir müssen erkennen: Jeder Mensch ist wertvoll, und wir müssen immer den liebevollen Menschen im anderen sehen und auf diesen ethischen Werten und auf dem Miteinander aufbauen. Wenn wir hier der Vorstellung erliegen, dass Weltmächte uns destabilisieren wollen, werden wir genau diesen Energien der Unwissenheit, der Panikmache, der kriegerischen Elemente Macht geben. Dann wird es uns letztendlich tatsächlich schlecht gehen. Deshalb sollten wir nicht kopflos und naiv in eine Angst verfallen, sondern uns immer auf die Menschenwürde und auf unsere Liebe besinnen. Vor allem sollten wir erkennen, wie gut es uns geht, was wir haben, dass wir frei sein dürfen, und dies auch allen anderen Menschen wünschen, sie segnen und für sie beten.

»Ich möchte so gerne wissen, weil es ja so viele Unruhen gibt, ob ein dritter Weltkrieg stattfindet.«

Wenn ich die geistige Welt frage, strahlen die Engel in zuversichtlichem Licht und teilen mit, dass solche Ängste unbegründet sind. Wir sollten durch und durch mit einer liebevollen und bejahenden Lebenseinstellung in die Zukunft schauen. Wir sollten dabei bedenken, dass das Bewusstsein des Menschen sich weiterentwickelt hat. So ist er heute nicht nur in der Lage, durch Leid zu reifen, sondern vor allem auch durch rechtzeitige Erkenntnisse.

Wir leben in einer vernetzten Welt, und jeder weiß, dass man langfristig automatisch auch sich selbst schadet, wenn man einem anderen Land Schaden zufügt. Heute sind wir globalisierter und verbundener miteinander. Dies erfordert große Weitsicht und Verantwortungsbewusstsein in allen politischen Entscheidungen.

Durch die Vermischung von Kulturen lernen sich die Menschen in der gesamten Welt immer mehr kennen, und so werden auch die Feindbilder und die Angst vor dem Fremden immer weiter abnehmen. Die evolutionäre Entwicklung mit einem erhöhten Bewusstsein wird voranschreiten. In dieser Zeit brauchen wir viel Optimismus, viele neue kreative Ideen und Lösungen, viel Zuversicht, Liebe zum Leben und zum Miteinander. Ein erhöhtes Bewusstsein führt zum liebevollen Wertewandel und zu innovativen Ideen für unsere Zeit.

»In unserer Familie herrscht stets Angst aufgrund des angeblichen dritten Weltkrieges, der kommen soll. Kannst du etwas dazu sagen? Wie sollen wir mit der Angst umgehen?«

Die Angst ist den Menschen oftmals näher als das Bewusstsein der Liebe und des Vertrauens. Die Menschen flüchten leichter und schneller in eine angstvolle Stimmung, als sich auf liebevolle Werte zu fokussieren und liebevolle Erkenntnisse und Lösungen zu finden. Doch in der Liebe liegt unser göttliches Schöpfungspotenzial.

Wir sollten uns täglich mit Liebe, Verständnis und Mitgefühl begegnen. Dann erschaffen und befinden wir uns in einem positiven und friedvollen Schwingungsfeld und tauchen in einen liebevollen Glauben ein. Je mehr wir selbst in unserem inneren Frieden verankert sind, umso mehr sind wir mit einer positiven globalen Schwingung im morphischen Feld verbunden und tragen mit unserer Liebe in gewisser Weise auch zum Weltfrieden bei.

Wir sollten uns unser Leben stets voller Dankbarkeit friedvoll, würdevoll und schön gestalten. Auch wenn in der heutigen Zeit Angst vor einem Krieg spürbar ist, sollten wir uns bewusst machen, dass es Gottes Wille ist, dass die Menschen sich gegenseitig die Hände reichen, sich kennenlernen, sich im Mitgefühl begegnen und zusammenrücken. Denn aus geistiger Sicht sind wir mit allem und jedem verbunden, sind wir Brüder und Schwestern, weil wir alle derselben göttlichen Quelle entspringen.

Wenn wir uns jetzt auf unsere Wurzeln, auf das Christentum besinnen, erkennen wir, dass die Nächstenliebe die Basis des Christentums ist beziehungsweise sein sollte und unsere Grundwerte darstellt. Darauf sollten wir uns stets besinnen. Aus dieser Lebensphilosophie wirken Tugenden wie Mitgefühl, Verständnis und Weitsicht, die uns und die Welt weiterbringen. Wenn wir verstehen, dass diese evolutionäre Entwicklung nur natürlich ist und dass wir mit der Zeit gehen sollten, dann verlieren wir auch die Angst vor dem Fremden immer mehr und sehen in allem neue Chancen für uns und andere Menschen. Dann gehen wir mit der Zeit und gestalten die Welt positiv, erfolgreich und friedvoll mit.

Die Welt braucht mutige Menschen. Menschen, die konsequent in Liebe schwingen, in Liebe denken, fühlen und handeln. Wir sollten erkennen, dass die Menschheit für ihre Entwicklung keinen dritten Weltkrieg braucht und somit diese Bedenken keinen Sinn machen.

Sei du das Licht in dieser Welt und trage in deinem friedvollen Herzen stets ein Lächeln, Güte, Achtsamkeit und Liebe.

»Wie kann man verhindern, dass Menschen Amok laufen? Was können wir Mitmenschen tun, damit kein Mensch so verzweifelt sein muss? Denn letztendlich ist diese Tat ja auch nur ein Schrei nach Liebe. Was können die Engel tun? Ist es nicht möglich, ihnen Menschen zu schicken, von denen sie sich geliebt und verstanden fühlen, könnte man es somit verhindern?«

Ein Mensch, der Amok läuft, ist emotional verroht. Sein Herz ist verschlossen, er spürt keine Liebe, er nimmt die liebevollen Absichten der Menschen nicht wahr. Er ist vereinsamt. Das hat individuelle und gesellschaftliche Gründe. Er hat vielleicht in der Kindheit zu wenig Liebe erfahren, und/oder er hat eine psychische Störung. In unserer Leistungsgesellschaft hängt der Wert des Menschen von seinem Erfolg ab. Dem gerecht zu werden fällt vielen zunehmend schwer.

Welche Gründe auch immer vorliegen, der Mensch ist vereinsamt. Unsere Aufgabe ist es, ein liebevolles Umfeld für alle zu schaffen. Langfristig ist also ein liebevolles Umfeld für alle Menschen die Lösung. Und an diesem sollten wir in unserem Leben arbeiten und mit unserer Liebe und unserem Glück zum Geschehen um uns herum Gutes beitragen. Es ist immer wichtig, bei sich selbst anzufangen und diesen Friedensimpuls, diese innere Zuversicht im Herzen zu tragen.

Aufgrund meiner Begegnungen mit Gott und seinen Engeln, aufgrund meiner Erkenntnis, dass die Liebe der Menschen ein unendliches Potenzial hat, bin ich durch und durch davon überzeugt, dass sich die Menschheit zur Liebe entwickeln wird. Doch ich weiß, dass die Wandlung des Menschen und das Entwickeln von liebevollen Erkenntnissen nicht von heute auf morgen geschehen kann, sondern viel Erfahrung, also Zeit benötigt. Tragen wir alle unsere Herzlichkeit und ein Lächeln in die Welt und beteiligen uns somit an der lichtvollen Veränderung.

Anhang

Bisher erschienene Werke von Jana Haas

Engel und die Neue Zeit: Heilwerden mit den lichten Helfern, Berlin, Allegria 2008.

Engel Karten. 44 Lichtbotschaften mit Anleitung, Berlin, Allegria 2008.

Heilung mit der Kraft der Engel: Das Praxisbuch zum energetischen Heilen von Körper und Seele, München, Knaur 2009.

Erzengel und das neue Zeitalter: Ihre Kraft für persönliche Entwicklung, Beziehungen und Gesundheit nutzen, München, Knaur 2009.

Mit den Engeln durch das Jahr: 365 himmlische Botschaften, München, Knaur 2009.

Schutzengel: Wie uns die himmlischen Begleiter zur Seite stehen, München, Knaur 2010.

Meditations-CD: Schutzengel, München, Knaur 2010.

Fragen an Gott und die Engel, Berlin, Allegria 2011.

Jenseitige Welten. Die Reise der Seele ins Licht, München, Knaur 2012.

Himmlisches Wissen. Ein erfülltes Leben mit Hilfe der Engel, München, Knaur 2013.

Der Seelenplan. Was unser Schicksal bestimmt, München, Trinity 2014.

Heilen mit der göttlichen Kraft. Aktiviere deine inneren Heilkräfte mit Cosmogetic® Healing, München, Trinity 2015.

Das Geheimnis einer erfüllten Partnerschaft. Chancen erkennen und leben, München, Trinity 2016.

Kontakt

Jana Haas
Hubenmühle 4
D-88634 Herdwangen-Schönach
Tel. +49-(0)7552-93 83 99
Fax +49-(0)7552-93 86 26
www.jana-haas.com

Jana Haas Kinderhilfe

Die Jana Haas – Kinderhilfe in Russland e.V. wurde 2010 von Jana Haas gegründet. Vorrangiges Ziel des gemeinnützigen Vereins ist es, behinderten Kindern in Russland, die dort keine Lebensperspektiven haben, ein besseres und menschenwürdiges Leben zu ermöglichen. Wir sind auf Sponsoren angewiesen. Alle eingehenden Spenden gelangen zu hundert Prozent, d. h. ohne jeglichen Abzug, direkt zu den Empfängern. Unumgängliche Kosten werden aus Veranstaltungen von Jana Haas finanziert.

Spendenkonto bei der Sparkasse Bodensee
Jana Haas – Kinderhilfe in Russland
Konto-Nr.: 24 66 28 01
BLZ: 690 500 01
IBAN: DE79 6905 0001 00 24662801
SWIFT-BIC: SOLADES1KNZ

Jana Haas – Kinderhilfe in Russland e.V.
Hubenmühle 4
D-88634 Herdwangen-Schönach
Tel. +49-(0)7552-93 83 99
Fax +49-(0)7552-93 86 26
www.janahaas-kinderhilfe.de